权威·前沿·原创

皮书系列为
"十二五""十三五""十四五"时期国家重点出版物出版专项规划项目

卫生健康蓝皮书

BLUE BOOK OF HYGIENE AND HEALTH

中国卫生健康发展报告

（2024）

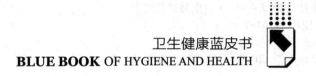

DEVELOPMENT REPORT ON HYGIENE AND HEALTH IN CHINA

(2024)

组织编写 / 中国国际经济交流中心
中国医药集团有限公司

社会科学文献出版社
SOCIAL SCIENCES ACADEMIC PRESS (CHINA)

图书在版编目（CIP）数据

中国卫生健康发展报告 . 2024 / 中国国际经济交流
中心，中国医药集团有限公司组织编写 . --北京：社会
科学文献出版社，2025.4. --（卫生健康蓝皮书）.
ISBN 978-7-5228-5020-7

Ⅰ . R199.2

中国国家版本馆 CIP 数据核字第 2025T8D669 号

卫生健康蓝皮书
中国卫生健康发展报告（2024）

组织编写 / 中国国际经济交流中心
　　　　　 中国医药集团有限公司

出 版 人 / 冀祥德
责任编辑 / 陈　颖
责任印制 / 岳　阳

出　　　版 / 社会科学文献出版社·皮书分社（010）59367127
　　　　　　 地址：北京市北三环中路甲 29 号院华龙大厦　邮编：100029
　　　　　　 网址：www.ssap.com.cn
发　　　行 / 社会科学文献出版社（010）59367028
印　　　装 / 天津千鹤文化传播有限公司

规　　　格 / 开　本：787mm×1092mm　1/16
　　　　　　 印　张：19.25　字　数：285 千字
版　　　次 / 2025 年 4 月第 1 版　2025 年 4 月第 1 次印刷
书　　　号 / ISBN 978-7-5228-5020-7
定　　　价 / 168.00 元

读者服务电话：4008918866

编　委　会

丛书指导　毕井泉　第十四届全国政协常委、经济委员会副主任，中国国际经济交流中心理事长

张大卫　中国国际经济交流中心原副理事长，河南省原副省长

白忠泉　中国医药集团有限公司党委书记、董事长

丛书顾问　陈啸宏　原国家卫生计生委副主任

赵白鸽　十二届全国人大外事委员会副主任委员、蓝迪国际智库专家委员会主席

王凤玲　中国国际经济交流中心执行局副主任

许嘉齐　国家药监局药品审评中心原主任

胡建伟　中国医药集团有限公司副总经理

主　　编　张焕波　中国国际经济交流中心社会发展部（卫生健康部）部长，研究员

甘　戈　国家卫生健康委卫生发展研究中心党委委员、副主任，研究员

副 主 编　王延春　《财经》杂志副主编、《财经》区域经济与产业研究院院长

王　婧　中国国际经济交流中心副研究员

孙　珮　中国国际经济交流中心助理研究员

马　跃　中国医药集团有限公司办公室主任

编委会成员：

中国国际经济交流中心团队

徐长春　中国国际经济交流中心研究员

颜少君　中国国际经济交流中心研究员

沈家文　中国国际经济交流中心研究员

张大璐　中国生物技术发展中心战略处副研究员

毕成良　中国国际经济交流中心助理研究员

吴云飞　中国国际经济交流中心博士后

崔白杨　中国国际经济交流中心博士后科研工作站

科研助理

国家卫生健康委卫生发展研究中心

郭　锋　国家卫生健康委卫生发展研究中心研究员

中国医药集团有限公司

陈映龙　国药医疗健康产业有限公司党委书记、董事长

韩丹丹　中国医药集团有限公司办公室副主任

《财经》杂志社

王　南　国务院发展研究中心副编审

朱　凯　《财经》区域经济与产业研究院特聘研究员

胡钟丹　《财经》区域经济与产业研究院特聘研究员

蓝迪国际智库

谈　坤　蓝迪国际智库项目主管

团结香港基金

    周嘉俊　团结香港基金医疗及社会创新研究主管

    张思洁　团结香港基金研究员

主要编撰者简介

张焕波　中国国际经济交流中心社会发展部（卫生健康部）部长，研究员。长期在中国国际经济交流中心从事可持续发展、卫生健康政策、国际经济、产业和区域发展等方面的研究工作。撰写内参 100 余篇，数十篇获得国家领导人重要批示。在 SSCI、SCI、CSSCI 等国内外学术期刊发表论文 100 余篇。主持国家发展改革委、商务部、国家自然科学基金委员会、中国国际经济交流中心等委托研究课题 50 余项。

甘　戈　国家卫生健康委卫生发展研究中心党委委员、副主任，研究员，临床医学博士，卫生政策和医院管理专业硕士。长期从事医药卫生改革与发展相关政策研究、制定与推进工作，参与起草公立医院综合改革、现代医院管理制度、加强公立医院党建和推进高质量发展等多份重要文件。

摘　要

党的十八大以来，以习近平同志为核心的党中央将对卫生健康工作的认识提升到新高度，以"大卫生""大健康"理念为指引，持续推进健康中国建设，深化医药卫生体制改革，助力卫生健康事业高质量发展。党的十九大报告对"实施健康中国战略"作出全面部署。党的二十大提出"把保障人民健康放在优先发展的战略位置""实施积极应对人口老龄化国家战略""健全公共卫生体系""加强重大疫情防控救治体系和应急能力建设""促进医保、医疗、医药协同发展和治理"的战略目标。2024年7月，党的二十届三中全会对卫生健康事业发展提出新要求、作出新部署。全会锚定2035年建成健康中国的目标，明确当前和今后一个时期内卫生健康领域发展改革的主要任务，对深化医药卫生体制改革、健全人口发展和支持服务体系等方面提出相关建议。

本书在中国卫生健康发展指标体系框架基础上，对2022年度中国国家和重点城市的卫生健康发展水平进行系统分析。研究表明：从国家层面看，中国卫生健康总指标持续提升，卫生健康资源配置明显优化，卫生健康环境持续向好，卫生健康投入整体提高，卫生健康管理进展积极，卫生健康水平稳步提升。从104个主要城市的卫生健康发展水平分析看，北京市、上海市、深圳市、珠海市、杭州市、厦门市、南京市、无锡市、湖州市和苏州市的综合得分较高。此外，本书还围绕人文医院建设、创新药的定价机制、市场准入机制、流通机制、审评审批机制、生物医药产业投资、医学人工智能应用、康养旅游等内容做了专题研究，对常州、武汉、香港、里昂等城市的

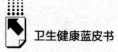

卫生健康管理实践进行案例分析，并对国药集团在医疗健康领域的奋进之路进行总结展望。

本书建议应重点在以下方面抓紧推进：全面提升基层医疗卫生服务工作者的待遇；贯彻落实"全面取消以药养医"，深化医疗服务价格改革；规范商业医疗保险发展，促进多层次医疗保障有序衔接；优化创新药的价格形成机制、市场准入机制；加强公共卫生体系建设，提高疾病监测和预警能力等。

关键词： 医疗价格机制改革　基层医疗卫生服务　医保政策改革
公共卫生体系

目　录

Ⅰ　总报告

Ⅱ　专家视角

Ⅲ　分报告

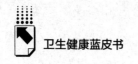

Ⅳ 创新药篇

Ⅴ 探索篇

Ⅵ 案例篇

皮书数据库阅读**使用指南**

总 报 告

B.1
2024年中国卫生健康发展形势
与趋势分析

中国国际经济交流中心课题组*

摘 要： 2023年以来，我国卫生健康事业高质量发展取得新进步，多方面取得新突破。全国医疗卫生资源总量稳步增长，结构逐步优化，以公益性为导向的公立医院改革深入推进，医保体系改革不断深化，公共卫生疾控防疫体系更加健全，生物医药产业创新发展质效不断提升，健康老龄化事业发展取得重大进展。2024年，党的二十届三中全会再次明确实施"健康优先发展战略"，并对深化医药卫生体制改革提出新要求、作出新部署。为实现2035年建成"健康中国"的总目标，应积极推进优质医疗资源扩容下沉和区域均衡布局，优化医疗服务的合理定价体系，

---

* 课题组成员：张焕波，中国国际经济交流中心社会发展部（卫生健康部）部长，研究员，博士，主要研究方向为可持续发展、卫生健康政策和国际经济；王婧，中国国际经济交流中心社会发展部副研究员，数量经济学博士、理论经济学博士后，主要研究方向为"三医"协同改革、生物医药产业高质量发展。

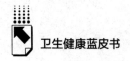

完善多层次医疗保障体系，积极培育有利于生物医药产业高质量发展的生态环境，建设高效协同的现代化公共卫生疾控体系，多措并举助推健康老龄化事业发展。

关键词： 医疗服务定价 医保支付方式 生物医药产业 公共卫生与疾病防控 健康老龄化

人民健康是民族昌盛和国家富强的重要标志，是中国式现代化的内在要求和基本保障。我党历来高度重视卫生健康在党和国家事业全局中的基础性作用，一直将保护人民生命安全、保障人民健康权益和提高人民健康水平，作为经济社会建设的基本内容和根本要求。党的十八大以来，以习近平同志为核心的党中央将对卫生健康工作的认识提升到新高度，以"大卫生""大健康"理念为指引，持续推进健康中国建设，深化医药卫生体制改革，助力卫生健康事业高质量发展。党的十九大报告对"实施健康中国战略"作出全面部署。党的二十大提出"把保障人民健康放在优先发展的战略位置""实施积极应对人口老龄化国家战略""健全公共卫生体系""加强重大疫情防控救治体系和应急能力建设"的战略目标。2024年7月，我党召开二十届三中全会，对卫生健康事业发展提出新要求、做出新部署。全会锚定2035年建成健康中国的目标，明确当前和今后一段时期内卫生健康领域发展改革的主要任务，健全推动卫生健康事业高质量发展的体制机制，指导我国卫生健康事业发展取得更大成就。

一　中国卫生健康事业发展的现状和主要成绩

近十年来，我国通过不断优化卫生资源配置，提升基本公共卫生服务保障水平，提高基层医疗服务质效，居民总体健康水平持续上升。2023年，我国人均预期寿命达到78.6岁，孕产妇死亡率下降至15.1/10万，婴儿死亡率下降至 4.5‰，三个指标数均为历史最好水平①。据本课题组构建的中国国家级卫生健康指标体系测算结果，我国卫生健康总指标从 2013 年的 49.1 提升至 2022 年的 89.5，增幅达 82.3%。"卫生健康资源"、"卫生健康环境"、"卫生健康投入"、"卫生健康管理"和"卫生健康水平"5 个分项指标均结构优化明显，呈现整体上升的态势②。

（一）卫生资源总量稳步增长，资源结构日趋优化均衡

伴随着对卫生健康事业的高度重视和持续投入，我国卫生资源总量保持稳步增长。2023 年末，我国医疗卫生机构总数达 1070785 个，比上年增加 37867 个。其中，医院数量增加到 38355 个，比上年增加 1379 个，基层医疗卫生机构增加了 36470 个。全国床位总数达到 1017.4 万张，比上年增加 42.4 万张。每千人口医疗卫生机构床位数由 2022 年的 6.92 张增加到 2023 年的 7.23 张。全国卫生技术人员总数达到 1248.8 万人，比上年增加 83.0 万人③。同时，为解决医疗资源在地域、城乡间分配不均衡的矛盾，我国通过构建分级诊疗体系，形成基层首诊、双向转诊、急慢分治、上下联动的分级诊疗模式，明确各级医疗机构的功能定位和职责分工，提升医疗服务的整体效率和质量，使得医疗资源配置更加优化。截至 2023 年底，全国共形成各种形式的医联体 1.8 万余个，双向转诊达到 3032.17 万人次，同比增长 9.7%④。同时，为提升基层医疗卫生机构的服务水平，我国不断加强紧密型医共体建设，截至 2024 年 8 月底，紧密型县域医共体已经发展到 2171 个，90.9%的县实现了县级医院派驻人员到乡镇卫生院服务的全覆盖⑤。

---

① 资料来源：《2023 年我国卫生健康事业发展统计公报》。
② 指标体系及指标具体计算，详见本书 B.6《2024 年中国卫生健康指标体系数据验证分析》一文。
③ 资料来源：《2023 年我国卫生健康事业发展统计公报》。
④ 资料来源：2024 年 2 月 28 日国家卫生健康委新闻发布会。
⑤ 资料来源：2024 年 9 月 12 日国务院新闻办公室"推动高质量发展"系列主题新闻发布会。

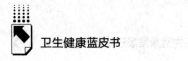

（二）公立医院改革逐步深化，以医疗服务为主导的收费机制逐步建立

公立医院改革工作是全面深化改革的重要内容，是事关人民群众健康福祉的重大民生工程。2024 年 6 月，国务院办公厅印发了《深化医药卫生体制改革 2024 年重点工作任务》，明确了加强医改组织领导、深入推广三明医改经验、完善医疗卫生服务体系等重点工作，为公立医院管理体制的完善提供了政策指导。政策要求落实公立医院党委领导下的院长负责制，坚持公益性，扩大普惠性，提高可及性。通过深入实施公立医院高质量发展促进行动和公立医院绩效考核，推动公立医院在医疗质量、服务效率、患者满意度等方面持续提升。公立医院通过不断加强医疗技术和服务创新，引进先进医疗设备和技术，提高医疗服务的精准性和有效性，增强了公立医院的社会影响力和公信力，为公立医院的长远发展奠定了坚实基础。

2023 年以来，以医疗服务为主导的收费机制逐步建立。随着医疗技术的不断进步和人民群众健康需求的日益增长，医疗服务的质量和效率成为社会关注的焦点。传统的收费机制往往以药品、检查等费用为主，导致医疗服务的价值被低估，医务人员的劳动价值得不到充分体现。建立以医疗服务为主导的收费机制，是顺应时代发展、推动医疗卫生事业高质量发展的必然要求。

（三）医保政策改革不断深化，医保体系的现代化转型和便民化趋势持续增强

近年来，我国持续完善特色医保制度，管理服务提质增效进展明显。2023 年，国家医保局新增 126 个药品进入国家医保药品目录，1 个药品被调出目录。全年共计 143 个目录外药品参加谈判或竞价，其中 121 个药品谈判或竞价成功，谈判成功率为 84.6%，平均降价 61.7%，成功率和价格降幅

均与 2022 年基本相当①。2024 年，国家医保局启动各地职工医保个人账户家庭省内共济工作，共济范围扩大到近亲属，2025 年起将探索推动职工医保个人账户家庭跨省共济试点。2025 年，城乡居民基本医疗保险对困难群众享受资助的标准有所提高，同时，设立连续参保缴费和基金零报销的奖励机制，提高大病保险最高支付限额。对未在集中参保期参保或未连续参保的人员设置等待期，并对断保人员再参保的，提高大病保险的最高支付限额，不断增强人民群众的就医获得感、幸福感和安全感。

（四）生物医药产业创新发展不断取得新突破，国际竞争力持续提升

虽然我国生物医药产业起步相对较晚，但得益于国家政策的大力支持，"三医"体制机制改革不断深化，产业发展取得重要突破和长足进步。截至 2024 年 8 月，中国在研新药管线数量高达 5380 个，全球贡献率达 36%，略微次于美国，已远超其他国家②。截至 2024 年 10 月 19 日，全年境内授权许可商业化交易数量达 54 笔，潜在总交易金额高达 369.31 亿元③，无论是交易数量还是交易规模，均超出上年同期水平；2023 年，我国化学仿制药市场规模达到 8923 亿元，同比增长 2%，新获批仿制药批文数量达 1993 件，较 2022 年显著增长，且超过 100 款原研药的首仿药在国内获批上市，多款高端复杂制剂仿制药取得突破④。

2023 年，创新药海外上市蓬勃向好，伴随着百济神州的泽布替尼、绿叶制药的利培酮缓释微球、百奥泰的托珠单抗生物类似药等在美国、

① 王威：《126 种新药进医保 2023 年国家医保药品目录发布》，中国政府网，2023 年 12 月 13 日，https：//www.gov.cn/zhengce/jiedu/tujie/202312/content_6920091.htm。
② 资料来源：医药魔方数据库。
③ 谭琪欣：《今年以来潜在交易金额超 360 亿元，国内创新药授权交易"升温"》，人民日报健康客户端，2024 年 10 月 20 日，http：//baijiahao.baidu.com/s？id=1813410675250239163&wfr=spider&for=pc。
④ 中国医学科学院药物研究所、中国医药工业信息中心、中国食品药品检定研究院编著《中国仿制药发展报告 2023》，2024。

欧洲等地成功获批上市，中国创新药的海外市场认可度逐年提升。全年国产创新药海外授权交易数量达 96 笔，交易总金额达 421 亿美元[①]。2023 年底，和黄医药的呋喹替尼三线结直肠癌适应症、百济神州的替雷利珠单抗食管癌二线适应症、君实生物的特瑞普利单抗鼻咽癌适应症也成功通过 FDA 审批，在美上市。2024 年 4 月，迪哲医药宣布其第一款自主研发的新型肺癌靶向药舒沃哲，获得 FDA 突破性疗法认定。同时，我国生物类似药"出海"步入新阶段。复宏汉霖、通化东宝、百奥泰、华东医药、齐鲁制药、信达生物等企业均有多种生物类似药成功通过海外注册上市、海外授权等方式打开国际市场。医疗器械国际高端市场占比也稳步攀升。如 2023 年三诺生物推出的第三代动态血糖监测系统产品成功获批在美国开展临床试验；迈瑞医疗海外市场的中高端超声收入已超过低端超声收入。

（五）公共卫生体系不断健全，疾病防控与应急处置等能力提升显著

疫情后，我国公共卫生体系的工作思路围绕加强公共卫生体系建设、提升应急防控能力、强化疾病筛查与控制以及促进医防协同等核心内容展开。2024 年，国家卫健委等四部门发布《关于做好 2024 年基本公共卫生服务工作的通知》，要求持续推进基本公共卫生服务均等化，增强服务的均衡性和可及性，为公共卫生体系的完善提供有力保障。同年，国家疾病预防控制局会同多部门联合印发《全国疾病预防控制行动方案（2024—2025 年）》，旨在加强疾病预防控制体系建设，制定了具体工作原则和目标。2024 年，国家基本公共卫生服务持续优化升级，新增对老年人认知功能初筛、体重管理等内容，并首次将慢性阻塞性肺疾病（慢阻肺病）患者健康服务纳入其中；公共卫生服务越来越精细化、越来越具针对性，对"一老一小"、慢性病等重点特殊人群给予特别关注，如为

---

① 资料来源：医药魔方数据库。

65岁及以上老年人提供免费健康体检服务，并根据健康需求智能优化家庭医生签约服务包。

同时，我国疾病防控能力持续增强。2024年，各级医疗卫生机构加强了传染病疫情的风险评估、监测和报告工作。国家持续推进疫苗接种工作，不仅提供免疫规划疫苗的免费接种服务，还开展非免疫规划疫苗的接种服务，提高人群免疫屏障。此外，各地积极开展应急演练活动，提升基层医疗传染性疾病的应急处置能力，检验相关预案的可操作性、合理性和实战性。

（六）老年健康公共服务体系建设不断加强，健康老龄化事业取得重大突破

近年来，全国各地政府出台一系列政策措施，支持老年健康服务体系建设。多地加大财政资金投入支持力度，完善老年友善医疗机构建设，并积极引导社会资本参与，形成多元化的资金投入机制。截至2023年末，全国设有国家老年疾病临床医学研究中心6个、综合性医院（设有老年医学科）6877个，建成老年友善医疗机构的综合性医院11097个、基层医疗卫生机构27755个[1]。

近年来，多地积极构建包括健康教育、预防保健、疾病诊治、康复护理、长期照护、安宁疗护在内的"六位一体"老年健康服务体系，广泛开展老年健康教育和健康促进活动。如老年口腔健康促进、老年心理关爱、老年营养改善、老年痴呆防治等行动，大大提升了老年人的健康素养。同时，我国医养结合服务取得不少新进展，积极引导二级及以下医疗机构向康复医院、老年病医院、护理院转型，鼓励具备条件的养老机构内设医务室、护理站、中医诊所等，不断优化老年人的居家医疗保健服务，持续强化老年健康服务支撑体系，完善老年健康服务网络。

---

① 资料来源：《2023年我国卫生健康事业发展统计公报》。

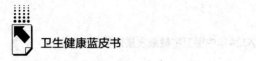

二 今后一个时期中国卫生健康事业发展的 几个重点任务

我国锚定 2035 年建成"健康中国"的总目标，全面推进卫生健康事业高质量发展，不断增强人民群众的健康获得感，积极建设与社会主义现代化相适应的卫生健康保障体系，进一步完善具有中国特色的基本医疗卫生制度，提升全国人均预期寿命和健康预期寿命。要实现以上发展任务，我国卫生健康事业应在如下几方面努力。

（一）促进优质医疗资源扩容下沉和区域均衡布局

我党历来高度重视基层公共卫生服务工作，把人民健康放在优先发展的战略地位。推动优质医疗资源扩容下沉和区域均衡布局，对于缓解基层群众"看病难""看病贵"问题、提升医疗服务的公平性与可及性意义重大。该举措不仅有助于缩小城乡、区域间的医疗服务差距，使更多的人民群众能够享受到公平、高质量的医疗服务，还能通过加强基层医疗机构建设、人才培养和学科建设，推动医疗卫生事业可持续发展。

但目前，我国基层医疗卫生资源仍存在优质资源总量不足、布局结构不甚合理、人才队伍建设滞后、分级诊疗体系不完善的缺陷，基层群众基本医疗需求仍未得到充分满足。当前，我国大部分优质医疗资源集中在城市大型医院，而基层和农村地区的医疗资源相对薄弱。"倒三角"的资源结构与"正三角"的需求结构相矛盾，特别在一些偏远地区，医疗资源匮乏更加严重，患者往往很难得到高质量的医疗服务。部分地区分级诊疗体系不完善，导致患者在就医过程中需要经历烦琐的转诊流程，不仅增加了就医成本，还得不到合理有效救治。人才队伍建设滞后也是制约优质医疗资源扩容下沉的关键因素之一，基层医护人员的定编机制、考核机制、薪酬机制均不规范，导致基层医护人员定职定岗难、职称评聘难，绩效考核不科学，薪酬增长机制和奖励制度不规范，发展机会有限，严重影响基层医护人员的积极性，加剧了基层优质医疗资源的匮乏。

（二）建立以医疗服务为主导的看病收费机制

当前，我国医疗体制改革的核心问题是医疗服务的合理定价问题，即医生获得合理收入的问题。医疗服务的价格若能更多地取决于医疗技术的复杂程度、医务人员的专业技能和服务质量等因素，将促使医疗机构加大对医疗技术的投入，提升医务人员的专业素养和服务意识，进而提升整体医疗服务的质量和效率，让更多的人能够享受到优质的医疗服务，切实降低患者的就医成本，减轻患者的经济负担。

从医务人员的收入来源说，医疗机构工资性支出主要源于政府拨款、服务收费和其他经营的结余。其中，经营结余主要是药品、耗材、检查检验经营的结余。药品和耗材结余主要来源于采购价格和销售价格的价差，近几年，药品经营零差率以及越来越多的产品被列入"集采"，这部分结余数额越来越少；而设备检查、检验收费标准也在降低，所以，用经营结余来发医生绩效工资的路越走越窄。在政府拨款相对不足的情况下，应保证医务人员的收入主要来自医疗服务的价值，为医疗服务的合理定价创建相应机制。

（三）进一步完善多层次医疗保障体系

医疗保障是民生保障的重要内容，也是全社会高度关注的一个特殊领域。改革开放以来，我国的医疗保障制度改革持续推进，取得了显著成效，目前已建立起包括城镇职工基本医疗保险、城乡居民医疗保险和医疗救助制度等在内的全民医保体系，来为全体国民提供医疗保障。

当前，我国医保体系存在发展尚不充分、机制尚不健全、待遇不平衡、监管待完善等挑战。目前，我国居民医保基金的来源仍以政府提供为绝对主体，商业医保或其他补充性医保发展程度较低；医保制度存在碎片化现象，不同地区和不同人群的保障水平差异较大；老年人的医疗保障制度亟待优化，尤其农村失能、智障、孤寡老人的医疗保障力度仍需加大；同时，我国

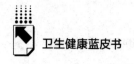
医保报销制度尚存漏洞，一些违法、违规行为和不合理行为侵蚀着医保基金，也侵害着群众利益，医保基金诈骗现象时有出现。

（四）培育有利于生物医药产业高质量发展的生态环境

培育有利于生物医药产业高质量发展的生态环境是推动生物医药产业创新升级的关键。生物医药产业是技术密集型产业，其高质量发展离不开持续的创新。培育良好的生态环境，有利于激发企业的创新活力，推动生物医药技术的研发与升级；有利于吸引更多投资，推动生物医药企业的快速成长和扩张，带动相关产业链的发展，如原材料供应、设备制造、物流配送等，形成产业集群效应，进一步推动区域经济的繁荣；有利于提升我国生物医药产业的国际竞争力。一方面，可以吸引更多的国际资本和技术进入我国市场，推动生物医药产业的国际化发展；另一方面，可以鼓励我国生物医药企业积极参与国际竞争，拓展国际市场，提升我国生物医药产业的国际地位和影响力。

但目前，我国生物医药产业的原始创新能力薄弱，创新生态系统尚不完善，国内企业尚未形成高端创新研发合力。创新药的定价机制也亟待优化。我国创新药的医保谈判价格长期处于全球价格洼地，谈判价格比最低国际参考价中位价还要低39%[1]，中国的国谈低价被国际广泛参考，会大大压缩我国创新药企的盈利空间，降低药企研发的可持续性，严重打击药企"出海"的积极性。创新药还普遍存在"入院难""医生开药难"的问题，"最后一公里"亟待打通。据艾昆纬公司（IQVIA）2022年底发布的报告，全国3300家三甲医院，近五年只有10%左右的医院采购了被列入医保报销目录的创新药，其中采购2021年医保报销目录创新药的医院只占5.4%，2023年医保报销目录创新药医院采购情况比2022年更差[2]。此外，创新药的监管制度、药品知识产权保护制度等都亟待根据现实国情和产业发展实际情况与国际接轨优化。

---

[1] 本报记者部：《创新药如何"全链条"衔接?》，《医药经济报》2024年7月15日，第1版。

[2] 林昀肖、姜伊菲、李佳英：《创新药进医保不断提高可及性，"最后一公里"仍待打通》，经济观察网，2024年3月20日，http:///www.eeo.com.cn/2024/0320/645881.shtml.

（五）建设高效协同的现代化公共卫生疾控体系

建设高效协同、科学合理的公共卫生疾控体系对于我国全面提升公共卫生安全水平、保障人民健康至关重要。近期及今后一段时间，我国应积极构建传染病疫情监测预警和应急指挥体系的统一标准，形成体制健全、机制顺畅、权责清晰、功能完善、运行高效、协同联动、保障有力的工作局面；建成多点触发、反应快速、科学高效的传染病监测预警体系和现代化疾控体系，进一步健全卫生健康行政执法体系，稳步提升疾控机构科研能力，进一步完善疾控人才教育培训体系。

但目前我国部分公共卫生疾控机构仍存在如下问题。一是职能定位不够准、权责不够清。疾控机构被视为公共卫生的"守门人"，但在实践中，其在区域公共卫生中心的作用并不明显，对公共卫生政策制定的参谋作用发挥不强。上级疾控机构对下级机构不负法律责任和行政管理责任，也使得在应对突发公共卫生事件时，各级疾控机构之间的协作和联动不够紧密。二是人才匮乏。相较于临床医生，公共卫生人才的社会地位、职业荣誉感和自我价值认同感不高，导致高端人才引不进、留不住，缺乏领军专家。三是基层网底不牢。基层卫生机构是我国公共卫生体系的网底，也是各项疾控任务实施的组织保障。然而，在一些中西部欠发达地区，基层卫生机构的编制被大量削减，疾病防控人员匮乏，特别是贫困地区乡镇卫生院执业医师、疾控专家严重不足。四是疾控机构与医疗机构之间的信息共享、相互联动不紧密，尚未形成"统筹、融合、一体化管理"的格局。五是三年多抗击新冠疫情的伟大实践经验尚待总结完善、吸收继承。不论是科学防治与精准施策，还是医疗及时救治与资源高效调配等，都值得我们在非疫情期间认真研究、继承发扬。

（六）为健康中国战略贡献"银发"力量

有效应对人口老龄化事关我国经济社会发展全局，事关中华民族永续发展，事关亿万百姓福祉，是我们推进中国式现代化、实现健康战略的关

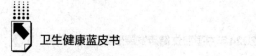

键。我国健康老龄化建设的目标是构建完善的养老服务体系和社会保障体系，提高老年人的健康水平和生活质量。

然而目前，我国面临老年人口数量庞大、养老服务供需矛盾突出、医疗保障体系有待完善、老人"看病难""看病贵"问题依然严峻、社会保障制度面临可持续性挑战等问题。我国养老服务供给不平衡、不充分，养老服务供给的质量存在明显地域差异和城乡差异，农村地区的养老服务供给更为薄弱。当前医疗保障体系在应对老年人常见病、慢性病、多发病的诊断、治疗、护理等方面也存在不足。

三 实现路径与政策建议

（一）全面提升基层医疗卫生服务工作者的待遇

基层医疗卫生服务工作者的待遇普遍偏低是制约优质医疗资源扩容下沉、均衡布局的关键因素。目前，我国基层医生的薪酬水平往往低于城市医院的医生，存在薪酬结构不合理、奖励机制不完善等问题，且基层医生在职称晋升、专业培训等方面面临诸多困难，缺少职业发展机会。

为推动优质医疗资源向基层延伸，吸引优秀医务工作者到乡村、基层执业，应在以下几方面着力。一是继续加大对基层医疗卫生服务的财政投入，确保各项措施得到足够的资金支持。二是制定和完善相关政策法规，明确基层医生的职责、权益和待遇标准。建立合理的薪酬体系，确保基层医生的薪酬与城市医院医生保持合理差距，设立薪酬激励机制，根据医生的工作量、医疗服务质量等因素进行奖励，完善职称晋升制度，为基层医生提供更多的职称晋升机会。鼓励和支持基层医生参加学术会议、进修学习等活动，拓宽视野，提升专业素养和综合能力。为基层医生提供完善的养老保险制度，确保其退休后的生活得到保障。三是改善基层医务工作者的工作环境。加大对基层医疗机构基础设施和设备条件的投入，建立完善的医疗废物处理、消毒隔离等制度，保障医生的工作环境安全。加强国家医学中心、国家区域医疗中心等高水平医疗机构对基层医疗机构的定点帮扶，通过加强信息化建设、优化远程医疗救治等措施，如在基层建设远程会诊中心、远程影像中心等，全面提升基层医疗机构的诊疗能力，使更多患者在基层就能得到及时、有效的治疗。

（二）贯彻落实"全面取消以药养医"，深化医疗服务价格改革

党的二十届三中全会提出，深化以公益性为导向的公立医院改革，建立以医疗服务为主导的收费机制。从医改实践看，实行医药分开一直是核心内容，医生的收入应体现医疗服务的职业特点、体现临床医疗的特殊性、体现医疗服务的质量和医疗技术水平的高低、体现患者的满意程度。

建议在不增加社会医药费用总负担的前提下，深化医疗服务价格形成机制改革，充分发挥市场配置资源的决定性作用。深入总结三明经验，既控制医疗费用不合理增长，还要保证医务人员合理收入，稳定发展医务人员队伍，使得临床医学毕业生不会因临床医生职业收入过低而被迫转行。同时，鼓励专业技术强的医生开展多点执业，鼓励公立医院的医生到基层开办诊所。建议所有经过规范化培训并取得行医执照的全科医生，由所在医疗机构列出名单，供周边居民选择；居民以家庭为单位与医生签署服务合约；约定收费标准和服务内容，并将其纳入基本医保报销范围。同时，严格监督医疗服务质量。医保部门要加强对医疗机构服务收费调整方案的指导，加强对个体执业医生的医疗服务质量监督、继续教育和培训。医疗机构之间收入不平衡问题，应由地方政府逐步解决，在边远地区服务的医生，生活条件艰苦，其收入水平应当高于城市同等资历医生的收入。

（三）规范商业医疗保险发展，促进多层次医疗保障有序衔接

商业医疗保险是多层次医疗保障体系的重要组成部分，要与社会保险统筹谋划、一体推进、协同发展。医疗机构应在一定范围内公开分地区、分年龄、分病种的疾病发生率及医疗费用等数据，便于保险公司在精算的基础上推出适当的医疗保险产品和补充商业医疗保险产品，供投保人选择。积极推

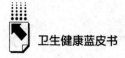

动商业医疗保险与基本医保错位发展，更好支持医药创新，更加充分地保障人民群众的多元需求。

建议完善商业医疗保险相关法律规范，明确"即收即付、当年平衡、限制回报、鼓励竞争"的原则和相关政策，明确投保人和承保人的权利义务，促进市场竞争，提高理赔效率，为投保人提供优质的医疗保险服务。鼓励医疗机构与商业保险机构建立合作关系，成为商业保险机构的定点医疗机构。通过商业保险机构的第三方购买，缓解医患信息不对称和医患矛盾。金融监管部门应规范商业医疗保险市场经营主体行为，对现有产品展开市场调研，完善监管制度。同时，加强对商业医疗保险产品的信息披露和对资金管理等方面的监管，确保产品的普惠性和可持续性。

（四）优化创新药的价格形成机制、市场准入机制

目前，我国创新药产业进入快速跟跑的转型发展期，亟须开拓国际市场，参与全球竞争，提高发展质效。应探索以创新价值为导向的创新药市场价格形成机制，给予创新药企一定的自主定价权。当前国家医保局主导的价格谈判已成为创新药品进入市场并确定价格的关键途径。政府在这一过程中扮演着重要角色，通过严格的价格控制和预算管理，旨在确保医保基金的可持续性和药品对患者的可负担性。但绝大部分创新药大幅压价后进入医保目录，难以补偿企业的创新溢价，导致企业后续难以进行可持续的研发创新投入，并且若国谈新药的医保低价被其他国家广泛参考，会使我国创新药价格在国际市场不断走低，严重制约创新药企"出海"竞争力。建议从平衡药品价格的合理性、市场竞争力、患者可及性和企业创新积极性的角度，给予创新药企专利保护期内一定的自主定价权，建立多层次价格谈判机制，允许省级医保部门根据本地区的经济状况和患者需求，与药品供应商进行补充谈判，同时，严格落实创新药医保谈判价格保密的规定。

探索创新药快速进入医院的路径。建议国家制定国产创新药入院审核"绿色通道"，及时出台实施力度大和可操作性强的入院鼓励措施细则，医保、医院、医生、企业协同发力，积极打通创新药"最后一公里"。

（五）加强公共卫生体系建设，提高疾病监测和预警能力

建议加大对疾病预防控制机构的投入力度，提升其设施设备和人员配备水平，确保能够高效开展疾病预防控制工作，完善传染病监测网络，加强对重点传染病和突发公共卫生事件的监测和预警。建议建立集中统一、智慧高效的公共卫生应急指挥体系，提高应急响应速度和决策效率，同时，加强各级卫生行政部门、医疗机构和公共卫生机构之间的信息共享和沟通协作，确保信息及时、准确传递。加强公共卫生专业人才培养，提高公共卫生人员的专业素质和业务能力，制定优惠政策，吸引国内外高端公共卫生人才来我国工作、交流，提升我国公共卫生体系的整体水平。同时，注重通过媒体、网络、社区等多种渠道，普及健康知识和疾病预防知识，提高公众的健康素养和自我防护能力。积极倡导健康生活方式，引导公众养成良好的饮食习惯、运动习惯和作息习惯，降低疾病发生风险，积极参与国际公共卫生事务和合作，学习借鉴国际先进经验和做法，提升我国公共卫生体系的国际化水平。

（六）践行积极老龄观，推进健康老龄化

一是加强老年健康公共服务体系建设。应从政府、社区、家庭三个维度精准施策，完善老年健康教育、预防保健、疾病诊治、康复护理、长期照护、安宁疗护等六位一体、综合连续、覆盖城乡的老年综合健康服务体系。不断健全基层老年人常见慢病预防、筛查、随诊等全流程管理。持续加大对老年人长期健康照护服务供给的国家支持力度，加强从专业机构到社区家庭对于失能老人长期医疗照护服务供给的通力合作。二是加强老年医学发展中的科技创新和专业人才培育。持续加大对老年医学研究的资金支持，大力推动国家老年医学中心、国家老年疾病临床医学研究中心的发展，积极鼓励科研机构和高校开展与老年医学相关的基础、应用及转化研究；鼓励运用人工智能、大数据、远程医疗等先进医学诊疗技术和设备，提高老年医学诊疗水平和效率。三是深化老年医疗健康领域国际务实合作。建议与世卫组织等国际机构就老年健康医疗领域的政策、规划、标准等建立定期对话和沟通机

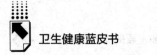
制，同其他国家积极分享中国老年健康医疗领域的经验和做法，包括政策制定、服务体系构建、技术创新等方面的案例。加强与其他国家科研机构、高校和企业在老年健康医疗领域的科研合作，共同开展前沿技术研究，积极推动科技创新和成果转移转化；同时，加强与其他国家在老年健康医疗服务标准制定和实施、老年健康医疗领域信息共享等方面的合作，推动老年健康医疗服务国际标准的对接和互认，建立跨国界的老年健康医疗信息平台和数据共享机制。

参考文献

毕井泉：《学习贯彻党的二十届三中全会精神 积极推进价格改革》，《全球化》2024年第5期。

张焕波、张岳洋、孙珮：《加快完善药品和医用耗材集中带量采购制度》，《中国物价》2023年第7期。

王婧：《我国基层公共卫生服务存在的短板及建议》，《中国国情国力》2024年第5期。

钟东波：《以接诉即办驱动卫生健康现代化治理》，《中国卫生》2024年第11期。

唐萌：《人均住院费下降 门诊医药费上涨》，《合肥晚报》2024年10月10日。

吴佳佳：《人均预期寿命延长彰显民生福祉》，《经济日报》2024年9月10日。

金振娅：《我国人均预期寿命达到78.6岁》，《光明日报》2024年8月30日。

董瑞丰：《78.6岁！我国人均预期寿命达历史最好水平》，《新华每日电讯》2024年8月30日。

刘嵌玥：《今年深化医改重点工作任务发布》，《健康报》2024年6月7日。

申曙光：《我们需要什么样的医疗保障体系？》，《社会保障评论》2021年第1期。

专家视角 ⟪

B.2
医药医疗产业价格机制改革的
难点及路径*

毕井泉**

摘 要： 党的十八大以来，中国生物医药产业发展取得重大突破和长足进步，但当前产业发展遇到"融资难、谈价难、入院难"三大难题。其中，改革创新药价格形成机制和医疗服务定价机制是解决产业发展现行困难的关键。下一步，我国应尊重创新药的知识产权、把制定创新药的报销标准和定价分开、鼓励医院使用创新药、大力发展商业医疗保险等，深化创新药价格形成机制改革；通过建立以医疗服务为主导的收费机制、推进医药分开改革、深化医保支付方式改革等方式，深化医疗服务价格形成机制改革。

关键词： 医疗服务定价 创新药产业 价格形成机制 商业医疗保险

---

* 文章摘自 2024 年 11 月 10 日作者在西湖大学首届医学创新论坛上的发言。

** 毕井泉，第十四届全国政协常委、经济委员会副主任，中国国际经济交流中心理事长。

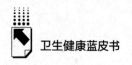

一 价格改革对生物医药产业发展 和医疗产业发展的重要性

生物医药产业是战略性新兴产业，是典型的新质生产力。医疗是健康产业的一部分，医疗机构是公益性事业单位。我国从 20 世纪 80 年代开始把医疗机构确定为差额拨款事业单位，2008 年取消了医院药品加价，政府经常性拨款也较少，医务人员的工资性收入基本上依靠医院自己解决。所以医院可以说是一个以科室为核算单元的两级核算经营单位，公益性主要体现在非营利、不纳税。

推动经济社会发展和满足人民健康需求，都需要发展生物医药产业和医疗产业，现在产业发展面临的突出问题是价格管制的阻碍。党的十八大以来，在以习近平同志为核心的党中央坚强领导下，中国生物医药产业实现了跨越式发展。2015 年以来，国家药品监管基本实现了与国际接轨，创新药和仿制药审批标准与美国、欧盟、日本一样。在创新药审批中，对于无药可用的可以与安慰剂做对照，有药可用的需要与现有药物相比具有临床优势。所有创新药，都需要严格做双盲随机对照试验以验证疗效。

2015~2023 年，我国批准上市新药 451 个品种，其中本土企业研发上市的创新药有 166 个，占 37%。中国批准上市新药占到全球的 14%。本土企业发起和参加跨国公司多中心在研新药项目 4770 余个，占全球的 35%。在研项目对外授权大幅增加。据医药魔方数据，跨国公司购买中国企业研发项目，2021 年有 45 起，成交金额 140 亿美元；2022 年有 61 起，成交金额 270 亿美元；2023 年有 96 起，成交金额 421 亿美元[①]。

仿制药的审批，需要与原研药质量疗效一致，需要按要求做质量疗效一致性评价。2015 年以来，按新标准批准通过质量疗效一致性评价的仿制药

---

① 资料来源：医药魔方数据库。

已经有 11486 个品规，覆盖了 1330 个品种①。现在的主要矛盾是防止企业因价格低而偷工减料，防止上市后放松监管把一致性评价变成一次性评价。解决绝大多数患者的临床需要，主要靠仿制药。但代表医学科技进步的是创新药，有了创新药才有后续的仿制药。药品监管，实际上主要是监管创新药。

总之，中国生物医药产业发展已具备很多有利条件，有其他国家不具有的优势，形成了很好的基础，有能力成为全球生物医药产业创新发展的高地。

二 当前中国生物医药产业发展面临的困难

（一）融资难

近年来，创新药产业发展陷入融资难的困境。很多生物医药企业融不到新的资金，普遍在砍管线、裁员工、降薪酬。据医药魔方数据，私募基金投入中国生物医药早期开发的资金，2021 年为 877 亿元，2022 年下降到 433 亿元，2023 年再降到 309 亿元，两年累计下降 65%。2024 年上半年同比下降 26%②，二级市场融资也基本停止。

（二）谈价难

2021 年底，开始创新药价格谈判，新进入医保目录的创新药平均降价 60% 左右，还有近 1/3 的药品因为降价幅度不够而不能进入医保目录③。进入医保报销目录后，销售数额超过预期和开发出新的适应证还需要降价。创新药虽然可以自由选择是否参加医保谈判，选择是否进入医保目录，但是，医疗机构基本上都是医保定点机构，离开医院市场，企业很难找到医生。而

---

① 资料来源：国家药品监督管理局药品审评中心公布数据。
② 资料来源：医药魔方数据库。
③ 资料来源：国家医保局网站。

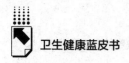
选择参加谈判，就不得不接受医保部门确定的价格。创新药企业只有报价的权利，且报价趋近或低于医保部门测算的信封价，才算谈判成功。

（三）入院难

创新药进入医院同样很难。据艾昆纬公司数据，全国 3300 家三级医院 2022 年采购近五年被列入医保报销目录创新药数量达到平均数的医院只有 10%左右，采购上一年被列入医保报销目录创新药达到平均数的医院只有 5%。截至 2024 年 6 月底，2017~2023 年的 322 种国谈药品，进院数量平均值为 722 家，中值为 359 家。据医药魔方数据，全国 15800 家二级及以上医院，采购 2010 年以来上市被列入医保报销目录创新药的平均只有 639 家，平均入院率为 4%。

三　改革创新药价格形成机制

医保谈判以价换量很难实现。据国家医保局披露的数据，近几年医保资金支付创新药的费用 3400 亿元，平均每年 560 亿元，平均到进入医保报销目录的全部创新药上，每个品种仅 1 亿元多一点。中国创新药在全部药品费用中占比不到 10%[①]。落实党中央国务院的战略部署，最重要的是改革创新药价格形成机制。

（一）尊重创新药的知识产权

价格机制是市场经济的灵魂。没有价格信号的引导就没有市场资源的优化配置。创新药与众不同的一个重要特征是持有自己发明或授权使用的专利。专利制度的基本内涵是，公开发明人的商业秘密，赋予发明人市场独占权。专利制度的建立，奠定了工业革命和现代科学技术突飞猛进的重要基础。改革开放以来，国家取得巨大进步，一条重要的经验是确定了市

---

① 资料来源：医药魔方数据库。

场经济体制的改革方向，建立了与市场经济相匹配的产权和知识产权保护制度。

要落实党的二十届三中全会《中共中央关于进一步全面深化改革、推进中国式现代化的决定》提出的"完善主要由市场供求关系决定要素价格机制""健全相关规则和政策，加快形成同新质生产力更相适应的生产关系，促进各类先进生产要素向发展新质生产力集聚"，就必须尊重创新药的专利权及其附加的市场独占权和自主定价权，这样才能给企业和投资人以稳定的市场预期，吸引社会资金向生物医药产业集聚。这是发展战略性新兴产业的需要，也是人民群众根本利益、长远利益所在。

（二）把制定创新药报销标准与定价分开

为了鼓励创新、发展新质生产力、满足患者多层次消费需求，建议改变创新药定价与报销标准捆绑的做法。医保部门根据医保资金情况制定报销标准，创新药价格由企业自主制定。创新药实际价格与基本医保报销标准之间的差额，由患者支付或由商业医疗保险公司支付。这样既可以避免增加医保资金的压力，也可以为商业医疗保险发展留出空间。同时要规范医药企业销售费用的使用，公开创新药销售费用使用结果，支持医学推广，严肃查处带金销售行为。

（三）鼓励医院使用创新药

创新药进入医院难本质上是个利益问题。在以药补医的体制机制下，医院销售"老药"有利益，销售"新药"没有利益。由于药品销售零加成的规定，三甲医院每年都需要给药房补贴数亿元的费用。此外，创新药使用需要专业医生、药师的诊疗服务和用药指导，这部分成本也应该得到补偿。建议恢复销售创新药加价15%的做法，以补偿医院药品经营成本，体现医生和药师专业服务的价值，减少医院淘汰"老药"的阻力。

（四）大力发展商业医疗保险

多年来，各种商业医疗保险始终难有作为。保险公司推出的大病保险和

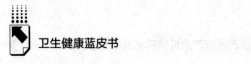

健康险范围很小，且基本沦为寿险或理财型储蓄，投保人得不到实际利益，市场在急剧萎缩。各地推出的"惠民保"虽然发展很快，但因为年轻人缴费不积极，很多城市出现"续保难"。

为了解决不同收入群体多层次医疗需求，必须大力发展商业医疗保险，解决发展商业医疗保险的保障范围、医疗数据、法律规范、管理体制等一系列重大问题。建议如下。

1. 明确基本医疗保障和商业医疗保险的边界

参加商业医保的投保人同时也是基本医保的投保人，商业医保报销范围主要是基本医保报销标准以外的药品费、住院费、诊疗费、手术费、护理费，简称为"看专家、吃好药、住单间"的差价。

2. 公开各类疾病发生率

卫生、医保、疾控部门可考虑适度公开相关数据，为商业医保发展创造必要条件。有了这些基础性数据，商业保险公司才能精算各类疾病风险，制定保险产品价格。生物医药企业开发药品，也需要这些基础数据。

3. 抓紧制定《商业医疗保险法》

明确商业医疗保险"即收即付、当期平衡"的基本原则，依法规范投保人、承保人、医疗服务提供者之间的权利义务关系。

4. 明确商业医疗保险税前列支的政策，鼓励商业医疗保险发展

5. 推进基本医保"管办分开"改革

由医保部门对基本医保和商业医保实行统一管理，做到两类保险无缝衔接、有序对接。

（五）支持部分地区先行先试

2024年1月22日，中共中央办公厅、国务院办公厅印发《浦东新区综合改革试点实施方案（2023—2027年）》，明确提出建立生物医药协同创新机制，依照有关规定允许生物医药新产品参照国际同类药品定价，支持创新药和医疗器械产业发展。

我国地域辽阔，经济发展、管理水平和医保资金结余存在较大差异，应该鼓励部分有条件、有意愿的地区先行改革不符合新质生产力发展的体制机制，取得经验再推广到全国。

四 改革医疗服务价格形成机制

放开公立医院的价格管制是理顺医疗服务价格的现实选择。政府应管总量，保留对极少数具有政治敏感性项目收费的干预权。公立医院各专业人才集聚、普遍学历较高，应适当下放权力，鼓励医院自我管理。党的二十届三中全会强调要促进优质医疗资源扩容下沉，强调建立以医疗服务为主导的收费机制，强调建立支持创新药和创新医疗器械产业发展的机制。靠计划配置、政府定价的管理方式实现不了上述改革目标。

给医疗服务定价实际上是给医生定工资标准。在现行体制下，很难脱离公务员和教师薪酬制度单独定一个医务人员的工资制度，这也是多年来一直呼吁医疗服务收费应体现医疗服务的特殊性，但医疗服务价格低于医疗服务价值等问题长期得不到解决的根本原因。

改革的基本思路是按照"总量控制、结构调整"的原则，在不增加社会医药费总负担、医务人员收入整体水平不降低、取消以药补医、鼓励医疗市场竞争的前提下，将医院药品、耗材、设备采购交给医疗机构自己决定，将价格和服务收费标准交给医疗机构自主制定。政府管总量、管规则，不干预医院的微观事务。改革的主要内容如下。

第一，建立以医疗服务为主导的收费机制。由各医疗机构负责把上一年全部工资性支出平摊到门诊量、手术量、住院护理量上，自主制定诊疗费、手术费、护理费标准。各项工作量与收费标准乘积之和不得超出上一年全部工资性支出，确保在达到上一年工作量的前提下，医务人员整体收入水平不降低。

第二，推进医药分开改革。医疗机构的药品、耗材价格和检查、检验收费标准应按照补偿成本的原则制定，不得有结余。切断以药补医的链条，推进医药分开。

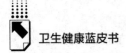

第三，控制医疗机构收入总量。医疗机构全部业务收入，不得超过前五年增长的平均数。确保全社会医药费负担不会多增加。对于检查检验和手术较少的儿科、精神科等医院，现行从检查检验经营结余取得的绩效工资较少，可以适当放宽收入总量控制。

第四，实行价格公开。医疗机构所有的收费和价格，必须向社会公开，供患者比较、选择。

第五，深化医保支付方式改革。把按规定价格固定比例支付的做法，改为按照医保资金承受能力和医疗机构公开的价格和收费标准，制定基本医保支付标准。超出基本医保支付标准部分，由患者或商业医疗保险负担。

第六，促进优质医疗资源扩容下沉。鼓励医生多点执业，开办私人诊所。对服务农村和边远地区的医生，给予发放额外的补助。

第七，建设高水平医院。推进医院门诊药房与医院剥离，把医院办成住院医院、急救医院、研究型医院、教学医院。

通过上述方式试点运行3~5年，就能够在不增加社会总体医药费负担的前提下，实现医疗服务价格由政府定价向医院自主定价转变。

改革的结果，一定是实现哪里有患者，医生就会到哪里去执业的目标，实现强化基层医疗卫生服务的要求；有助于实现党的二十届三中全会提出的"促进优质医疗资源扩容下沉和区域均衡布局"的要求。

参考文献

《中共中央关于进一步全面深化改革、推进中国式现代化的决定》，人民出版社，2024。

毕井泉：《学习贯彻党的二十届三中全会精神 积极推进价格改革》，《全球化》2024年第5期。

B.3
健康产业新引擎：全球老龄化背景下的康养旅游发展

赵白鸽 谈坤*

摘　要： 在全球老龄化背景下，康养旅游正迅速崛起，成为健康产业的新引擎。作为康养及旅游产业的重要一环，康养旅游为新形势下的经济发展提供了新路径、注入了新活力。但康养旅游产业在发展过程中仍面临缺乏统一指导标准、产业融合度不高等挑战，有必要继续从政策支持、基础设施建设、产业指导和人才培养等方面加以完善。

关键词： 康养旅游　人口老龄化　康养产业　健康中国

　　人民健康是社会文明进步的基础。《"健康中国2030"规划纲要》提出健康中国战略的核心是"以人民健康为中心"。为推动健康产业发展与应对老龄化挑战，康养旅游这一新兴旅游形式逐渐成为社会发展的重要一环。当今康养旅游不仅被人们视为一种旅游产品，还是一种社会服务。但是在实际发展中康养旅游依然有很多问题亟待解决，如政策和法规环境不完善、基础设施建设不足、产业融合度不高等。本文旨在深入分析这些问题并提出建议，以期为康养旅游的可持续发展提供参考。

---

*　赵白鸽，十二届全国人大外事委员会副主任委员、蓝迪国际智库专家委员会主席；谈坤，蓝迪国际智库项目主管。

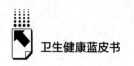

一 老龄化社会与康养旅游的兴起

（一）老龄化的定义及其对社会发展的多维度影响

人口老龄化是指一个国家或地区老年人口比例持续上升的人口学现象。这一现象不仅体现在老年人口占总人口比重的增加，更表现为已达老年状态人口中高龄老人比例的持续攀升。随着全球人口结构的深刻变迁，人口老龄化已成为 21 世纪最显著的社会人口学现象之一，其影响范围涵盖社会经济、文化传承、医疗卫生和社会保障等多个领域，需要社会各系统做出全面而深入的调整。

根据联合国《世界人口展望报告》的最新数据预测，全球 65 岁及以上老年人口预计将从 2019 年的 7.02 亿增长到 2050 年的 15 亿，占总人口的比重将从 9% 攀升至 16%。在中国，老龄化趋势更为显著。近 30 年来，中国的老龄化进程呈现加速态势，1992~2002 年、2002~2012 年、2012~2022 年的年均老龄化率分别上升 0.16 个、0.18 个和 0.45 个百分点。根据联合国的预测模型，中国已分别于 2001 年和 2023 年进入老龄化社会和深度老龄化社会，预计将于 2034 年迈入超级老龄化社会（见图 1）。[①]

中国的人口老龄化具有速度快、规模大、"未富先老"等特点。根据国家卫生健康委测算，到 2050 年，中国老年人口的绝对数量、占总人口的比重以及老年抚养比都将达到历史峰值。这种人口结构的剧烈变化将对公共服务供给和社会保障体系的可持续发展构成严峻挑战。具体而言，人口老龄化的持续深化将导致以下多方面的社会经济影响。一是劳动力市场结构变化，老年人口的增加将导致劳动力市场参与率下降，可能对经济增长产生抑制作用；二是家庭结构的转型，一般家庭规模将趋向小型化和空巢化，传统的家

---

① 根据联合国的标准，老龄化社会（Aging Society，老龄化率即 65 岁及以上人口占比超过 7%），深度老龄化社会（Aged Society，老龄化率＞14%），超级老龄化社会（Super-Aged Society，老龄化率＞21%）。

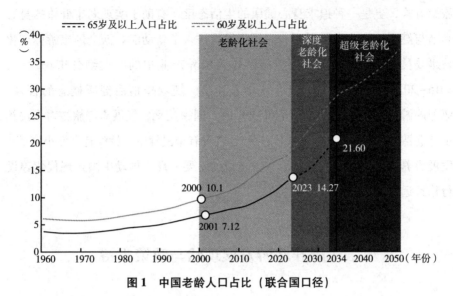

图1 中国老龄人口占比（联合国口径）

资料来源：联合国，招商银行研究院。

庭养老功能逐渐弱化，代际关系在经济和伦理层面正经历深刻转变；三是区域发展的失衡，随着年轻人口向经济活跃地区集中，老龄化程度较高的地区可能面临边缘化风险；四是社会服务需求广泛增加，老年人对健康管理和生活质量的需求日益提升，这进一步加大了对社会保障和公共服务的需求压力，尤其是在养老金制度、医疗卫生服务以及长期护理等方面。

（二）康养旅游的兴起及其在老龄化社会中的作用

根据世界卫生组织的定义，康养旅游涵盖了医疗旅游、健康检查、康复疗养、养老服务等多种形式，其核心在于通过旅游活动促进身心健康和生活质量的提升。国家旅游局于2016年1月颁发《国家康养旅游示范基地标准》，该文件把康养旅游界定为：通过养颜健体、营养膳食、修心养性、关爱环境等各种手段，使人在身体、心智和精神上都达到自然和谐的优良状态的各种旅游活动的总和。康养旅游融合了健康、养生与旅游休闲的新兴概念，正迅速在全球老龄化的背景下崭露头角。个人层面，它不仅提供了一种旅游方式，更是一种追求身心健康的生活态度，有助于实现老年群体的身心和谐与健康；产业发展层面，为经济发展注入了新动能。据全国旅游标准化技术委员会发布的数据，康养旅游作为康养产业中的三大细分市场之一，2015~2019年有接近20%复合年增长速度。随着疫情后健康概念的普及，康养旅游的发展潜力将进一步得到释放。国家层面，发展康养旅游对人民福祉有重要推动作用。习近平总书记指出："没有全民健康，就没有全面小康。"①发展康养旅游是扎实推进健康中国建设的重要一环，推动中国式现代化建设行稳致远。

二 康养旅游发展现状与政策支持

（一）康养旅游的现状分析

康养旅游作为健康产业与旅游业深度融合的创新模式，正在全球范围内呈现蓬勃发展态势。这一新兴产业以提升参与者身心健康为核心目标，通过将旅游活动与健康服务有机结合，为游客提供全方位的养生体验。根据全球健康研究所（Global Wellness Institute）的最新报告，全球康养市场规模已达数千亿美元，并预计在未来五年内保持稳健增长。这一显著趋势的背后，是全球人口结构的深刻变化和公众健康意识的普遍提升。特别是在亚太地区，随着经济的快速发展和中产阶级的迅速壮大，康养旅游的市场需求也将呈现爆发式增长。

在中国，康养旅游正逐渐成为旅游业的新兴增长极。作为健康产业与旅游业深度融合的产物，康养旅游产业正迎来其发展的黄金期。第七次全国人口普查数据显示，随着中国社会加速进入老龄化阶段，预计到2025年，60岁及以上的老年人口将突破3亿大关。这一人口结构的显著变化为康养旅游市场注入了强劲的增长动力。中国旅游研究院的报告显示，老年人口在旅游

---

① 资料来源：2016年8月习近平总书记在全国卫生与健康大会上的讲话。

市场中占比，2021年已达27.8%，成为名副其实的第一大客源。并且这一群体对高品质、个性化旅游产品的需求日益增长，展现出较高的消费能力和对专业健康服务的迫切需求。

（二）康养旅游的政策支持

康养旅游，作为健康产业与旅游业的融合创新，近年来得到了国家层面的重视与政策扶持。自"十四五"规划实施以来，康养旅游相关产业政策支持力度显著加大。2021年6月，文化和旅游部颁布的《"十四五"文化和旅游发展规划》，特别强调了康养旅游的发展，明确提出要推进国家级康养旅游示范基地的建设。《"健康中国2030"规划纲要》提出，将"积极发展健康旅游，促进健康与旅游、体育、文化等产业的深度融合"纳入国家战略规划。国家旅游局等五部门联合发布的《关于促进健康旅游发展的指导意见》，进一步凸显了康养旅游对于提升老年人生活质量、推动健康老龄化进程的积极影响。地方政府亦纷纷响应中央号召，结合自身资源优势，出台了一系列针对性的地方政策，以激发康养旅游产业的活力。例如，海南省依托其优越的自然资源，高质量推出医疗旅游、温泉养生、森林旅游、中医康养等健康旅游产品，打造了一批特色康养旅游开发项目和康养旅游产业集群，构建了海南大康养新格局。制定了《海南省健康旅游产业发展规划（2019—2025年）》，致力于打造具有国际影响力的健康旅游目的地。重庆作为西南地区康养旅游发展的核心城市，发布了《重庆市促进大健康产业高质量发展行动计划（2020—2025年）》，提出打造"国际知名康养胜地"，明确四大康养业态（休闲养生、滋补养生、康体养生、温泉养生），并布局"世界温泉谷"、南川中医药康养示范区等重点项目。

一系列政策的出台与实施，为康养旅游产业的发展提供了坚实的政策支撑和广阔的市场空间，预示着康养旅游产业将迎来更加繁荣的发展时期。中国旅游研究院数据显示，我国康养旅游市场规模在"十四五"期间预计将保持年均10%以上的增长速度，预计到2025年将突破万亿元大关。

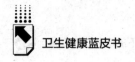

三 康养旅游在老龄化社会中面临的主要挑战

在老龄化社会背景下，康养旅游产业虽然展现出巨大的发展潜力，但同时也面临着多方面的挑战。这些挑战涉及政策法规、基础设施、产业融合、人才培养以及服务供给等多个维度，需要政府、企业和社会各界的共同努力才能有效应对。

（一）康养旅游政策和法规环境不完善，缺少指引与监管

尽管国家层面，乡村发展、医疗及养老政策均在各自轨道不断完善，但康养产业领域内相关政策仍存在零散和滞后的问题。一个关键问题在于，康养产业的概念界定尚未形成统一标准，直接导致目前很多人还分不清康养与养老的区别，也容易让人将康养旅游同旅游混为一谈，这将导致诸多问题，如产业发展方向不明确、定位不准确，无法吸引目标客群；法规系统建设进展相对较慢，康养旅游领域的政策出台相对来说落后于产业发展，且面临着政策效率等级不够、以规范性文件为主的问题。企业难以充分享受细分政策带来的机遇，在一定层面上延缓了康养旅游项目的广泛普及与发展。

（二）康养旅游基础设施建设不足，未能满足老年群体期待与需求

康养旅行的品质与魅力在很大程度上仰赖于完备的基础建设。然而，观察我国当前的康养旅游目的地，特别是偏远区域与新兴地带，显露出基础设施方面的显著缺陷。一是交通便利性问题，偏远区域的道路系统与大众运输设施亟待改进，这一现状不仅削弱了游客的访问意愿，同时也降低了其旅行体验的质量；二是医疗设施配备不充裕，缺乏必要的急救设备和专业医疗人员，难以应对紧急医疗情况，这对老年游客群体尤其不利；三是住宿条件尚有提升空间，部分地区的住宿设施未能满足游客对舒适环境的期待，特别是缺乏针对老年游客的适老化设计和服务；四是休闲养生设施不足，服务设施的单一性限制了康养旅游产品的多样化，难以满足不同老年群体的多元需

求；五是信息化建设滞后，智能化服务的提供和游客信息获取渠道仍需进一步完善，这对于提升老年游客的旅游体验至关重要。

（三）康养旅游产业融合度不高，老年市场服务体系不连贯

康养旅游产业在发展过程中面临产业结构融合度不足的问题，这一问题在针对老年市场的服务体系中表现得尤为突出。一是产业链整合不紧密，服务环节出现断层，未能构建起针对老年市场的连贯服务体系，难以满足老年消费者对综合和连续照护服务的需求；二是产品同质化严重，在产品服务、技术应用和商业模式等方面的创新能力不足，限制了产业对老年消费者需求的响应能力；三是特殊需求适应性不强，老年消费者在健康、医疗、休闲等方面的独特需求未能得到充分满足，影响了康养旅游产品对老年市场的吸引力。

（四）康养旅游专业人才短缺，限制行业创新和发展动力

在老龄化社会对康养旅游需求不断增长的背景下，专业人才短缺问题日益凸显。一是复合型人才缺乏，行业急需融合医疗、护理、康复、养生和旅游管理等多学科知识的复合型人才，以提供符合老年消费者需求的定制化高质量服务；二是教育体系存在滞后性，高等教育和职业教育体系在培养康养旅游专业人才方面存在不足，导致人才供给与市场需求之间存在较大差距；三是专业培训不足，从业人员中，接受过全面系统培训的专业人员比例不高，影响了服务质量的一致性和专业性；四是人才吸引力不足，行业薪酬待遇和职业发展机会相对有限，降低了对高端人才的吸引力，影响了人才的稳定性和留存率。

四 康养旅游在老龄化社会中的发展路径探索

面对老龄化社会带来的机遇与挑战，康养旅游产业需要采取系统性、多维度的发展策略。以下从政策框架、基础设施、产业融合、人才

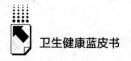
培养以及科技融合等方面，探讨康养旅游在老龄化社会中的可持续发展路径。

（一）构建全面的政策框架，优化康养旅游产业管理体系

康养旅游产业概念模糊与政策法规滞后问题，亟须来自国家层面的全局性统筹与全方位谋划。第一，明确产业定位。确立康养旅游产业在国民经济和社会发展中的战略地位，明确康养旅游产业的定义和范畴，形成统一的行业标准，制定清晰的发展愿景和阶段性目标。第二，树立行业标杆，强化正面宣传。当前市场上已涌现出一批高品质的康养旅游项目，它们不仅提供了卓越的康养服务，也成为行业的典范。以杭州的富春山居、连云港的东海青松岭温泉疗养院为例，依托其得天独厚的自然景观和深厚的文化底蕴，打造了一系列集休闲、养生、医疗于一体的综合服务。政府可以结合企业，利用多媒体内容、产业活动、教育推广等多维度的宣传策略，提升公众对康养旅游概念的认知和兴趣。第三，完善法规体系。构建涵盖项目审批、运营管理、纠纷处理等关键环节的法律法规体系，为康养旅游产业的规范化运作提供法律保障，降低企业运营风险，提高政策的透明度和可理解性。

（二）成功案例本土转化，强化基础设施建设

针对康养旅游基础设施建设不足的问题，政府和企业需要协同努力，借鉴成功案例，完成本土化实践。在建立康养地时，首先应该立足本土资源求发展，而非同质化发展。例如，黑龙江省伊春市素有"祖国林都""红松故乡""天然氧吧"之称，该地依托资源优势大力发展森林康养。2023年，中国旅游报社联合黑龙江省文化和旅游厅、伊春市人民政府成功举办了黑龙江省首届生态康养旅游大会，这不仅是对黑龙江康养旅游资源的一次集中展示，更是对该省康养旅游发展的有力推动。其次，同步推动公共交通系统建设，尤其是对乡村康养地等交通不便地区。此外，还应推动信息基础设施建设，实现网络服务全覆盖，配备网络服务讲解员，制作智能化信息服务手册，提升老年人出行的获得感、幸福感、安全感。

（三）促进产业深度融合，构建多元化服务体系

面对人口老龄化的社会挑战，康养旅游业亟须增强其融合性和创新力。第一，持续加强产业链整合。加强医疗、养老、旅游、文化等相关产业的紧密合作，形成多元化且综合的服务系统，提供全方位的康养旅游体验。第二，推动个性化与创新发展。鼓励企业在技术创新和资源创新上加大投入，开发满足老年消费者个性化需求的产品和服务，如：浙南健康小镇，依托长寿文化形成多项以养生为核心的服务；绿城乌镇雅园，依托原生态环境，配套了学院及康复医院，形成居医养一体化的特色康养体系。

（四）培育专业人才队伍，提高康养旅游服务水平

为缓解专业人才短缺的现状，需要采取多元化的人才培养和吸引策略。第一，应深化教育系统改革，特别是高等教育与职业教育领域，需加大对康养旅游学科的资金投入，强化课程设置与实践训练环节，旨在培育符合行业发展趋势的综合型人才，培养适应行业发展的复合型人才；第二，持续强化在职教育，定期实施系统性进修课程，以提升从业人员的专业技艺及服务水平，确保服务达到和维持高标准、高质量；第三，优化人才吸引体系，通过改善薪酬福利与职业晋升路径，打造出具有吸引力的工作环境与个人发展机会，以吸纳并留住高阶人才；第四，推动产学研合作，建立康养旅游产业与高校、研究机构的长期合作机制，促进理论研究与实践应用的结合；第五，加强国际交流合作，鼓励与国际先进康养旅游机构的人才交流和培训合作，引进先进经验和管理理念。

（五）融合科技与关怀，构建健康智慧生态

在信息时代下，康养旅游可以有更多探索。依托互联网技术和人工智能，为老年人的康养旅游提供一体化服务，如借助远程医疗服务、行程中智能穿戴设备、静动态健康状况检测设备、语音智能助手等，以科技手段融入人文关怀，为每位老年人提供全过程的定制化康养服务。此外，还可以

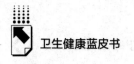

借助大数据技术分析与运用老年康体消费群体个人信息，为打造智慧康养服务模式提供新的思路。

五　结语

促进康养旅游业的良性发展是一个涉及政府、企业及社会各界多方面协作的过程。通过建立完备的政策体系、加强基础设施配套、推动产业间的深度融合以及培养高素质的专业人才，康养旅游领域将更有效地应对老年人不断增长的健康养生需求，为缓解人口老龄化压力、提升老年人的生活质量贡献力量。展望未来，康养旅游业有潜力成为驱动经济社会发展、促进健康中国建设的重要力量。

参考文献

周功梅、宋瑞、刘倩倩：《国内外康养旅游研究评述与展望》，《资源开发与市场》2021 年第 1 期。

金媛媛、王淑芳：《乡村振兴战略背景下生态旅游产业与健康产业的融合发展研究》，《生态经济》2020 年第 1 期。

任宣羽：《康养旅游：内涵解析与发展路径》，《旅游学刊》2016 年第 11 期。

B.4
我国公共卫生投入保障现状、问题及建议

甘戈 郭锋*

摘 要: 稳定长效的公共卫生投入保障机制是构建强大公共卫生体系的重要内容和保障。经过长期发展，我国形成了"政府领导、部门协作、全社会广泛参与"的公共卫生工作格局，政府对公共卫生的投入力度不断加大，推动我国公共卫生事业取得了巨大进步，在保障人民健康、维护国家稳定和促进经济社会发展等方面做出重大贡献。但也要看到，目前我国公共卫生投入的稳定长效机制尚未有效建立，经济发展新常态下财政公共卫生投入增长仍面临机制不健全、可持续性不足等问题。对此，需要构建以政府为主体、社会为补充、个人承担一定责任的筹资策略，并进一步完善我国政府公共卫生投入增长机制，推动并建立起公共卫生服务提供机构的运行新机制。

关键词: 公共卫生 投入机制 财政投入 筹资策略

　　公共卫生是关系一个国家或区域内人们健康的重要事业。党的十八大以来，党和政府始终坚持"预防为主"的新时代党的卫生健康工作方针，不断健全制度体系，完善体制机制，加大各级财政投入，稳步发展公共卫生服务体系，成功防范和应对了 H7N9、埃博拉、新冠疫情等突发疫情，在保障人民健康、维护国家稳定和促进经济社会发展等方面发挥了重要作用。

---

* 甘戈，国家卫生健康委卫生发展研究中心党委委员、副主任，研究员，博士，主要研究方向为卫生改革、卫生体系；郭锋，国家卫生健康委卫生发展研究中心研究员，主要研究方向为卫生筹资、健康产业。

2020 年以来，习近平总书记在多个场合论及要建立稳定的公共卫生投入机制。党的十九届五中全会进一步明确了要"建立稳定的公共卫生事业投入机制"①。党的二十大报告指出，要创新医防协同、医防融合机制，健全公共卫生体系②。党的二十届三中全会再次强调，健全公共卫生体系，促进社会共治、医防协同、医防融合③。公共卫生工作的有效开展，离不开政府和社会各界的投入保障措施。为研究构建长效、稳定、公平、可持续的公共卫生事业投入保障机制，本研究系统分析了我国公共卫生投入保障现状、存在的困难与问题，并结合我国经济社会发展新要求以及卫生健康事业改革发展需要，特别是结合重大疫情防控暴露出的短板弱项，提出完善公共卫生投入机制的相关建议。

一 我国公共卫生投入保障现状

（一）我国政府对公共卫生投入总体情况

据财政部公布数据，2016~2019 年，全国政府收支分类科目中的财政公共卫生投入从 1692 亿元增加至 2212 亿元，年均增长 9.3%，占财政卫生投入比重从 12.7%提高到 13.3%，但占卫生总费用比重由 3.7%降至 3.4%，占财政支出比重保持在 0.9%左右。2020 年开始，为应对新冠疫情，财政公共卫生投入力度大幅增加，其中 2020 年达到 3879 亿元，较 2019 年增长 75.4%，占财政卫生投入比重升至 20.2%，占卫生总费用比重为 5.4%，占财政支出比重升至 1.6%；2021 年有所下降，但 2022 年迅速增加到 6433 亿元，较 2021 年增长 79.0%，占财政卫生投入比重升至 28.5%，占卫生总费

---

① 《中共中央关于制定国民经济和社会发展第十四个五年规划和二〇三五年远景目标的建议》，《人民日报》2020 年 11 月 4 日。
② 习近平：《高举中国特色社会主义伟大旗帜 为全面建设社会主义现代化国家而团结奋斗——在中国共产党第二十次全国代表大会上的报告》，《人民日报》2022 年 10 月 26 日。
③ 《中共中央关于进一步全面深化改革、推进中国式现代化的决定》，《人民日报》2024 年 7 月 22 日。

用比重升至 7.5%，占财政支出比重升至 2.5%；2023 年减少至 5289 亿元，但仍远高于疫情前水平，是 2019 年的 2.4 倍，占财政卫生投入的比重为 23.6%（见表 1）。

表 1　财政医疗卫生支出中公共卫生支出情况

单位：亿元，%

年份	财政公共卫生投入	增长速度	占财政卫生投入比重	占卫生总费用比重	占财政支出比重
2015	1550	17.9	12.8	3.8	0.9
2016	1692	9.2	12.7	3.7	0.9
2017	1886	11.5	13.1	3.6	0.9
2018	2039	8.1	13.0	3.5	0.9
2019	2212	8.5	13.3	3.4	0.9
2020	3879	75.4	20.2	5.4	1.6
2021	3593	−7.4	18.8	4.7	1.5
2022	6433	79.0	28.5	7.5	2.5
2023	5289	−17.8	23.6	5.8	1.9

注：财政公共卫生投入取自政府收支分类科目 21004 公共卫生。

（二）我国政府公共卫生投入的主要流向

从财政医疗卫生支出中公共卫生支出的主要功能分布来看，2023 年财政公共卫生支出中，突发公共卫生事件应急处理 1890 亿元，占比最高，达 35.7%；重大公共卫生专项 721 亿元，占比 13.6%；疾病预防控制机构 566 亿元，占比 10.7%；其他公共卫生支出 415 亿元，占比 7.8%；妇幼保健机构 188 亿元，占比 3.6%；应急救治机构 59 亿元，占比 1.1%；其他专业公共卫生机构 17 亿元，占比 0.3%；精神卫生机构 10 亿元，占比 0.2%（见表 2、表 3）。

从变化趋势看，2016~2019 年，财政公共卫生支出中，主要用于基本公共卫生服务、疾病预防控制机构、重大公共卫生专项支出，三者占比合计超过 70%；2020 年开始，为应对新冠疫情防控，用于突发公共卫生事件应急处理的支出大幅增加，占比由之前的不足 1% 升至 2020 年的 29.6%，2021年降至 24.3%，但 2022 年快速反弹至 44.0%，从而使得其他方面支出占比有所下降，2022 年上述三个方面支出占比合计降至 41.7%。

具体看，基本公共卫生服务支出由 2016 年的 642 亿元增加到 2022 年的1153 亿元，年均增长 10.2%；占比从 2016 年的 38.0% 波动增加至 2019 年的 42.6% 后，2020 年降至 27.8%，2021 年有所回升，但 2022 年又降至 17.9%。

疾病预防控制机构支出由 2016 年的 313 亿元增加到 2022 年的 593 亿元，年均增长 11.2%；占比在 2016~2019 年稳定在 18.3% 左右，2022 年降至 9.2%，而 2023 年支出减少到 566 亿元。

重大公共卫生专项支出由 2016 年的 278 亿元减少到 2019 年的 237 亿元后，2020 年回增至 453 亿元，2021 年虽略有下降，但 2022 年快速回增至941 亿元，2023 年又减少到 721 亿元，波动明显；占比从 2016 年的 16.4%降至 2019 年的 10.7% 后，2020 年回升至 11.7%，随后同样有所波动，2023年达到 13.6%。

妇幼保健机构支出在 2017~2019 年基本稳定在 200 亿元左右，但 2020年开始减少，2020~2023 年稳定在 180 亿元左右；占比由 2016 年的 9.8% 下降到 2023 年的 3.6%。卫生监督机构支出由 2016 年的 84 亿元增加到 2022年的 108 亿元，年均增长 4.3%，占比由 5.0% 下降到 1.7%；精神卫生机构、应急救治机构、采供血机构及其他专业公共卫生机构等支出由 2016 年的 109 亿元增加到 2022 年的 180 亿元，年均增长 8.8%，占比在 2016~2019年处于 6.5% 左右，2020 年下降至 4.1%，2022 年进一步降至 2.9%。

突发公共卫生事件应急处理支出在 2016~2019 年分别为 6 亿元、9 亿元、7 亿元、7 亿元，2020 年大幅增加到 1148 亿元，占比也升至所有支出细项中的最高值（29.6%），2022 达到近年来最高水平 2831 亿元、占比44.0%；但 2023 年有所下降，投入水平降至 1890 亿元，占比降至 35.7%，但仍远高于疫情前水平。

表2 财政医疗卫生支出中公共卫生支出细项

单位：亿元

支出细项	2013年	2014年	2015年	2016年	2017年	2018年	2019年	2020年	2021年	2022年	2023年
疾病预防控制机构	227	236	280	313	342	373	410	467	506	593	566
卫生监督机构	68	67	77	84	93	101	105	104	104	108	—
妇幼保健机构	102	110	137	167	200	194	200	188	179	180	188
精神卫生机构	7	5	8	8	9	10	11	11	12	10	9
应急救治机构	27	19	23	24	27	31	36	47	49	69	59
采供血机构	44	48	56	63	74	76	80	80	79	82	—
其他专业公共卫生机构	8	10	11	14	13	15	19	21	23	19	17
基本公共卫生服务	404	457	580	642	697	793	942	1078	1114	1153	—
重大公共卫生专项	238	276	277	278	287	288	237	453	400	941	721
突发公共卫生事件应急处理	9	8	6	6	9	7	7	1148	872	2831	1890
其他公共卫生支出	71	78	96	94	136	151	165	281	256	448	415
小计	1206	1314	1550	1692	1886	2039	2212	3879	3593	6433	5289

注："—"代表未公布相关数据。

表3 财政医疗卫生支出中公共卫生支出细项构成情况

单位：%

支出细项	2013年	2014年	2015年	2016年	2017年	2018年	2019年	2020年	2021年	2022年	2023年
疾病预防控制机构	18.8	18.0	18.1	18.5	18.1	18.3	18.5	12.0	14.1	9.2	10.7
卫生监督机构	5.7	5.1	5.0	5.0	4.9	4.9	4.7	2.7	2.9	1.7	—
妇幼保健机构	8.5	8.3	8.8	9.8	10.6	9.5	9.0	4.8	5.0	2.8	3.6
精神卫生机构	0.6	0.4	0.5	0.5	0.5	0.5	0.5	0.3	0.3	0.2	0.2
应急救治机构	2.3	1.5	1.5	1.4	1.4	1.5	1.6	1.2	1.4	1.1	1.1
采供血机构	3.6	3.6	3.6	3.7	3.9	3.7	3.6	2.1	2.2	1.3	—
其他专业公共卫生机构	0.7	0.8	0.7	0.8	0.7	0.7	0.9	0.5	0.6	0.3	0.3

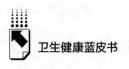

续表

支出细项	2013年	2014年	2015年	2016年	2017年	2018年	2019年	2020年	2021年	2022年	2023年
基本公共卫生服务	33.5	34.8	37.4	38.0	37.0	38.9	42.6	27.8	31.0	17.9	—
重大公共卫生专项	19.8	21.0	17.8	16.4	15.2	14.1	10.7	11.7	11.1	14.6	13.6
突发公共卫生事件应急处理	0.7	0.6	0.4	0.4	0.5	0.3	0.3	29.6	24.3	44.0	35.7
其他公共卫生支出	5.9	5.9	6.2	5.6	7.2	7.4	7.5	7.3	7.1	7.0	7.8
小计	100.0	100.0	100.0	100.0	100.0	100.0	100.0	100.0	100.0	100.0	100.0

注："—"代表未公布相关数据。

（三）各类专业公共卫生机构财政投入及变化情况

从各类专业公共卫生机构总收入中财政投入占比来看，健康教育机构、卫生监督机构高于其他公共卫生机构，该比重大多数年份在90%左右，妇幼保健类机构该比重最低，仅在25%上下，疾病预防控制中心则在70%上下。

从变化趋势看，2013~2019年，各类专业公共卫生机构政补助收入均呈整体增加趋势，其中，疾病预防控制中心财政补助收入由278亿元增加到577亿元，按当年价格计算，年均增长12.9%，占机构总收入比重由62.2%上升到73.6%，上升了11.4个百分点；专科疾病防治院（所、站）财政补助收入由36亿元增加到61亿元，年均增长9.2%，占机构总收入比重由34.8%波动上升到40.5%，上升了5.7个百分点；妇幼保健院（所、站）财政补助收入由150亿元增加到411亿元，年均增速达18.3%，在机构总收入中占比由19.9%上升至24.9%，上升了5.0个百分点；健康教育所（站、中心）财政补助收入由3亿元增加到6亿元，年均增长12.2%，在机构总收入中占比由2013年的89.8%波动降至2018年的53.0%后，2019年反弹至96.0%，基本全额保障；采供血机构财政补助收入由41亿元增加到96亿

元，年均增长 15.2%，在机构总收入中占比由 39.8% 升至 52.1%，上升了
12.2 个百分点；卫生监督所（中心）财政补助收入由 64 亿元增加到 120 亿
元，年均增长 11.0%，在机构总收入中占比由 80.4% 波动上升至 91.5%，
上升了 11.1 个百分点，保障力度也相对较好；急救中心（站）财政补助收
入由 15 亿元增加到 43 亿元，年均增长 19.2%，与其他专业公共卫生机构相
比，增速最快，在机构总收入中占比由 2013 年的 68.7% 升至 2017 年的
79.4% 后，2018 年降至 68.0%，但 2019 年又回升至 74.1%（见表 4）。

2020 年，为应对新冠疫情防控，财政加大了对疾病预防控制机构、妇幼保
健机构等的投入力度，财政补助收入水平比 2019 年增长明显，其中，疾病预防
控制中心财政补助收入达 940 亿元，较 2019 年增长 62.9%，在机构总收入中占
比升至 75.5%，较 2019 年上升 1.9 个百分点；专科疾病防治院（所、站）财政
补助收入较 2019 年增长 24.6%，在机构总收入中占比升至 44.9%；妇幼保健院
（所、站）财政补助收入较 2019 年增长 38.7%，在机构总收入中占比升至
32.4%；急救中心（站）财政补助收入较 2019 年增长 25.6%，在机构总收入中
占比升至 75.2%。而健康教育所（站、中心）、卫生监督所（中心）、采供血机
构财政投入增幅变化相对较小，其中，健康教育所（站、中心）反而略有减少。

2021~2022 年，各类专业公共卫生机构财政补助收入力度仍处于明显高
于疫情前水平，但与 2020 年相比，有所下降，且随疫情变化情况有所波动。
疾病预防控制中心、专科疾病防治院（所、站）、妇幼保健院（所、站）、
健康教育所（站、中心）财政补助收入占总收入比重均呈先降后升、总体
下降的变化趋势；采供血机构则呈逐步下降趋势；卫生监督所（中心）、急
救中心（站）则为先降后升、总体上升趋势（见表 4）。

（四）基于 SHA2011 的公共卫生服务投入情况

根据国际卫生费用核算体系（SHA2011）的定义，公共卫生（preventive
care）是基于健康促进策略，为避免或减少伤害和疾病发生及其后遗症和并发
症的数量或严重程度，通过控制某些中间决定因素，提高人们健康水平的措
施和过程。本报告，基于 SHA2011 的体系和方法，利用国家级卫生费用核

表4 2013~2022年各类专业公共卫生机构财政补助收入变化情况

年份	疾病预防控制中心		专科疾病防治院(所、站)		妇幼保健院(所、站)		健康教育所(站、中心)	
	财政补助收入(亿元)	占总收入比重(%)	财政补助收入(亿元)	占总收入比重(%)	财政补助收入(亿元)	占总收入比重(%)	财政补助收入(亿元)	占总收入比重(%)
2013	278	62.2	36	34.8	150	19.9	3	89.8
2014	311	62.8	38	34.2	171	19.7	4	92.6
2015	357	67.7	48	38.0	220	23.0	4	91.4
2016	416	70.7	49	36.9	268	23.3	4	82.3
2017	461	74.3	57	41.0	333	25.0	5	87.8
2018	511	74.4	58	39.0	374	25.5	6	53.0
2019	577	73.6	61	40.5	411	24.9	6	96.0
2020	940	75.5	76	44.9	570	32.4	6	96.4
2021	930	67.0	65	40.7	515	27.9	7	94.3
2022	1080	71.0	67	40.8	593	30.3	13	94.8

年份	采供血机构		卫生监督所(中心)		急救中心(站)	
	财政补助收入(亿元)	占总收入比重(%)	财政补助收入(亿元)	占总收入比重(%)	财政补助收入(亿元)	占总收入比重(%)
2013	41	39.8	64	80.4	15	68.7
2014	50	43.5	76	89.2	18	73.0
2015	66	49.8	83	86.3	22	74.2
2016	68	50.3	94	88.8	27	78.0
2017	82	51.2	109	90.6	32	79.4
2018	86	52.3	115	92.1	37	68.0
2019	96	52.1	120	91.5	43	74.1
2020	106	53.1	134	93.3	54	75.2
2021	101	46.9	162	76.1	60	73.7
2022	101	46.4	203	96.5	68	79.1

资料来源：历年卫生健康统计年鉴。

算监测点数据，对我国公共卫生服务活动费用（不含资本形成费用），即公共卫生服务活动的投入情况，进行了初步测算，得出了公共卫生服务投入总额、资金来源、使用方向等结果。由于相关数据及结果目前仍处于内部使用阶段，本报告仅展示主要结论。

1. 基于SHA2011的公共卫生服务投入总额及变化趋势

基于SHA2011 的核算结果显示，2012~2021 年，我国用于支持开展公共卫生服务活动费用（不含资本形成费用）保持逐年增长趋势，年均增速达到17%以上，且年度增速有所波动，尤其是 2020 年，增速接近 40%；从占比来看，公共卫生服务费用占经常性卫生费用、卫生总费用及 GDP 的比重也均呈增长趋势。

2. 公共卫生服务投入的资金来源

从资金来源看，用于支持公共卫生服务活动开展的费用包括政府补助、企业与机构筹资、个人自付等。基于SHA2011 的核算结果显示，2012~2021 年，我国公共卫生服务费用中来自政府补助的资金规模呈逐年上升趋势，尤其是 2020 年，增速超过 40%，但占公共卫生服务费用的比重在 2012~2019 年有所下降，2020~2021 年略有回升；企业与机构筹资规模呈逐年增加趋势，占比也呈快速增长趋势，其中包括健康体检，水卫生、环境卫生监测等服务在内的企业筹资占公共卫生服务费用比重增长 4.5 个百分点，而医疗卫生机构自筹（主要是机构在补偿不到位的情况下通过其他业务收入收支结余开展免费或较低收费水平的预防服务）占比增长了 10.7 个百分点；主要用于二类疫苗、妇幼保健、健康体检等服务个人自付规模也呈增加趋势，但占公共卫生服务费用比重呈下降趋势；2020 年开始国内及国际企业或非政府组织捐赠等其他资金来源规模增加明显。

从各类公共卫生服务看，2021 年核算结果显示，慢性病预防与管理、精神疾病预防与管理、结核病患者健康管理、中医药健康管理、建立居民健康档案、老年人健康管理等基本公共卫生服务项目中的服务，以及食品卫生、环境卫生、卫生监督等服务活动的资金来源均以政府补助为主，其费用中来自政府补助的资金占比均在 90% 以上；而口腔疾病预防保健、孕产妇保健、预防接种、孕前优生检查、妇女病普查、计划生育、健康体检、儿童保健等服务活动，个人负担较重；院内感染控制、死因监测、公共卫生知识培训、心理疾病预防与管理、公共卫生信息管理等服务活动50%以上的投入需要靠机构自筹资金，学校卫生、传染病预防、消毒与有害生物防制等服务活动30%左右的投入需要机构自筹资金。

从各类医疗卫生机构看，2021年，医院开展公共卫生服务活动的费用补偿以个人自付和企业与机构筹资为主；公共卫生机构和基层医疗卫生机构均以政府补助为主，尤其是基层医疗卫生机构，政府补助占比达到80%。

3. 公共卫生服务投入的使用方向

一是公共卫生服务投入的服务流向。基于SHA2011开展的卫生费用核算结果显示，从投入方向看，2021年我国公共卫生服务投入主要用于预防接种、健康体检、传染病预防、慢性病预防与管理、孕产妇保健及儿童保健服务，六项服务合计占比超过50%。

从来自政府补助的资金看，主要用于慢性病预防与管理、预防接种、老年人健康管理、传染病预防、健康教育、建立居民健康档案及儿童保健服务，七项服务合计占比接近60%。

从来自企业与机构筹资的资金看，主要用于健康体检、传染病预防、院内感染控制，三项服务合计占比超过60%。

从来自个人自付的资金看，主要用于预防接种、健康体检、孕产妇保健，三项服务合计占比超过70%。

二是公共卫生服务投入的机构流向。从公共卫生服务投入的机构流向看，流向疾病预防控制机构、妇幼保健机构为主的公共卫生机构最多；其次分别为医院、基层医疗卫生机构、村卫生室及社区卫生服务站等门诊机构。

具体到不同的资金来源，其中政府补助主要流向基层医疗卫生机构和公共卫生机构；企业与机构筹资主要流向医院和公共卫生机构；个人自付主要流向医院。

二　我国公共卫生投入保障面临的主要问题

（一）稳定的公共卫生投入机制尚未建立

通过前述分析可以看到，财政公共卫生投入波动比较明显，而疾病预防控制中心、专科疾病防治机构、妇幼保健机构等专业公共卫生机构总收入中财政补助收入占比也呈波动趋势，这些都反映了当前我国公共卫生投入保障的稳定性有待加强。总体上看，目前我国相关保障政策中针对公共卫生活动和能力建设的投入多是政策文件的原则性要求，缺少硬性约束，因此在政策落实中无法保证执行力，缺乏稳定性和持续性。

（二）尚未健全公共卫生服务补偿机制

从疾控机构、妇幼保健机构、医疗机构来看，其开展的公共卫生服务活动很多为免费或低收费提供，在没有政府补助或政府补助不足的情况下，机构为完成所承担的公共卫生任务，只能将机构提供其他收费性的医疗卫生服务的收入用于弥补免费或低收费的公共卫生服务，带来了医疗机构"以医养防"等现象和问题。从本研究团队开展的另一项研究结果看，以2019年为例，医院和公共卫生机构分别有17%左右和19%左右需要自筹资金开展相关服务活动。

（三）我国财政公共卫生投入总体水平不高

OECD国家①公共卫生投入占GDP比重平均水平为0.53%（2021年），其中财政公共卫生投入（根据SHA2011定义，财政对公共卫生投入是指政府通过专项或经常性补助等形式对公共卫生的投入）占GDP比重平均水平

---

① 相关资料来源于OECD Data Explorer。

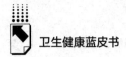

为 0.40%。同口径下，2021 年我国财政公共卫生投入占 GDP 比重为 0.27%，仅为 OECD 平均值的 2/3。从人均财政公共卫生投入水平看，OECD 国家人均财政公共卫生支出的平均水平为 222 美元。2021 年，我国人均公共卫生支出 62 美元，其中人均财政公共卫生投入 34 美元。可见，我国财政公共卫生投入水平仍不高。

（四）政府公共卫生服务项目有待调整优化

目前的公共卫生服务项目，尤其是基本公共卫生服务项目，碎片化现象明显，有待进一步调整优化。0~6 岁儿童、孕产妇和老年人健康管理等针对的是特定健康人群；高血压、糖尿病等患者健康管理针对的是特定疾病人群；卫生计生监督协管、传染病及突发公共卫生事件报告和处理、健康教育等针对的是特定工作任务；居民健康档案管理、预防接种、孕前优生健康检查等针对的是特定手段。而且，健康素养促进和健康教育之间有内容重叠，医养结合和老年健康服务与老年人健康管理之间有内容重叠，孕前优生健康检查与孕产妇健康管理之间有内容重叠。

（五）精确的经费投入和支出依据存在空白

只有在完善的财政投入和支出标准下，才会有良好的公共卫生服务供给。然而现行的问题是，在国家层面经费的拨付上，不同公共卫生服务项目的成本和补助水平测算存在不合理之处，只是简单地按照服务人口数"打包"拨付资金，资金量并未与实际服务量建立起有效关联，这种情况直接对相关经费的使用效率产生负面影响[1]；在经费的使用上，2019 年财政部、卫健委等部门联合印发的《基本公共卫生服务补助资金管理暂行办法》提出"基层卫生机构获得的基本公共卫生服务补助资金可统筹用于经常性支

---

[1] 秦江梅、张艳春、张丽芳等：《国家基本公共卫生服务经费管理及运行效果分析》，《卫生经济研究》2018 年第 8 期，第 55~58 页。

出",对"支出"的定义过于含糊。① 而且,由于相关法律法规中缺少对政府提供公共卫生产品所必须达到的标准,且公共卫生产品见效较慢,收益性相对其他投资偏低,所以在没有法律约束的条件下,政府公共卫生支出相对于其他支出所获得的财政支持较小。

(六)缺乏相关人员激励机制和经费预算

尽管公共卫生财政投入逐年增加,工作内容也逐年增加,基层医务人员的绩效工资却没有相应增加,限制了工作开展的效率和人员积极性。究其根本,是受限于人社部门根据医务人员总数所定的绩效工资总量,机构承担相应的公共卫生项目并不会增加该"绩效",且有"工资总量外不得发放任何津贴或奖金"的明确规定,导致基本公共卫生服务经费虽可用于机构的统筹性支出,但与人员劳务费并无关联。加上现在经费审查越来越严格、公共卫生工作越来越繁重、绩效考核越来越细致,对公共卫生人员却无相应的经济激励措施,这样就导致更多的医务人员流向医院,而流向疾控中心的医务人员越来越少,所以出现了部分时期公共卫生人员的总量下降、服务能力弱化的情况,影响了公共卫生服务的供给质量,公共卫生财政投入产生的效果和预期也有相当大的差距。

(七)政府公共卫生资金与医保基金、财政其他卫生投入资金缺少有效统筹

政府资金对整个医疗卫生行业的支持,除了对公共卫生服务的补助外,还体现在建设医疗机构、补贴医疗机构以提供低价格医疗服务,以及以医疗保险基金补偿的方式降低人民群众医疗服务费用负担。政府在这方面投入的财政资金或医保资金,并没有与公共卫生服务专项资金联系起来,客观上形成医院和疾控机构、妇幼保健机构、基层卫生机构的业务割裂。

---

① 《四部门关于印发基本公共卫生服务等 5 项补助资金管理办法的通知》(财社〔2019〕113号),中华人民共和国中央人民政府,2019 年 10 月 17 日,http://www.gov.cn/xinwen/2019-10/17/content_5440912.htm,最后检索时间:2024 年 10 月 12 日。

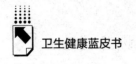
三 建立稳定的公共卫生投入机制的对策建议

（一）建立稳定的公共卫生事业投入机制需要遵循的基本原则

1. 坚持以人为本，强调健康优先和健康公平

每个人生来平等，享有法律赋予的健康权，任何人在法律面前都享有平等使用卫生资源的权利。习近平总书记深刻指出，"没有全民健康，就没有全面小康"，"健康是促进人的全面发展的必然要求，是经济社会发展的基础条件，是民族昌盛和国家富强的重要标志，也是广大人民群众的共同追求"。① 公共卫生投入机制的建立与完善也要始终把握人民健康优先发展这一核心，把提高人民的健康和福祉作为发展的重要目的，树立"大卫生、大健康"理念，推动卫生与健康发展方式由以治病为中心向以健康为中心转变，把健康融入所有政策。同时，应该继续坚持"预防为主"的健康工作方针，进一步保障基本公共卫生服务的"提质扩面"，进一步加大对重点人群和重点疾病的防治投入，将有限的财政投入聚焦生命不同阶段的主要健康问题及主要影响因素，确定优先干预领域，强化资金保障，全面维护人民健康。

2. 公共卫生投入责任的界定应以明确各类医疗卫生机构在公共卫生体系中的功能定位为基础

公共卫生投入责任的确定是以机构的事权为基础的，也就是以机构所提供的服务为基础，对于面向全人群或重点人群的公共卫生服务（如健康教育、重大疾病预防控制等），应由政府承担全部投入责任；而对于面向个体的公共卫生服务活动（如健康体检），则应充分考虑社会和个人在筹资中的责任。因此，建立稳定的公共卫生事业投入机制的前提是要明确不同类型机构在公共卫生服务提供中的职责。一是明确各级各类疾控机构功能职责。国

---

① 《习近平在全国卫生与健康大会上的讲话》，2016 年 8 月 19 日。

家级和省级疾控机构以业务管理、技术指导和质量控制为主，市、县两级以辖区疾病预防控制工作的具体组织实施为主。二是夯实基层医疗卫生机构的疾病预防控制的网底作用，逐步建立社区疾病预防控制片区责任制，以网格化分片包干的形式，完善防治结合、功能齐全、覆盖城乡的基层疾病综合防控网络。三是加强医疗机构疾病预防控制职责。二级以上医疗机构应设疾病预防控制科室，根据床位规模配备一定数量的公共卫生医师，统筹管理机构内疾病预防控制工作任务，依法履行疾病预防控制职责。

3. 公共卫生投入责任应是动态概念

在公共卫生投入机制构建中，应承认政府责任的兜底性和有限性，明确政府的责任范围，使政府不缺位不越位。政府责任不是无限的，在强调政府责任的同时，也要注意到政府的力量是有限的。历史的经验提示，如果政府大包大揽，就会不堪重负，造成运行效率下降、成本增大，最终损害了整个社会福祉。因此，需要对政府公共卫生责任法定化，既要防止政府推卸责任，又要防止政府越位，损害社会福利。此外，在强调政府责任的有限性时，必须结合国家的现实状况和当前的社会背景来考量。随着政府支出重点的合理配置、政府管理能力的持续提高，政府所能实际承担的公共卫生投入责任将会逐步扩展，以进一步满足改善公民健康状况、保障公民健康公平的实际需要。随着公共财力规模的不断扩大、公共支出结构的不断调整，政府将有能力也有动力把越来越多的公共卫生服务项目纳入公共支出范畴，由国家承担出资责任。

4. 政府投入责任的确立要与现行政府间转移支付制度相适应

各地区经济社会发展不平衡，各地政府组织财政收入的能力有高有低，为了保证各地区政府对居民能够提供大体均衡的公共卫生服务、体现社会公平，上级政府，特别是中央政府，要通过转移支付保证各级政府能够履行其职责，使各地区政府财力大力均衡。规范的财政转移支付制度，可以在财力上保证各级政府履行职责的需要，特别是中西部地区，要保证公共产品供给目标的实现，仅依靠地方政府自身财力是不现实的。目前政府财政转移支付总规模不小，但主要是税收返还，未能发挥平衡地区财力、保障公共产品供给的功能。现行政府间转移支付制度也有改革空间，如缩小税收返还规模，

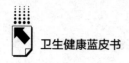

整顿专项转移支付，增加一般性转移支付的规模，保证各级政府职责的实现，缩小各地区政府财力差距。

（二）我国公共卫生事投入的筹资策略建议

1. 强化政府在公共卫生事业投入中的主体作用

一部分公共卫生服务具有纯公共产品的经济属性，另一部分公共卫生服务和基本医疗则属于准公共产品；从政府与市场的责任边界来看，政府有必要建立相应的制度并安排必要的财力以保障公共卫生服务的提供。因此，从理论上讲，公共卫生服务的特性决定了应由政府承担公共卫生服务的主体投入责任。可见，政府仍需要针对公共卫生投入不足的问题，尤其是此次疫情所暴露出来的公共卫生服务体系和公共卫生应急体系技术储备不足、人员队伍建设薄弱、应对能力弱等问题，继续加大投入力度。

2. 探索医疗保险在公共卫生事业投入中的补充作用

可以借鉴美国等国家经验，探索在医疗保险基金中对公共卫生服务给予一定资金支持，将目前家庭卫生支出占比较高的公共卫生服务项目，如健康体检、计划外免疫、妇幼保健等个人体检和筛查类服务，纳入医疗保险的补偿范围，充分发挥医保基金的作用与效能。但根据《中华人民共和国社会保险法》中的规定，目前我国基本医疗保险主要覆盖医疗服务，将预防性服务排除在保险范围之外。因此，要实现基本医保对部分预防服务的补偿，需要探索修订《中华人民共和国社会保险法》的可行性。不过，值得关注的是，2020 年中共中央、国务院印发的《关于深化医疗保障制度改革的意见》提出，"要统筹医疗保障基金和公共卫生服务资金使用，提高对基层医疗机构的支付比例，实现公共卫生服务和医疗服务有效衔接"①。因此，围绕"以健康为中心"，探索医保基金与公共卫生服务经费整合更大范围用于预防服务将更加可行。

3. 将使用者付费作为公共卫生事业投入中的控制性筹资手段

在目前我国提供的各类公共卫生服务中，除了纯公共产品性质的公共卫

---

① 《中共中央 国务院关于深化医疗保障制度改革的意见》，《人民日报》2020 年 3 月 6 日。

生服务以外，还有一部分服务项目具有较强的个人消费特征（如二类疫苗接种），如果免费提供，很容易出现道德风险问题，过多利用非必需的卫生服务，造成卫生资源浪费。使用者付费可以作为一种控制手段，增强使用者费用意识，鼓励利用成本效果好的卫生服务，提高服务利用的效率。因此，即便我国具备向居民免费提供全部公共卫生服务的能力，也不应该完全取消使用者付费。但使用者付费的缺陷之一是在减少不必要卫生服务利用的同时，也限制了对必要卫生服务利用，特别是对贫困人群基本医疗卫生服务利用影响过大。因此，应用使用者付费需要建立相应的配套机制，如建立针对贫困和脆弱人群的费用减免机制等。因此，在发挥使用者付费的控制性作用的同时，又尽可能减轻个人负担。

4. 不断扩充其他筹资渠道

一是鼓励商业保险机构开发与健康管理、健康促进服务相关的健康保险产品。二是探索提高烟草、含酒精饮料等消费税率，用于慢性病防控相关领域。2012 年以来，30 多个国家设立烟草专项税，增加收入的全部或部分用于卫生领域，如德国通过对每包香烟加税 1 欧元，增加对医疗保险的投入。三是参照国际经验，适当提高企业捐赠扣除比重，鼓励组织和个人捐资用于公共卫生。四是鼓励社会资本、金融资金进入公共卫生领域。

参考文献

陈春燕：《我国政府公共卫生支出的现状及对策研究》，云南财经大学硕士学位论文，2018。

董秋红：《广西政府公共卫生投入绩效评价研究》，广西医科大学硕士学位论文，2017。

赵秀竹：《社会主义核心价值观视域下的中国医疗卫生体制改革研究》，中共中央党校博士学位论文，2015。

《中共中央国务院印发〈"健康中国 2030"规划纲要〉》，《中华人民共和国国务院公报》2016 年第 32 期。

B.5
人文医院建设的研究与实践

任龙喜*

摘　要： 人文医院建设是医院的一种新型发展模式。本文对人文医院进行了重新定义，同时提出从一种精神、一个核心、两个主体、六个维度进行人文医院体系建设。通过人文医院建设的实践活动，本文指出以人文精神为指导、以医学人文关怀为手段，让员工幸福、促患者满意为人文医院建设的首要切入点，践行人文医院建设的核心价值观，统筹兼顾、协同推进人文医院体系建设，同时号召有识之士积极行动起来，共同建设更有温度的人文医院，推动医院高质量、可持续发展。

关键词： 人文医院　医患关系　高质量发展　人文关怀

　　20 世纪 80 年代开展的文明医院建设是对医院在物质文明和精神文明建设上的成绩进行的评估。这一活动应该是我国医院人文建设的初始。2007 年的平安医院创建是以创造良好的执业环境、改善医患关系为重点的评价。2011 年的优质医院创建是"以病人为中心，以保障安全、提升质量、改善服务、提高效率为主题"的评估活动。在我国对人文医院建设理论和实践的探索应该是从 21 世纪初开始的。近十余年来，越来越多的学者对人文医院建设表现出高度的关注。但其共同的特点是缺乏系统性，如对人文医院的定义、人文医院体系建设、价值标准和路径等重要问题有待进一步研究。

* 任龙喜，中国医药卫生文化协会人文医院分会会长，《医学参考报医院人文专刊》主编，清华大学附属垂杨柳医院原书记、院长，主要研究方向为医院管理、医院人文建设。感谢陈啸宏（中国医药卫生文化协会首届会长、原卫生部副部长）对稿件的定位、策划和把关。

一 人文医院的定义及内涵

施法群等①提出"人文型"医院的理念，认为"人文型"医院建立在医院深厚的人文精神基础之上，其以患者为中心，运用人文关怀作为关键的管理策略，旨在医院内部培育出一种积极的人文环境，激发医护人员内在的人文关怀心与道德责任感，以改善患者福祉和缓解患者痛苦为根本使命。

施氏提出的"人文型"医院的理念，是早期人文医院定义的雏形。强调人文医院建设要建立在医院深厚的人文精神基础之上，强化医务人员更好地为患者服务。

丁义涛②提出，人文医院是指在稳固经营与增强实力的基础上，弘扬人文精神，构建以人为核心的工作环境，实施人性化管理，激发员工的人文关怀，并通过高质量的服务，为患者解除病痛，实现医院可持续发展。其实，人文精神的弘扬、人文关怀的倡导，医院建立初始就应该悄然开始了。

许静静、王玉洁③指出人文医院秉承人文理念，实施人性化管理，构建以患者与员工为核心的发展模式。

以上几位作者从不同视角定义了人文医院。描述的人文精神和人文理念对人文医院建设的作用局限于基础、弘扬和秉承的层级，均未把人文精神置于人文医院建设的主导地位。

在 2024 年 5 月中国医药卫生文化协会人文医院分会第二届人文医院建设大会上，中国医药卫生文化协会首届会长、国家原卫生计生委副主任陈啸宏，以"生命至上 建设人文医院"为标题，为大会做了主旨演讲。

陈啸宏指出，人文医院建设是一项长期而艰巨的任务，需要全体医务人

---

① 施法群、王金杰、李志明等：《"人文型"医院的创建与思考》，《中医药管理杂志》2004
年第 5 期。
② 丁义涛：《探索建设人文医院促进医院科学发展——鼓楼医院建设人文医院回顾及展望》，
《中国医院》2012 年第 3 期。
③ 许静静、王玉洁：《基于双主体关系的人文医院建设及人文关怀思考》，《行政事业资产与
财务》2015 年第 9 期。

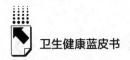
员的共同努力。他提出，要坚持"生命至上"的原则，将这一理念贯穿于医院工作的各个方面。他解释说，"生命至上"不仅体现了中国人民深厚的仁爱传统，也反映了中国共产党以人民为中心的价值追求。

综上所述，任龙喜于2024中国医药卫生文化协会人文医院分会第二届人文医院建设大会上提出了供同道商榷的人文医院新定义，即"人文医院是医院发展的一种新模式。它以人文精神为指导，坚持以人为本、强化人文管理、激发员工主观能动性和职业荣誉感，践行患者利益至上的核心价值观，以提供人文关怀的医疗服务，赢得患者与社会的信赖与赞誉，驱动医院高质量可持续发展"。

本定义其一确定了人文医院建设是医院的一种发展新模式，而非医院内的一种组织管理模式，表明了人文医院建设的战略意义。其二明确指出以人为本的重视人、尊重人、关心人、爱护人的人文精神应作为人文医院建设的指导思想而贯穿始终。其三强化人文管理的主要内涵是将医院员工置于人文医院建设的重要地位，多关心和爱护他们，提供发展空间、满足他们的合理需求，使他们充满幸福感。同时不断提升他们的人文素养，激发他们的职业荣誉感和更好地为患者服务的激情。其四指出坚持患者生命至上、患者利益至上的核心价值观，让患者得到良好的就医感受，提升患者的满意度，这不仅是人文医院建设的关键所在，而且是人文医院建设的起始点和终结点。其五提供人文关怀的医疗服务包括安全、适宜、优质、高效的医疗服务，同时强调对患者在心理上、精神上等方面给予更多的人文关怀。人文医院建设必然驱动医院高质量、可持续发展。

二 构建人文医院建设体系

近十年来，有学者在人文医院建设路径上进行了有益的探索。如以"患者利益为核心"的价值观为引擎，推动组织结构的深刻变革。人事制度的设计需紧密围绕"患者利益至上"的原则，将其贯穿于招聘、晋升及薪酬分配等各个环节，构建一种融合了大爱文化氛围、为患者与医务人员提供全方位的人文关怀。[①]

有的学者将人文医院建设路径精炼为五方面：一是树立人本理念，回归医学人文本质。二是构建安全体系，完善规章制度。三是优化服务体验，提升医疗技术同时注重服务增值，提升患者满意度。四是实施人性化管理，关注医护人员身心健康，激发其工作热情与创造力，促进人文服务传递。五是强化医患沟通，建立有效对话机制，于就医各环节融入人性化关怀，构建和谐医患关系[②]。

姜柏生、刘虹[③]认为可通过"一核四维"模式（患者利益至上为核心，人文理念、人文管理、人文服务、人文环境四维），进行医院人文建设，能够彰显医学人文本质、回归医院组织人文属性的人文医院成为时代的召唤。

胡书孝提出，从人文文化、人文管理、人文环境、人文医疗、人文服务五个方面打造医院人文建设[④]。

医院人文建设是医院管理的重要组成部分，是一种新型的组织模式。医院人文建设的经验对人文医院建设起到积极的推动作用。

综上所述，作者提出人文医院体系建设框架，以供商榷。人文医院体系建设应包括一种精神、一个核心、两个主体和六个维度（见图1）。

一种精神指的是人文精神。它是人文医院建设的魂、是人文医院建设的总体指导思想，贯穿于人文医院建设的始终和各个环节。人文精神作为一种人类自我关怀，体现在对个体尊严、价值及命运的深切尊重与不懈追求上。

"患者利益至上"是人文医院建设的核心价值观。医院在做决策时，应以患者为中心，最大限度地维护患者利益，同时维护患者的参与权、选择权和决策权。

[①] 陈洁：《人文医院的内涵与管理模式探析》，《中国卫生事业管理》2014年第9期。

[②] 姚冰洋、陈清江：《新时代人文医院建设实践探究》，《中国卫生标准管理》2020年第17期。

[③] 姜柏生、刘虹：《医院人文建设研究》，东南大学出版社，2019，第56~83页。

[④] 胡书孝：《人文医院建设研究及实践》，西安交通大学出版社，2021，第38~41页。

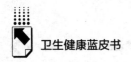

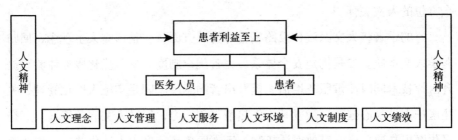

图1 人文医院体系建设框架

两个主体：分别指医护人员与患者。两者共同构成了人文医院建设的主要参与者与最终受益者。这里强调，在高度关注患者身心健康的同时，一定要重视、尊重、关心、关爱医护人员。人文关怀不仅给予患者，同时也给予医护人员。这样有利于增强医务人员的职业认同感和归属感，有利于调动他们的工作热情和主动投入为患者提供人文关怀医疗服务的积极性，从而不断提升医疗质量。

六个维度是指人文理念、人文管理、人文服务、人文环境、人文制度、人文绩效。六个维度为一个整体，互为因果、不可分割（见图2）。

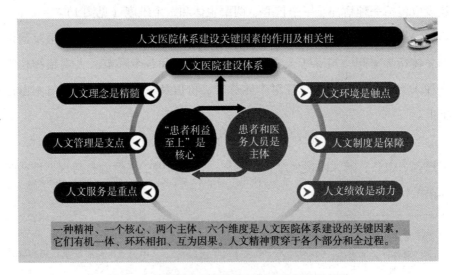

图2 人文医院体系建设关键因素作用及相关性

人文理念：人文理念是时代精神的精髓，深刻塑造医院文化内核，包括愿景、使命、价值观等，共同铸就医院独特的文化灵魂，引领医院发展方向。

人文管理：是对医院员工的人文关怀。对他们要尊重、理解、欣赏、关心、爱护，为他们制订职业发展规划、提供发展空间，使员工有归属感和幸福感，激发其全心全意为患者服务的主观能动性。

人文服务：是指医院医护人员对患者的人文关怀服务，包括心理、精神、社会等方面。强调医术与人文关怀并重，尊重患者的人格和生命价值、保护患者隐私权、选择权和决定权，提升就医体验，构建和谐医患关系。

人文环境：人文环境指对医护人员和患者良好的物理环境和融洽的人际关系。患者感到舒适、便捷、有效、友善、温馨，医务人员感到有一种和谐的工作与生活空间，医护人员相互尊重、相互帮助、同舟共济。

人文制度：人文制度是落实人文精神、人文理念、人文管理、人文服务、人文环境的重要保障。以患者为中心，强化人文关怀、保障患者利益、维护员工权益。

人文绩效：人文绩效是人文医院建设的一杆旗、方向盘、强心剂、助推器，它有利于人文制度的落实。人文绩效以人文精神为指引，强化医院公益性与社会担当，体现医务人员的职业价值。

总之，人文精神是灵魂、人文理念是精髓、人文管理是支点、人文服务是重点、人文环境是触点、人文制度是保障、人文绩效是动力。这七大要素相互关联、相互促进，共同构成了人文医院体系建设的重要框架。

三　人文医院建设实践及建议

（一）向全社会发出了人文医院建设倡议书

2024 年 5 月，中国医药卫生文化协会人文医院分会第二届人文医院建设大会向全社会发出了人文医院建设倡议书。指出从以下几方面打造人文医院：一是弘扬人文关怀精神：人文关怀精神，是对人生命的敬畏与尊重，是对患者需求的满足与关怀，是对医务工作者职业道德的坚守与提升。二是提升人文医院内涵：人文医院建设的主要内容包括一种精神、一个核心、两个主体、六个维度。人文医院建设是一个系统工程，需要医院领导层的谋划制定、中层管理者的有力执行以及全院职工的自觉遵守和共同努力。三是提升人文医院的社会认知：共同推动人文关怀精神在社会各领域的广泛传播与实践，让更多的人了解并认可人文医院的价值。同时，提出了人文医院建设的切入点，建立人文关怀制度，从如何使员工幸福、如何使患者满意入手，创建"人文科室""人文医生""人文护士"，共同丰富和完善人文医院的理论和内涵，构建充满人文关怀的医疗环境，为给每一个患者带来更加温暖、贴心的医疗服务而努力奋斗。

中国医药卫生文化协会人文医院分会和《医学参考报医院人文专刊》发布的人文医院建设倡议书，是向全社会吹响了人文医院建设的号角，希望社会各界给予支持，希望不同层级的医院积极行动起来。

（二）公立医院医生人文管理评价指标体系构建及实证研究

中国医药卫生文化协会人文医院分会副会长张艳丽团队，近年来启动了公立医院医生人文管理评价指标体系构建及实证研究。这一研究体现了对医务工作者的人文关怀。

研究背景：医生是公立医院卫生人力资源的核心组成部分，相比其他医务人员而言，在医疗服务的整体价值链中，医务人员是承上启下、实现患者满意的关键节点，只有抓住了这个关键，才能够调动医疗服务中最重要因素的积极性。然而现实中医生群体普遍工作负荷量大，工作压力大，还发生一些暴力伤医典型案件，医生的人文关怀需求显得尤为迫切，这就需要通过对公立医院医生人文管理进行系统、科学的评价，为此，开发具有普适性的本土化公立医院医生人文管理评价指标体系显得尤为迫切和必要。

研究目标：本研究的总体目标是构建公立医院医生人文管理评价指标体

系；通过实证研究，了解公立医院医生人文管理现状，有针对性地提出公立医院医生人文管理的优化策略。

研究内容：通过文献研究，构建公立医院医生人文管理评价理论框架，在此基础上，搭建三级指标体系，形成公立医院医生人文管理评价指标库。

研究结果：一是公立医院医生人文管理评价指标体系包括组织管理、执业环境、激励回报、职业发展4个一级指标，管理机构、工作负荷、办公环境、职称聘任等23个二级指标、35个三级指标的公立医院医生人文管理评价指标体系。二是公立医院医生人文管理水平综合评分情况。公立医院医生人文管理水平的得分整体较低，不同地区间，东部地区样本医院无论是综合评分还是各维度平均分都普遍高于中部地区和西部地区；同一地区中，不同等级、不同性质公立医院医生人文管理水平存在差异，具体表现为：三级医院医生的人文管理水平较高于二级医院，大学附属医院的医生人文管理水平最高，教学医院次之，而非教学医院则相对较低。

建议从体制机制创新方面，优化人力资源配置；从薪酬待遇完善层面，建立体现其岗位职责和知识价值的薪酬体系；从职业发展规划层面，加强培训，提升工作成效；从人文价值弘扬层面，在全社会营造尊医重卫的良好氛围。

（三）改善就医感受提升患者体验

国家卫生健康委员会、国家中医药局于2023年5月23日联合发布的《关于开展改善就医感受提升患者体验主题活动的通知》（国卫医政发〔2023〕11号）明确提出，力争用3年的时间，将"以病人为中心"贯穿于医疗服务各环节，整体提升医疗服务的舒适化、智慧化、数字化水平，推动形成流程更科学、模式更连续、服务更高效、环境更舒适、态度更体贴的中国式现代化医疗服务模式。

为了解我国患者体验现状，推动医疗服务质量和患者就医体验持续提升，引领医疗机构健康可持续发展，中国医药卫生文化协会人文医院分会联合中国生命关怀协会医院人文建设专委会、大众健康报、广州市海森健康产

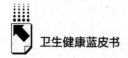

业研究中心、广州砺扬泰医疗管理有限公司和北京中欧国际医院管理技术研究院等共同组成了中国患者体验研究课题组，对全国 10 余个省份、近 600 家医院、逾 20 万名患者开展患者就医体验抽样调查，进行数据挖掘、分析和研究。基于此，课题组自 2022 年起连续三年面向社会推出了《2022 中国患者体验蓝皮书》《2023 中国患者体验蓝皮书》《2024 中国患者体验蓝皮书》（见图 3）。

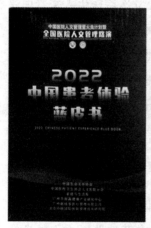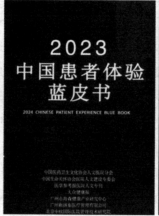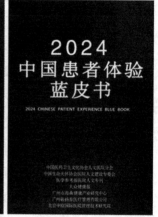

图 3　出版图书

　　蓝皮书中展示了患者诊前、门诊、住院及诊后体验的总体情况、变化趋势和影响患者体验的关键环节，分析了不同患者群体在就医体验上的差异；并针对患者就医体验中存在的问题提出了改进建议。同时，在每年的蓝皮书中，课题组还精心整理汇编了全国多个医疗机构提升患者体验的优秀实践经验，以促进好经验、好做法的分享传播。

　　总体来看，2018~2023 年，中国患者体验水平呈上升趋势（见图 4）。在《公立医院高质量发展促进行动（2021—2025 年）》和《改善就医感受提升患者体验主题活动方案（2023—2025 年）》等政策文件的指导下，我国医疗机构不断提高服务能力建设水平，因时因地制宜、精准高效地满足患者需求，提供更加全面细致的医疗服务，逐步提升患者体验。

　　具体来看，2019~2020 年，患者体验提升速度比 2018~2019 年显著加

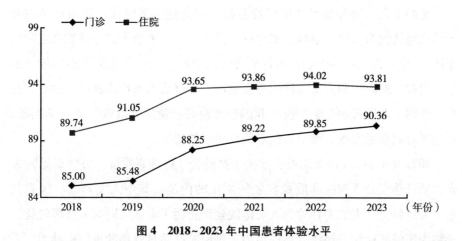

图 4　2018~2023 年中国患者体验水平

快，这可能与国家卫生健康委和国家中医药局组织制定的《2019 年深入落实进一步改善医疗服务行动计划重点工作方案》有关。这一方案在原有《进一步改善医疗服务行动计划（2018—2020 年）》的基础上进行细化，突出强调了预约诊疗、远程医疗、结果互认制度等重点制度的建设巩固，提出着重优化完善区域就诊"一卡通"、多学科诊疗服务、急诊急救服务、老年护理服务、长期用药的药学服务等重点服务，让医院改善医疗服务的方向更加明确、目标更加清晰，推动医疗服务精准升级，助力患者体验逐步提升。

2020~2023 年，患者体验提升速度有所放缓，其中住院患者满意度在2023 年小幅回落，这与疫情期间社会心态不稳定、民众情绪波动有关。同时，研究调查显示疫情期间医护人员焦虑抑郁表现的比例均高于非疫情期间的心理异常比例，在接诊量增加、感染风险加大的情况下，医护人员精神长期处于紧绷状态，与患者沟通时难免存在疏忽与遗漏，同样会影响患者的就诊体验。

《中国患者体验蓝皮书》课题组未来将持续监测我国患者体验的发展变化情况，期望能够为政府部门制定相关政策提供借鉴，同时也能为医疗机构实施精准有效的改进措施提供有益参考。

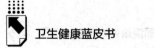

　　党的十九大报告提出"中国特色社会主义进入新时代，我国社会主要矛盾已经转化为人民日益增长的美好生活需要和不平衡不充分的发展之间的矛盾"。坚持以人民为中心是习近平新时代中国特色社会主义思想的核心理念，因此，医院回归人文、回归尊重生命，必将成为医疗体制改革的重要标志。党的十九届五中全会提出"我国已转向高质量发展阶段"的科学判断，希望通过高质量发展，满足人们对美好生活的愿望。

　　2021年6月，《国务院办公厅关于推动公立医院高质量发展的意见》发布，明确建设公立医院高质量发展新文化的内涵，其中人文理念、医者仁心、大医精诚、人文关怀等为人文医院建设指明了方向，同时人文医院建设必将为医院高质量发展注入新的活力，是医院高质量发展的重要推动力。

分 报 告

B.6
2024年中国卫生健康指标体系数据验证分析

张焕波*

摘　要： 按照中国卫生健康发展指标体系框架，本报告对2024年度国家卫生健康发展水平进行了全面系统的评估与分析。研究发现：从全国来看，中国卫生健康指标总指标持续提升，卫生健康资源配置明显优化，卫生健康环境持续向好，卫生健康投入整体提升，卫生健康管理进展积极，卫生健康水平稳步提升。下一步，要持续加强生态文明建设，切实保障人民群众身体健康；要大力发展文化事业和文化产业，使个体更健康、社会更和谐、国家更强大；要补短板，做好养老资源保障，加强卫生监督能力建设。

关键词： 卫生健康发展　"健康中国2030"　卫生监督　疾病防控

---

* 张焕波，中国国际经济交流中心社会发展部（卫生健康部）部长，研究员，博士，主要研究方向为国际经济、卫生政策和可持续发展。

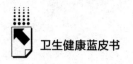

一 2024年中国国家级卫生健康指标体系

本年度中国国家级卫生健康指标体系与上一年保持一致，共包含75个初始设计指标（见表1）。其中，26个指标受限于数据缺失程度较高或者暂无官方数据（期望未来加入），本次计算时被剔除，最终49个初始指标被纳入最后的计算。所选取的指标数据为2013~2022年的时序数据，资料来源均为官方数据，包括《中国统计年鉴》、《中国卫生健康统计年鉴》、《中国社会统计年鉴》、政府官网、政府工作报告等，依据最新官方数据对2022年部分历史数据进行了校正。

表1 中国国家级卫生健康指标体系

一级指标	二级指标	三级指标(标*的为期望未来加入的指标)	单位
卫生健康资源	医疗卫生资源	每千人卫生机构数	个
		每千人三甲医院数	个
		每千人社区卫生服务中心(站)数	个
		每千人医疗卫生机构床位数	张
		每千常住人口执业(助理)医师数	人
		每千人中医执业(助理)医师数	人
		每千人注册护士数	人
		每千人药师(士)数	人
		每万人全科医生数	人
		城市每千人卫生技术人员数	人
		农村每千人卫生技术人员数	人
		高级职称卫生技术人员占比	%
	文化体育资源	每万人公共文化机构数	个
		人均体育场地面积*	平方米
		每万人拥有文体服务人员数	人
	康养保健资源	每千老年人口拥有养老床位数	张
		每万人健康照护师数(每万人拥有养老服务业人员数)*	人
		二级及以上公立综合性医院设老年医学科比例*	%
		三级中医医院设置康复科比例*	%
		每万人拥有老年大学数*	个
		每千人3岁以下婴幼儿公立托位数*	个

续表

一级指标	二级指标	三级指标(标*的为期望未来加入的指标)	单位
卫生健康环境	用水质量	居民饮用水水质达标率	%
		全国河流流域一、二、三类水质断面占比	%
	废污处理	城市污水处理厂集中处理率	%
		城市生活垃圾无害化处理率	%
	空气质量	地级及以上城市空气质量达标天数比例	%
		吸入颗粒物年均浓度	μg/m³
	绿化质量	城市人均绿地公园面积	平方米
		绿化覆盖率	%
卫生健康投入	政府投入	人均政府卫生健康支出	元
		人均政府文化旅游体育与传媒支出	元
		人均政府节能环保支出	元
	社会投入	人均卫生和社会工作固定资产投资额*	万元
		人均文化和体育娱乐业固定资产投资额*	万元
	居民投入	每日人均锻炼时间*	小时
		城镇居民人均医疗保健支出	元
		农村居民人均医疗保健支出	元
		人均教育文化娱乐支出	元
卫生健康管理	医疗卫生管理	严重精神障碍患者规范管理率*	%
		产前筛查率	%
		孕产妇保健管理率	%
		7岁以下儿童系统管理率	%
		65岁以上老人健康管理率*	%
		居民年平均就诊次数	次
		每万人基层医疗机构诊疗次数	次
		乡镇卫生院、社区卫生服务中心提供中医非药物疗法的比例*	%
		二级以上医院提供线上服务比例*	%
		每十万人AED数*	个
		每十万人卒中-胸痛双中心数*	个
	健康教育	配备专职校医或保健人员的中小学校比例*	%
		配备专职心理健康教育教师的中小学校比例*	%
		15岁以上人群吸烟率*	%

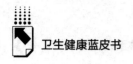
续表

一级指标	二级指标	三级指标(标*的为期望未来加入的指标)	单位
卫生健康管理	卫生安全管理	每万人卫生监督所人员数	人
		食源性疾病暴发事件数	起
		饮用水卫生安全产品监督检查	户次
	社会保障管理	生育保险参保人数占比	%
		养老保险参保人数占比	%
		医疗保险参保人数占比	%
		城乡居民医保政策范围内住院费用基金支付比例*	%
		个人卫生支出占卫生总费用的比重	%
		商业保险参保人数占比*	%
	传染病防控	国家免疫规划疫苗接种率*	%
		甲乙类法定报告传染病发病率	1/10万
		甲乙类法定报告传染病总死亡率	1/10万
		每万人疾控中心人员数	人
卫生健康水平	生命健康	人均预期寿命	岁
		孕产妇死亡率	1/10万
		婴儿死亡率(28天)	‰
		5岁以下儿童死亡率	‰
	生活健康	30~70岁人群因心脑血管疾病、癌症、慢性呼吸系统疾病和糖尿病导致的过早死亡率*	%
		儿童青少年总体近视率*	%
		肥胖症患者占比*	%
		三高人群占比*	%
		国家学生体质健康标准达标优良率*	%
		居民健康素养水平	%

注：*为实际未纳入评价指标。

二　2024年中国国家级卫生健康指标数据处理

所选取的初始指标中，由于统计手段和相关资料不充分，部分指标可能存在某些年份数据缺失或者前后指标口径不一致等情况。故在正式分析前，我们先对缺失数据进行处理，采用最近年份的官方普查数据对无法获取的数据（通常为近几年）进行填充或者采用可得的数据计算增长率，对缺失数据进行推演，例如 2013 年和 2014 年空气质量监测标准及监测城市与 2015 年之后不同，故可得的"地级及以上城市空气质量达标天数比例"的数据与 2015 年及之后的数据不具备可比性，因而 2013 年和 2014 年该指标项采用 2015 年数据进行填充。

中国卫生健康发展评价指标体系中包含多个指标项，这些指标项有的是人均的绝对量指标，有的是比率值指标，不同指标的量纲不尽相同，故为了方便后续的比较，需对指标值进行标准化处理，以统一不同指标的量纲，同时保证各个指标的标准化值处于同样的取值区间，即取值 45~95。初始的 49 个指标中包含 41 个正向指标和 8 个逆向指标。对于正向指标，我们采用如下计算公式：

$$\frac{X - X_{\min}}{X_{\max} - X_{\min}} \times 50 + 45$$

对于负向指标，我们采用的计算公式为：

$$\frac{X_{\max} - X}{X_{\max} - X_{\min}} \times 50 + 45$$

在上述公式中，X_{max} 和 X_{min} 分别为 2013~2022 年 10 年时间序列的最大值和最小值，X 则为对应年份的实际值。

一级、二级、三级指标的权重均采取上一级指标下的均等权重。一级指标共 5 个，则以"卫生健康资源"为例，该一级指标的权重为 1/5，其下包含"医疗卫生资源""文化体育资源""康养保健资源" 3 个二级指标，则 3 个二级指标的权重均为 1/3，而"医疗卫生资源"二级指标下又有 12 个三级指标，则 12 个三级指标的权重均为 1/12。

三 中国卫生健康指标总指标持续提升

人民健康是民族昌盛和国家富强的重要标志。党的十八大以来，健康中国战略积极实施，健康中国行动深入推行，生态环境保护治理强化推进，中国卫生健康事业取得了重大进展，卫生健康资源配置明显优化，卫生健康环境持续向好，卫生健康投入整体提升，卫生健康管理进展积极，卫生健康水平稳步提升，人民群众健康防线不断加强。卫生健康总指标以 6.9%的年均增速提升，指标值从 2013 年的 49.1 提升至 2022 年的 89.5，增幅达 82.3%（见图 1）。

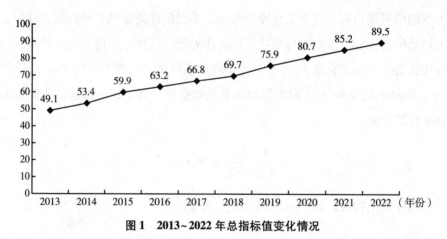

图 1　2013~2022 年总指标值变化情况

卫生健康总指标的衡量分为"卫生健康资源"、"卫生健康环境"、"卫生健康投入"、"卫生健康管理"和"卫生健康水平"五大方面。其中，"卫生健康环境""卫生健康水平"两个一级指标每年均保持较快增长，在 2022 年均达到峰值，分别为 94.4 和 95.0，较上一年分别增长 5.3%和 4.5%。"卫生健康资源"一级指标大体上保持正增长趋势，仅 2018 年由于康养保健资源下降明显带来指标值整体较上年稍降，该一级指标值在 2022 年达最大值 88.5，较 2013 年增幅达 92.0%，较 2021 年则增长 4.2%。"卫生健康投入"一级指标整体呈现增长趋势，其中 2020 年受疫情影响，居民端卫生健康投入较 2019 年下降明显，拖累一级指标值较上年下降 4.6%，随后两年恢复增长，并在 2022 年达最大值 87.9。"卫生健康管理"一级指标的增长表现稍差于其他指标，2022 年指标值达最大值 81.7，较"卫生健康水平"的最大值相差 13.3，指标值较 2013 年仅增长 27.8%，该指标 2022 年较上一年的增幅表现则优于其他指标，为7.1%。总体来看，相比2013年，2022年各项一级指标均有不错的增幅，且较2021年均有所增长，表明卫生健康事业在各个领域均取得了较大的发展（见图2）。

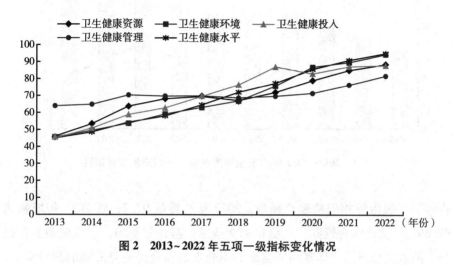

图2　2013～2022年五项一级指标变化情况

四　五项一级指标具体分析

（一）卫生健康资源配置明显优化

卫生健康资源配置在我国卫生健康事业发展中一直起着关键的基础性作用。"卫生健康资源"一级指标，自2013年以来优化明显，指标值从2013年的46.1增长至2022年的88.5，尤其是自2019年以来，保持每年增长的趋势，卫生健康资源情况不断改善（见图3）。

"医疗卫生资源""文化体育资源""康养保健资源"三个二级指标的总体改善带来了"卫生健康资源"一级指标的提高。2013年以来，医疗卫生机构各项资源趋于丰富，医疗卫生服务体系日益完善，举例来看，每千人医疗卫生机构床位数由2013年的4.55张增加至2022年的6.92张，每千人注册护士数由2013年的2.04人逐年增长至2022年的3.71人，"医疗卫生

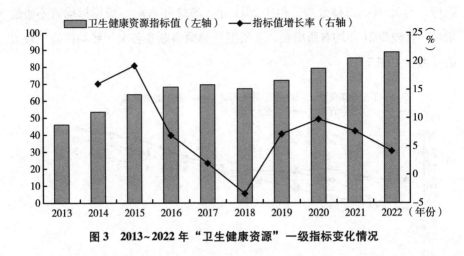

图3　2013~2022年"卫生健康资源"一级指标变化情况

资源"二级指标相应地逐年递增，2022年达峰值92.7，较2013年增幅达97.6%。"文化体育资源"二级指标受政策、基建等影响，呈现波动上升趋势，随着文化强国、体育强国建设的不断推进和全民健身战略的积极实施，2019年之后快速增长，2022年达最大值91.8，较2013年增长98.3%，较上一年增长15.0%，文化体育资源丰富程度整体增强。"康养保健资源"二级指标值则与政策、预期、老年人口数的变化息息相关，2013~2016年受政策影响，养老行业迅速发展，每千老年人口养老床位数从2013年的24.4张快速增长至2016年的31.6张，带动"康养保健资源"二级指标值在2016年达最大值95.0，而服务品质参差不齐等问题也随之暴露，随着政府及居民对养老服务质量的日益重视，养老服务业发展增速回归理性正常水平，与此同时人口老龄化加速，养老设施增速稍显乏力，每千老年人口拥有养老床位数在后续两年间明显下降，随后波动变化，2022年每千老年人口拥有养老床位数为29.6张，2022年"康养保健资源"指标值相应达81.2，相对2013年增长80.4%，较上一年下降7.1%，未来随着老龄化的加速，养老需求将持续增长，康养保健资源需持续高质量地投入（见图4）。

（二）卫生健康环境持续向好

"绿水青山就是金山银山"，随着生态环境高水平保护的稳定推进和美

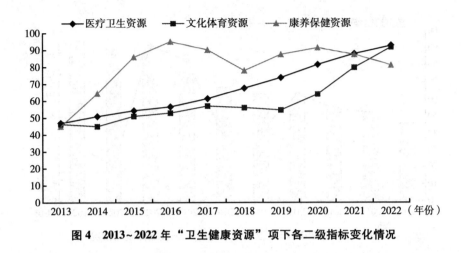

图4 2013~2022年"卫生健康资源"项下各二级指标变化情况

丽中国建设的加快，卫生健康环境指标值持续提升，2013年指标值为45.6，随后逐年增长，2022年达峰值94.4，年均增速为8.4%。生态环境质量持续改善，2020年及之前历年指标增速均在6%以上，2021年之后随着环境基建的整体改善，增速有所放缓，分别为3.2%和5.3%，以城市污水处理厂集中处理率为例，其值从2013年的89.3%增长至2020年的97.5%，随后两年缓慢增长，分别为97.9%和98.1%。总体来看，2013~2022年生态环境质量明显改善，卫生健康环境持续向好（见图5）。

"卫生健康环境"的改善通过"用水质量"、"废污处理"、"空气质量"和"绿化质量"各项二级指标的全面提升体现（见图6）。具体来看，"废污处理"和"绿化质量"两项指标值均在2013~2022年持续向好，2022年指标值均达95.0，较2013年提升111%，体现出我国污染防治攻坚战、国土绿化取得显著成效，减污、扩绿推进成效突出。以"废污处理"下细分指标项"城市生活垃圾无害化处理率"为例，2022年该指标值达99.9%，较2013年的89.3%增加10.6个百分点。"用水质量"二级指标2018年前基本保持稳定，之后几年提升明显，2022年指标值达95.0，较2021年上升11%，其中2022年主要河流流域Ⅰ~Ⅲ类水质断面占比90.2%，比2021年上升3.2个百分点，表明随着碧水保卫战的扎实推进，水环境系统治理成效

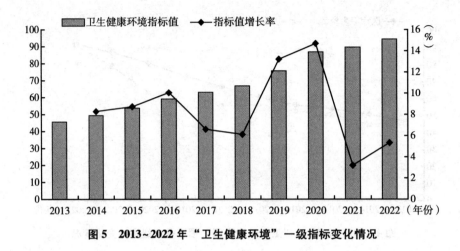

图5　2013~2022年"卫生健康环境"一级指标变化情况

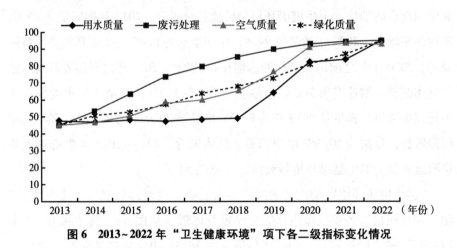

图6　2013~2022年"卫生健康环境"项下各二级指标变化情况

显著,水质量改善明显。"空气质量"指标值在2021年及之前逐年提升,在2021年达最大值93.4,2022年则较2021年略有下降为92.7,降幅约0.7%,原因为2022年地级及以上城市空气质量达标天数比例较2021年下降1.0个百分点,比例为86.5%,而2022年吸入颗粒物年均浓度则优于2021年,平均为51微克/立方米,较2021年下降5.6%。综合来看,影响健康的空气、水、土壤等自然环境优化均十分明显,污染防治效果斐然,绿色发展成果突出。

（三）卫生健康投入整体提升

"卫生健康投入"一级指标值的最大值出现在 2022 年，为 87.9，较 2013 年的 45.0 提升 95.3%。从变化趋势来看，该指标值在 2013~2019 年逐年增长，2020 年受新冠疫情影响，居民端教育文化娱乐投入下滑明显，人均医疗健康支出亦有轻微下降，导致 2020 年"卫生健康投入"指标较上一年下降 4.6%，2021 年之后居民端各项投入反弹，2021 年和 2022 年一级指标值较上一年分别增长 5.0% 和 0.8%。总体来看，2022 年较 2013 年卫生健康投入整体上提升明显（见图 7）。

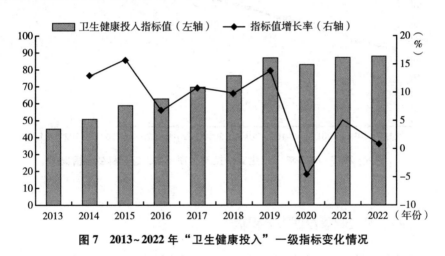

图 7　2013~2022 年"卫生健康投入"一级指标变化情况

"卫生健康投入"一级指标由"政府投入"和"居民投入"两项二级指标构成。其中，"政府投入"在 2019 年及之前逐年递增，2020 年相较 2019 年保持稳定，均为 86.4，随后受政策影响，指标值开始波动变化。2021 年和 2022 年受政府提质增效、减少非刚性支出的影响，文化体育与传媒支出及节能环保支出连续两年下降，卫生健康支出则在 2021 年略有下降，2022 年提升明显达 22537 亿元，同比增长 17.7%，相应地，2021 年和 2022 年"政府投入"指标值分别为 80.1 和 83.0，政府投入水平不及 2020 年但趋势有所回转。"居民投入"二级指标则在 2019 年及之前逐年增长，2019

年达 87.5，2020 年受到新冠疫情冲击，居民文化娱乐支出减少明显，医疗健康支出也略有下降，居民投入指标值同比下降 9.2%，2021 年恢复甚至超越 2019 年水平，指标值达最大 94.1，2022 年则同比略有下降，指标值为 92.7。总体来看，卫生健康是政府和居民均十分重视的民生领域，政府和居民在卫生健康上的投入整体呈现上升趋势，近两年受内外部环境影响投入出现波动变化，需更加重视（见图 8）。

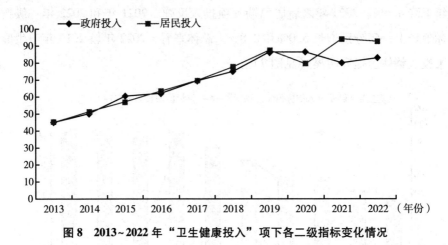

图 8　2013~2022 年"卫生健康投入"项下各二级指标变化情况

（四）卫生健康管理进展积极

受政策和社会环境的影响，"卫生健康管理"是五个一级指标中波动变化最大，且整体增幅相对较低的一个指标。2013 年指标值为 63.9，2022 年增长至 81.7，年均增幅仅 2.8%。具体来看，2018 年之前指标值波动较明显，2013~2018 年整体仅增长 7.4%，2019 年及之后指标值逐年增长，2022 年达最大值。总体来看，卫生健康管理整体取得了较为积极的进展，尤其是近两年卫生健康管理体系建设进展快速（见图 9）。

"卫生健康管理"一级指标共包含四项二级指标，分别为"医疗卫生管理"、"卫生安全管理"、"社会保障管理"和"传染病防控"。其中，"医疗卫生管理"指标值波动上升，由 2013 年的 53.3 增长至 2022 年的 85.5。

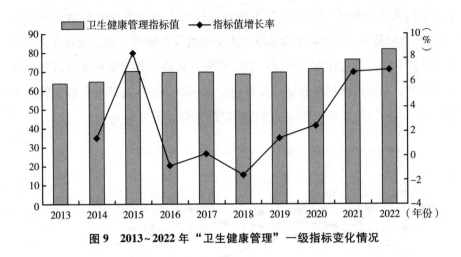

图 9　2013~2022 年"卫生健康管理"一级指标变化情况

"卫生安全管理"指标则不容乐观，整体趋势下降，由 2013 年的 89.6 下降至 2022 年的 60.4，下降 32.6%。一方面，近年来难以预料的食源性疾病风险不断显现，食源性疾病爆发事件数从 2013 年的 1001 起增长至 2020 年的 7073 起，2021 年和 2022 年有所好转，分别较 2020 年减少了 1580 起和 2171 起，但食品安全问题仍需重视，另一方面，每万人卫生监督所人员数 2022 年仅约 0.5 人，较 2013 年下降 18%，降幅明显，尤其是自 2017 年之后逐年下降，卫生安全管理建设需着力加强。"社会保障管理"指标增长趋势表现则优于其他二级指标，党的十八大以来，社会保障体系建设被摆在更加突出的位置，社会保障体系建设发展进入快车道，指标值从 2013 年的最小值 45.0 增长至 2022 年的 94.7，指标值逐年递增，较 2013 年增长 110.4%。截至 2022 年，我国基本医疗保险覆盖人数超 13 亿，基本养老保险覆盖超 10 亿人次，而个人卫生支出占卫生总费用的比重则由 2013 年的 33.9% 下降到 2021 年的 26.9%，体现出社会保障管理体系的全面加强。"传染病防控"二级指标值则先降后升，2013 年指标值为 67.7，2019 年下降至最低点 49.1，随后逐年递增，尤其是 2022 年疾病防控水平较往年提升明显，指标值达最大值 86.2，较 2013 年提升 27.3%。总体来看，党的十八大以来，我国社会保障事业趋于高质量发展，卫生保障体系建设不断完善，卫生健康管理水平总体上取得了较为积极的进展，尤其是近两年，健康管理水平提升成效明显，但"多重疾病威胁并存、多种健康影响因素交织的复杂局面"仍是横亘在健康管理水平提升前的客观存在，我国在卫生安全管理等公共卫生服务领域仍存在薄弱环节，需要持续不断地加强体系建设和风险防控，持续推进健康管理水平提升，不断满足人民群众日益增长的健康需求（见图10）。

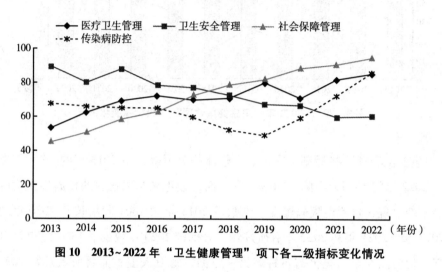

图10 2013~2022年"卫生健康管理"项下各二级指标变化情况

（五）卫生健康水平稳步提升

近10年来，随着健康中国战略的实施和健康中国建设的推进，卫生健康建设快速推进，卫生健康水平稳步提升，"卫生健康水平"一级指标从2013年的45.0，增长至2022年的95.0，年平均增长8.7%，其中2022年增速有所放缓，较上一年增长4.5%（见图11）。

"卫生健康水平"具体通过"生命健康"和"生活健康"两项二级指标进行刻画。两项指标值的最低点均出现在2013年，为45.0，随后逐年提升，至2022年达峰值95.0。其中，"生命健康"二级指标的各三级指标项均提升明显，带来生命健康指标的逐年提升，人均预期寿命从2013年的不足76岁提升至2022年的78岁以上，孕产妇死亡率从2013年的23.2/10万逐年降低至2022年的15.7/10万，婴儿死亡率在2022年降至4.9‰，较2013年几近折半，

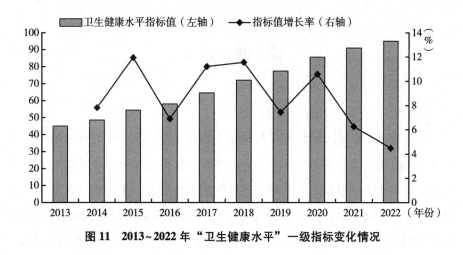

图11 2013~2022年"卫生健康水平"一级指标变化情况

5岁以下儿童死亡率从12‰降至6.8‰。"居民健康素养水平"则是"生活健康"指标的决定因素，2022年中国居民健康素养水平达27.8%，较2013年提升18.3个百分点，如期完成《"健康中国2030"规划纲要》设定到2020年提高到20%的目标，较2030年设定的30%目标仅相差2.2个百分点。与居民健康素养水平快速增长相对应，"生活健康"二级指标也在2022年达到了峰值95.0。总结来看，中国卫生健康水平在各个方面都实现了大幅提升，这受益于健康中国战略的实施、全民健康制度体系的建设、健康生活方式的普及以及健康服务质量和保障水平的不断提高等多种因素（见图12）。

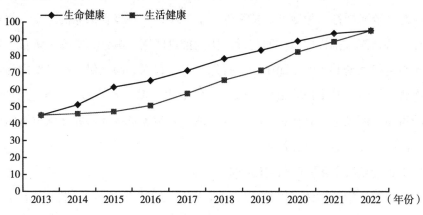

图12 2013~2022年"卫生健康水平"项下各二级指标变化情况

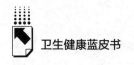

五　政策建议

1. 加快补齐养老资源保障短板

2023 年底，我国 60 岁及以上老年人口达 2.97 亿，占比 21.1%，已进入中度老龄化社会，养老服务需求快速增长，社会抚养负担持续加重，但我国老龄事业和产业发展不平衡不充分等问题较为显著，无法满足老年人日益增加的对养老服务的需求，以每千老年人口拥有养老床位数为例，2022 年仅为 29.6 张，无法满足需求。为此，要积极落实应对人口老龄化国家战略，加快补齐养老资源保障短板。要扩大普惠型养老服务供给数量和质量，提高社会力量参与的积极性，推进养老机构公办民营改革，建设连锁化、标准化居家社区养老服务网络。要加强养老服务人才体系建设，探索多渠道养老服务人才引进，大力发展养老服务职业教育，提升养老服务人才素质，优化养老服务人才结构。

2. 持续深入推进生态文明建设

党的十八大以来，生态文明建设不断发展，天更蓝、地更绿、水更清，生态环境明显提升，切实保障了人民群众的身体健康。党的二十大报告强调要推进美丽中国建设，加快发展方式绿色转型，深入推进环境污染防治，提升生态系统多样性、稳定性、持续性。下一步，要积极贯彻党的二十大报告精神，持续深入推进生态文明建设，协同推进降碳、减污、扩绿、增长，建设人与自然和谐共生的美丽中国。打好蓝天、碧水、净土保卫战。要加强污染物协同控制，基本消除重污染天气。统筹水资源、水环境、水生态治理，推动重要江河湖库生态保护治理，基本消除城市黑臭水体。要加强土壤污染源头防控，开展新污染物治理。

3. 大力发展文化事业和文化产业

受新冠疫情和财政支出结构优化等影响，2021 年和 2022 年，政府文化体育与传媒支出仅 3900 多亿元，较 2020 年分别下降 260 亿元和 332 亿元。

文化建设是培根铸魂、凝心聚力的重要事业，加强文化体育建设能够在多个层面上促进卫生健康事业的发展，使个体更健康、社会更和谐、国家更强大。为此，需要政府、社会组织和个人共同努力，形成全社会关注卫生健康、参与文化体育的良好氛围。要以人民为导向，创造更多的文化精品，为人民群众提供更丰富、更有营养的精神食粮。要深化文化体制改革，完善文化经济政策。要大力弘扬中华体育精神，广泛开展全民健身活动，将体育健身与健康生活紧密联系起来，提高人们对体育、对健康的重视程度。政府部门应与教育、体育、医疗等多个领域紧密合作，促进文化体育活动的发展。制定健康文化体育政策，从税收激励、资金支持等方面推动文化体育事业的蓬勃发展。

4. 加强卫生监督能力建设

卫生监督检查能力不足、食源性风险防范能力不够是卫生健康行业治理目前较大的问题。按照卫生监督人员配备要求，每1万常住人口应配备至少1名卫生监督人员，而长期以来，我国卫生监督员队伍数量无法满足实际要求，且存在区域监督执法不平衡等矛盾，导致监管覆盖率、执法水平及质量受到影响。从"卫生安全管理"二级指标看，指标值从2013年至2022年总体下降明显，一方面，卫生监督所人员数2022年仅7万人，较2013年下降1.2万人，综合常住人口数近年提升的影响，每万人卫生监督所人员数仅0.5人，较2013年下降18%；另一方面，食源性疾病爆发事件数从2013年的1001件上升至2020年的7073件，虽然2022年回落至4902件，但仍需引起重视。为此，要采取措施大力加强卫生监督能力的建设。加强卫生监督队伍建设，提供人员编制、设备等必要支持，加强人员的教育和培训。建立健全卫生监督行政执法与刑事司法衔接机制，形成齐抓共管的合力，协调解决执法过程中的疑难事项，提升卫生监督执法工作的效率。不断推进卫生监督风险治理标准化体系建设，尤其是食源性疾病风险监测与治理。

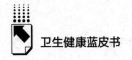

参考文献

习近平：《高举中国特色社会主义伟大旗帜 为全面建设社会主义现代化国家而团结奋斗——在中国共产党第二十次全国代表大会上的报告》，《人民日报》2022年10月26日。

中国国际经济交流中心等组织编写《中国卫生健康发展评价报告（2023）》，社会科学文献出版社，2023。

邱月：《政府卫生健康支出对居民医疗保健消费的影响》，上海财经大学硕士学位论文，2021。

孙洁：《积极应对人口老龄化 推进中国式现代化进程》，《中国社会保障》2024年第5期。

2024年中国城市卫生健康发展水平分析

孙 珮 张焕波*

摘 要: 本报告在"中国卫生健康发展指标体系"的框架下,对我国104座主要城市的卫生健康发展水平进行了测算分析。中国城市卫生健康发展水平综合来看,北京市、上海市、深圳市、珠海市、杭州市、厦门市、南京市、无锡市、湖州市和苏州市的整体卫生健康发展水平较高。我国城市经济与卫生健康协同发展程度不断提高,但一些地区仍然存在卫生健康发展不均衡的情况。下一步,为促进城市卫生健康发展,需从卫生健康资源、卫生健康环境、卫生健康投入、卫生健康管理和卫生健康水平五个方面着手,有效提升城市卫生健康水平,推动健康中国战略在城市层面的全面落实,实现人民群众健康福祉的不断提升。

关键词: 城市 卫生健康 医疗卫生

城市是人民健康和美好生活的重要载体,以城市为单位推进卫生健康发展至关重要。1984年,世界卫生组织(WHO)在"2000年健康多伦多"大会上提出了"健康城市"的概念,号召加强部门、机构和公众间的合作,解决与城市卫生及健康相关的突出问题。1995年WHO更明确地提出了"健康城市"的定义,即"健康城市是一个不断发展的自然和社会环境,并通过不断扩大社会资源,使人们在享受生命和充分发挥潜能方面能相互支持的城市"。

---

* 孙珮,中国国际经济交流中心美欧研究部助理研究员,博士,主要研究方向为公共经济学、健康经济学;张焕波,中国国际经济交流中心社会发展部(卫生健康部)部长,研究员,博士,主要研究方向为国际经济、卫生政策和可持续发展。

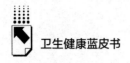

中国政府高度重视城市卫生健康发展。自 1989 年开始卫生城镇创建活动、1994 年启动健康城市项目以来，经过 30 余年的发展，城乡环境卫生基础设施愈加完善、生产生活环境不断改善、人民群众卫生意识和健康水平不断提高。《"健康中国 2030"规划纲要》提出，要把健康融入城乡规划、建设、治理的全过程，促进城市与人民健康协调发展。"十四五"规划提出要推进健康城市建设，深化健康影响评估制度建设试点工作，以点带面推动工作全面开展。

为了更好地对城市卫生健康发展情况进行研判，为城市制定健康政策、提升治理效能提供决策参考和智力支持，我们在"中国卫生健康发展指标体系"的框架下，发展了"城市卫生健康发展指标体系"，对我国 104 座主要城市的卫生健康发展情况进行了测算和分析，并提出了相关政策建议。

一 中国城市卫生健康发展指标体系概念和框架

中国城市卫生健康发展指标不仅延续了国际上"健康城市"的内涵，还结合了中国的发展特点，突出社区、自然和个人健康的有机互动和有效结合，体现城市的医疗卫生发展、政策支持、个人行为等多个方面。城市卫生健康发展指标体系涵盖卫生健康资源、卫生健康环境、卫生健康投入、卫生健康管理和卫生健康结果五个维度。综合考虑城市数据的可得性问题，城市卫生健康发展指标体系有 21 个具体指标（见表 1）。

"卫生健康资源"是对一个城市的机构资源、床位资源、医护资源、养老资源的评估。为更好地反映医疗卫生资源的可及性和覆盖水平，具体指标均采用了人均指标。从具体指标来看，"每千人医疗卫生机构数"反映了我国人均医疗卫生机构资源情况，医疗卫生机构包括医院、卫生院、疗养院、门诊部、诊所、卫生所（室）以及急救站等。"每千人医疗卫生机构床位数"反映了一个城市的卫生机构规模、承载患者和提供卫生服务的能力。"每万人医院数"反映了一个城市的医院资源水平。"每千人卫生技术人员数"、"每千人执业（助理）医师数"和"每千人注册护士数"反映了一个城市的医疗服务人员供给、医师资源供给和护士资源供给情况。

表 1 中国城市卫生健康发展指标体系

类别	指标	序号
卫生健康资源	每千人医疗卫生机构数	1
	每千人医疗卫生机构床位数	2
	每万人医院数	3
	每千人卫生技术人员数	4
	每千人执业（助理）医师数	5
	每千人注册护士数	6
	每万人养老机构数	7
	每千人养老机构床位数	8
卫生健康环境	污水处理厂集中处理率	9
	生活垃圾无害化处理率	10
	公共供水普及率	11
	环境空气质量优良天数占比	12
	吸入颗粒物年均浓度	13
	建成区绿化覆盖率	14
	城市人均公园绿地面积	15
卫生健康投入	人均政府卫生支出	16
	人均政府文体和传媒支出	17
	人均政府节能环保支出	18
卫生健康管理	城镇职工养老保险参保人数与人口比	19
	医疗保险参保人数与人口比	20
卫生健康水平	人均预期寿命	21

"卫生健康环境"是对居民所生活的实体场所和居住环境进行评估。"公共供水普及率"主要体现了公共水资源的保障情况。"污水处理厂集中处理率"和"生活垃圾无害化处理率"是城市废物处理重要指标。个人的身体和精神健康与所居住环境中的空气质量息息相关，因此选取"环境空气质量优良天数占比"和"吸入颗粒物年均浓度"指标评估城市的空气质量水平。"建成区绿化覆盖率"和"城市人均公园绿地面积"指标是对城市绿化环境和居民宜居环境的评估。

"卫生健康投入"评估政府在卫生健康、文化体育和资源环境方面的投入，具体指标包括"人均政府卫生支出"、"人均政府文体和传媒支出"和

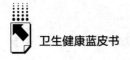

"人均政府节能环保支出"。

"卫生健康管理"主要关注社会保障管理方面的指标,具体包括"城镇职工养老保险参保人数与人口比""医疗保险参保人数与人口比"。将参保人数与人口比作为指标是为了不同城市可以在统一的基础上进行数据比较。

"卫生健康水平"对城市人群的人均预期寿命进行评估,直接反映了城市居民的健康水平,反映了城市在进行卫生健康投入、形成卫生健康资源、改善卫生健康环境并进行卫生健康管理之后,所形成的卫生健康结果的水平。

二　资料来源和计算

在中国卫生健康发展指标体系下,报告对2022年我国国内生产总值排名前100的城市和所有省会城市,共104座城市进行了测算和排名。

指标测算的主要资料来源为《中国城市统计年鉴》、《城市建设统计年鉴》、各省级地区和各市的统计年鉴以及各市统计公报等。根据统计口径,指标数据均为2022年末数据。指标测算需用城市人口数进行测算时,采用的指标是该城市2022年末常住人口数。

由于指标体系中数据涉及个数、比例、费用等不同量纲,在计算时先通过"极值标准化"方法将不同量纲转换为可比较的指标。之后,通过线性变换将标准化后的指标分值分布于[55,95]这一区间中,以便进行比较。计算公式如下。

正向指标:

$$Y_{it} = \frac{x_{it} - \min X_{it}}{\max X_{it} - \min X_{it}} \times 40 + 55$$

逆向指标:

$$Y_{it} = \frac{\max X_{it} - x_{it}}{\max X_{it} - \min X_{it}} \times 40 + 55$$

卫生健康发展指标的计算公式:

$$\sum_{i=1}^{n} w_i Y_{it}$$

由于一级指标涵盖的指标数量有差距，一级指标的权重也各不相同。经过专家打分，卫生健康资源和卫生健康环境的权重为25%，卫生健康投入和卫生健康管理的权重为20%，卫生健康结果的权重为10%。

三 中国城市卫生健康发展情况

（一）总得分

从中国城市卫生健康发展综合得分（见表2）来看，北京市、上海市、深圳市、珠海市、杭州市、厦门市、南京市、无锡市、湖州市和苏州市的卫生健康发展水平较为突出。除了北京市和厦门市外，其他城市主要集中在珠

表2 中国部分城市卫生健康发展总得分

城市名	总得分	城市名	总得分
北京市	82.45	宁波市	73.36
上海市	79.43	绍兴市	73.10
深圳市	78.13	嘉兴市	72.97
珠海市	77.81	成都市	72.63
杭州市	76.91	包头市	72.60
厦门市	76.64	大连市	72.24
南京市	75.00	宜昌市	71.54
无锡市	74.98	天津市	71.54
湖州市	74.36	台州市	71.52
苏州市	74.18	贵阳市	71.52
威海市	74.02	武汉市	71.47
广州市	73.77	东营市	71.44
青岛市	73.74	常州市	71.27
鄂尔多斯市	73.58	昆明市	71.22
济南市	73.57	烟台市	71.21

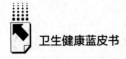

三角和长三角地区。北京市总得分超过 80 分，在中国城市卫生健康发展领域处于领先地位，在卫生健康资源、卫生健康投入和卫生健康管理方面均得分较高。上海市和深圳市在卫生健康投入、卫生健康管理和卫生健康水平方面表现较好。珠海市则在卫生健康环境、卫生健康投入和卫生健康管理方面较为突出。

（二）分项得分

1. 卫生健康资源

卫生健康资源方面，部分城市如济南市、保定市、北京市、太原市、乌鲁木齐市、昆明市、唐山市、杭州市、威海市和淄博市在该领域表现较好（见表3）。

表 3　中国部分城市卫生健康资源得分

城市名	得分	城市名	得分
济南市	80. 71	昆明市	73. 15
保定市	76. 14	唐山市	72. 84
北京市	75. 83	杭州市	72. 49
太原市	74. 72	威海市	72. 47
乌鲁木齐市	73. 56	淄博市	72. 32

从具体指标看，济南虽然在每千人医疗卫生机构数、每万人医院数上稍有短板，但在每千人医疗卫生机构床位数、每千人卫生技术人员数、每千人执业（助理）医师数、每千人注册护士数上得分较高。此外，济南在养老机构和床位资源指标上表现较好。

保定市在每千人医疗卫生机构数、每万人医院数上得分最高，在每千人执业（助理）医师数中得分较高，但在每千人医疗卫生机构床位数、每千人卫生技术人员数、每千人注册护士数得分相对较低。

太原市在每千人卫生技术人员数、每千人执业（助理）医师数、每千人注册护士数三个卫生健康发展人力资源指标上得分很高，在每千人医疗卫生机构床位数得分上表现较好；但在每万人养老机构数和每千人养老机构床位数上存在较大短板。

北京市的医院资源丰富，医师、护士和卫生技术人员资源非常充足，得分很高；但北京在每千人医疗卫生机构数、每千人医疗卫生机构床位数上得分较低，在养老资源水平上也存在一定短板。

乌鲁木齐市在三个卫生健康发展人力资源指标和每千人医疗卫生机构床位数上的得分较高，但在每万人养老机构数和每千人养老机构床位数上具有短板。

在得分较高的城市里，山东城市的卫生健康资源水平较为突出。由于均采用了人均指标，威海、乌鲁木齐、淄博的常住人口数相对较少，在卫生健康资源发展评估中具有一定优势。

2. 卫生健康环境

卫生健康环境方面，包头市、鄂尔多斯市、拉萨市、漳州市、上饶市、威海市、珠海市、宁德市、赣州市和龙岩市发展较好（见表4）。

表4　中国部分城市卫生健康环境得分

城市名	得分	城市名	得分
包头市	83.92	威海市	81.22
鄂尔多斯市	82.55	珠海市	81.16
拉萨市	81.86	宁德市	80.79
漳州市	81.49	赣州市	80.77
上饶市	81.36	龙岩市	80.56

从具体指标来看，包头市的污水处理厂集中处理率指标得分较高，在环境空气质量优良天数占比、吸入颗粒物年均浓度、建成区绿化覆盖率中表现优良，但在城市人均公园绿地面积指标上还有待提高。

鄂尔多斯市在城市人均公园绿地面积指标上成绩亮眼，在吸入颗粒物年均浓度、污水处理厂集中处理率上得分较高，在环境空气质量优良天数占比、建成区绿化覆盖率指标上则有待提高。

拉萨市的环境空气质量优良天数占比和吸入颗粒物年均浓度指标得分全

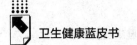
国领先，在污水处理厂集中处理率和建成区绿化覆盖率上表现较为优异，在公共供水普及率和城市人均公园绿地面积指标上则存在较大短板。

漳州市在环境空气质量优良天数占比、吸入颗粒物年均浓度上表现突出，建成区绿化覆盖率得分较高。相对来说，在污水处理厂集中处理率上存在较大的进步空间。

上饶市的建成区绿化覆盖率居全国第3，在城市人均公园绿地面积上也表现较好，除公共供水普及率未达100%得分较低外，在各项具体指标得分中没有明显短板。

从指标上看，在社区卫生环境、生活环境和自然环境多方面兼顾仍有较大难度，我国城市在卫生健康环境建设上仍有很大潜力和空间。

3. 卫生健康投入

卫生健康投入方面，北京市、上海市、榆林市、深圳市、珠海市、鄂尔多斯市、厦门市、拉萨市、湖州市和芜湖市具有较高水平（见表5）。

表5　中国部分城市卫生健康投入得分

城市名	得分	城市名	得分
北京市	88.31	鄂尔多斯市	75.60
上海市	86.60	厦门市	73.15
榆林市	84.12	拉萨市	73.01
深圳市	83.96	湖州市	69.34
珠海市	79.64	芜湖市	69.27

几座城市在卫生健康投入的各个具体指标发展上表现均衡，除了芜湖在人均政府卫生支出和人均政府文体和传媒支出中有较大提高空间、拉萨的人均政府节能环保支出指标得分一般外，其他城市基本没有明显短板。北京市的人均政府文体和传媒支出、上海市的人均政府卫生支出、榆林市的人均政府节能环保支出得分非常突出，且北京市、上海市、榆林市三市在三项投入支出的得分都很高。

政府在提高卫生健康投入发展的过程中，要注意兼顾城市居民在社区生活、人居环境、精神生活、医疗卫生等多个方面，使居民拥有更加有助于健康的生活环境和更加丰富的精神生活。

4. 卫生健康管理

卫生健康管理方面（见表6），深圳市、厦门市、北京市、上海市、杭州市、珠海市、东莞市、无锡市、苏州市和成都市发展较好。卫生健康管理仅包含两个具体指标，大部分城市在两项指标中表现较为平均。下一步仍需进一步提高居民养老保险、医疗保险等保险参保率，提高卫生健康保障能力，提升卫生健康管理水平。

表6　中国部分城市卫生健康管理得分

城市名	得分	城市名	得分
深圳市	90.74	珠海市	82.50
厦门市	90.54	东莞市	80.49
北京市	90.41	无锡市	80.39
上海市	85.22	苏州市	80.35
杭州市	84.42	成都市	79.94

5. 卫生健康水平

卫生健康水平方面（见表7），上海市、苏州市、南京市、杭州市、深圳市、湖州市、南通市、广州市、无锡市和绍兴市发展较好。卫生健康水平较高的城市大部分集中于东部地区，这些地区经济发展水平较高，高端卫生医疗资源较为丰富，居民生活水平不断提高，城市经济发展水平与卫生健康结果呈现正向关系。

表7　中国部分城市卫生健康水平得分

城市名	得分	城市名	得分
上海市	95.00	湖州市	92.03
苏州市	93.26	南通市	91.18
南京市	92.83	广州市	90.85
杭州市	92.30	无锡市	90.83
深圳市	92.30	绍兴市	90.35

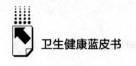

四 问题分析

（一）经济社会与卫生健康协调发展程度有待进一步提升

GDP 的增长可能伴随城镇化和人口增多，在这一过程中，统筹经济社会发展与卫生健康发展至关重要。对比 104 座城市的卫生健康发展水平和 GDP 排名，可以评估城市在这一方面的表现。总体上，卫生健康发展的情况整体随着 GDP 排名下降而下降，但也有一些城市卫生健康发展情况与 GDP 的排名位置并不完全一致。一些城市在卫生健康发展上表现突出，其卫生健康发展排名远高于其 GDP 排名，比如珠海、湖州、威海、包头、东营等。一些城市的卫生健康发展水平与其 GDP 的排名差距较大，比如泉州、徐州、重庆等。卫生健康资源投入和发展水平以及居民的健康结果与 GDP 发展呈现一定的正相关性。卫生健康发展水平和人均卫生健康资源水平、卫生健康环境水平有很大的相关性。城市在发展经济的同时，需要兼顾考虑卫生健康的发展，将"健康融入所有政策"，才能促进城市经济水平和卫生健康水平的协调发展（见图 1）。

（二）主要城市卫生健康发展不均衡情况仍然较为突出

近年来，我国的城市卫生健康发展取得了显著成绩，但在不同的卫生健康发展具体指标上各有侧重。为了评估 104 座城市的卫生健康发展均衡程度，可以将具体指标的最好表现和较差表现，即具体指标的排名差值进行对比，差值越低说明卫生健康发展越均衡。在所有城市中，卫生健康发展均衡程度较高的城市有连云港市、青岛市和菏泽市，这些城市的指标最高和最低排名差不超过 60，指标差超过 80 的城市占 76.9%，指标差超过 90 的城市占 50%，指标差超过 100 的城市占 8.7%。一些城市在某一方面具有优势，但如果存在较明显短板，则会拉开具体指标间的排名差距，加剧不均衡性（见图 2）。

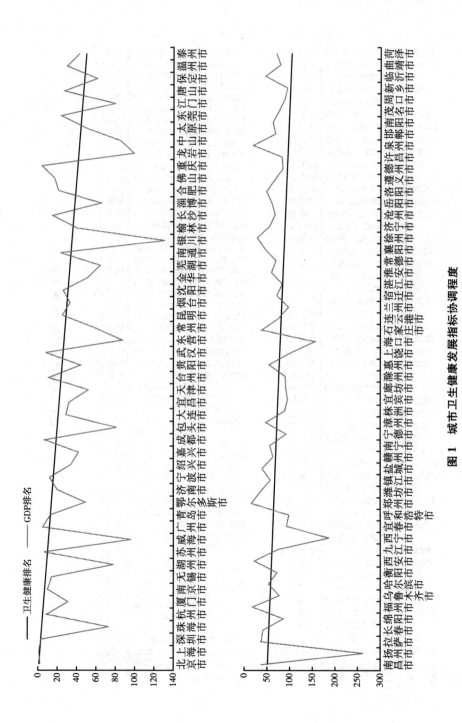

图 1 城市卫生健康发展指标协调程度

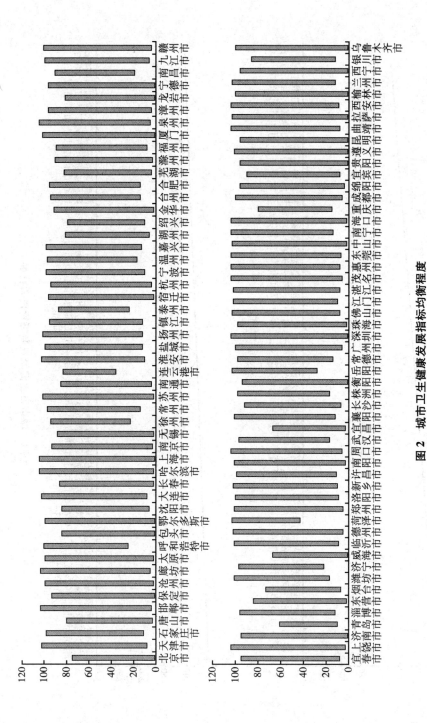

图2 城市卫生健康发展指标均衡程度

（三）地区间卫生健康发展不平衡的情况依然存在

以地区为框架进行分析，可以更好地了解我国不同地域之间的卫生健康发展特点。我们对东部地区、中部地区、西部地区和东北地区城市进行了归类，104 座城市中，东部城市共 58 个，中部城市共 23 个，西部城市共 19 个，东北城市共 4 个。计算不同地区城市的平均得分和各一级指标的平均得分，可以发现东部地区的整体得分最高，在卫生健康环境的一级指标中得分最高，但在卫生健康资源中得分最低。东北地区在卫生健康资源、卫生健康管理和卫生健康水平中得分最高，但在卫生健康环境、卫生健康投入上得分最低。西部地区在卫生健康投入得分最高，在卫生健康水平和总得分中得分最低（见表 8）。

表 8　不同地区卫生健康发展情况

卫生健康资源		卫生健康环境		卫生健康投入		卫生健康管理		卫生健康水平		总得分	
地区	平均分数	地区	平均分数	地区	平均分数	地区	平均分数	地区	平均分数	地区	平均分数
东北地区	70.16	东部地区	76.99	西部地区	64.01	东北地区	70.15	东北地区	82.79	东部地区	70.82
西部地区	69.61	西部地区	76.40	东部地区	63.86	东部地区	69.62	东部地区	81.82	东北地区	70.60
中部地区	68.00	中部地区	75.46	中部地区	61.76	西部地区	64.92	中部地区	77.74	中部地区	68.59
东部地区	66.39	东北地区	75.40	东北地区	60.00	中部地区	63.02	西部地区	74.77	西部地区	69.77

五　政策建议

为促进城市卫生健康发展，需从卫生健康资源、卫生健康环境、卫生健康投入、卫生健康管理和卫生健康水平五个方面着手，有效提升城市卫生健

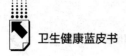

康发展水平，推动健康中国战略在城市层面的全面落实，实现人民群众健康福祉的不断提升。

（一）优化卫生健康资源配置

统筹优化医疗资源配置，加强医疗卫生服务体系建设，合理布局医疗卫生机构，推动优质医疗资源下沉，确保各类城市居民能够公平享有基本医疗服务。加快卫生健康人才队伍建设，深入实施人才强卫战略，强化全科医生、公共卫生医师、护士、照护师等重点领域人才培养，提升医疗卫生服务的可及性和专业化水平。推动卫生健康科技创新，加强医疗技术、设备和药物的自主创新，推动智慧医疗、远程医疗和大数据应用，提高医疗服务质量与效率。

（二）提升卫生健康环境

一是推进生态文明建设，加大城市环境治理力度，深化大气、水、土壤污染防治行动，提升人居环境质量，为居民提供良好的生产生活环境。二是保障饮水安全和食品卫生，严格饮用水水质管理，完善食品安全监管体系，推动城市食品安全标准的全面落实，确保居民舌尖上的安全。三是完善公共卫生基础设施，加强城乡公共卫生设施建设，完善污水垃圾处理、公共厕所等基础设施，推动公共场所环境卫生达标，提升居民生活品质。

（三）加大卫生健康投入

各级政府要把保障人民健康放在优先发展的战略地位，切实加大在公共卫生、疾病预防、医疗保障等领域的财政投入力度，健全多元化投入机制。推动医疗卫生信息化发展，加快推进健康信息化建设，推动电子健康档案和医疗信息共享平台建设，实现卫生健康信息系统的互联互通，为居民提供全生命周期健康管理服务。鼓励社会力量参与健康事业，完善政策引导，支持社会资本进入医疗、康养等健康服务领域，形成政府引导、市场驱动、多方参与的健康发展格局。

（四）完善卫生健康管理

健全公共卫生应急管理体系，完善重大传染病防控和突发公共卫生事件应急处置机制，加强疾病监测预警体系建设，提升公共卫生服务能力和应对突发事件的处置能力。加强全民健康管理，推广实施健康中国行动，推动慢性病综合防治，强化居民健康体检服务，推广健康生活方式，全面提升全民健康素养水平。加大健康宣传和教育力度，通过多种媒体和平台，广泛开展健康教育宣传活动，增强居民的健康意识，促进科学健康知识的普及和推广。

（五）提升居民卫生健康水平

通过统筹推进医疗、预防、康复等各项措施，持续改善居民健康状况，提升平均预期寿命，降低重大疾病发病率和死亡率。促进卫生健康公平性，加强对低收入人群、老年人、妇女儿童等重点群体的健康服务保障，努力缩小城乡、地区和群体间的健康差距，提升全体居民健康获得感。建设健康城市，倡导健康城市发展理念，全面推进健康城市建设，推动城市健康政策与行动计划的落地实施，形成全社会共同参与的健康治理体系。

参考文献

剌媛媛、梁小云：《社会健康治理实践回顾、挑战与建议》，《社会治理》2024 年第 3 期。

孙信滨：《聚焦"五大领域"突出"4+"路径 全方位打造高品质健康城市》，《健康中国观察》2024 年第 7 期。

闻大翔：《落实健康中国战略 推进健康城市建设》，《健康中国观察》2024 年第 7 期。

武占云：《中国城市健康治理：历史探索、面临挑战与未来进路》，《城市问题》2024 年第 5 期。

创新药篇

B.8
我国创新药领域存在的问题及对策建议

张大璐*

摘　要： 创新药产业发展具有重要意义，表现在增进全民健康福祉、引领科技发展，并与国家安全息息相关。当前我国创新药发展过程中面临一些矛盾和问题，主要有严监管与早使用之间的矛盾、高利润与患者承受价格之间的矛盾、专利环境与非专利环境早用药之间的矛盾，融资环境差与本土企业去留之间的矛盾。建议针对创新药持续构建更加科学、高效、透明的药品审评和监管体系，探索多元支付模式，维护并提升创新药生态环境，促进大数据、人工智能技术在创新药领域的应用，全面提升创新药研发、审批效率。

关键词： 创新药　药品审评　投融资

---

* 张大璐，中国生物技术发展中心战略处副研究员，主要研究方向为创新药产业、生物医药大数据分析。

我国创新药产业发展具有重要意义。习近平总书记指出"生物医药产业是关系国计民生和国家安全的战略性新兴产业。要加强基础研究和科技创新能力建设，把生物医药产业发展的命脉牢牢掌握在我们自己手中。要坚持人民至上、生命至上，研发生产更多适合中国人生命基因传承和身体素质特点的'中国药'。"① 随着我国人民生活水平的提高、老龄化进程的加快和疾病谱的变化，我国生物医药产业发展的重要性愈加凸显。

一是我国健康需求持续增长。随着人们生活水平的提高和医疗条件的改善，人们对健康的需求日益增长。随着健康观念的不断深入，医药行业将逐渐从传统的疾病治疗向健康管理、预防保健等领域拓展，人们对于生物医药产业的需求更加多元。二是生物医药产业引领高技术发展。创新药行业是一个高度依赖技术创新的行业。随着生物技术、大数据和人工智能等技术的应用，医药行业正在经历前所未有的变革。这些技术的应用不仅提高了医药研发的效率和成功率，还为医药行业带来了更多的商业模式和创业机会。三是生物医药产业事关中华民族的生存安全。人类社会正进入一个生物经济发展和生物领域国家安全建设齐头并进的新时期，即主要大国的生物科技发展更加迅速，生物科技的两用性更加凸显，围绕生物科技与产业、生物经济安全的多元化国际竞争更加激烈。我国生物医药产业须把增强生物医药产业链韧性和提高竞争力放在更加重要的位置，牢牢守住大国安全发展底线。一旦健康领域、生物安全领域风险危机蔓延，很可能交织、渗透、转化到国家政治、经济和社会生活其他领域，严重影响我国国家安全。

一　我国创新药领域发展存在几大矛盾

（一）医疗、医药产品严监管与患者早使用之间的矛盾

我国对于医疗、医药产品一贯采取严监管措施。我国医疗器械上市采用

---

① 《2023 年 5 月 12 日，习近平总书记在河北考察石家庄市生物医药产业时的指示》，人民网，http：//he. people. cn/n2/2024/0822/c192235-40951801. html。

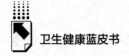

注册制度，市场准入主要由国家药品监督管理局（NMPA）管理和实施，医疗器械必须通过医疗器械注册、审核和审批流程，包括产品质量审核、性能评价、安全性评价和临床试验等多个步骤，最终取得注册证书。NMPA对医疗器械分类制度的制定和管理负责，依据《医疗器械监督管理条例》和《医疗器械分类目录》，医疗器械被分为Ⅰ类、Ⅱ类和Ⅲ类。而药品审批就更加严格，在2015年8月《关于改革药品医疗器械审评审批制度的意见》发布之后，即便是在积压了22000件申请之时，我国政府仍未降低审批的标准，国家药监局药品审评中心加强审评项目管理、细化审评序列、强化时限管理、成立专项小组、增加审评人员、制修订审评要点、规范技术要求等，通过调整人员配置提高药品的审评标准、质量和效率，加班加点地完成了严格的审评程序。这充分表明了我国政府对于药品监管的态度，那就是对于生命的尊重、对于涉及人民生命健康领域的严格监管。

这也造成了与患者早使用之间的矛盾，尤其在肿瘤晚期患者和罕见病患者身上体现得更为明显。即使在国外通过FDA审批的药品，我们仍然需要其提供在我国进行临床试验时数据才能进行审批，这就造成了某些已经在海外市场上市的药品仍需要相当长一段时间才能合法地出现在我国医疗机构中。然而，在某些已经紧迫且致命的疾病面前，患者对于安全性和有效性的考虑是以个人为单位，而非以全体病患为考量，这就造成了药品期望和需求的偏差。

（二）医疗、医药产品的高利润与病患可承受价格之间的矛盾

创新药物的开发伴随着巨大的投资和风险。据统计，一款原创新药的研发往往需要超过10亿美元的资金投入，并伴随着长达10年的研发周期。创新药在海外市场定价是完全的市场行为，比如在美国，创新药的价格是由制药公司决定的，这对于创新药的研发团队及投资团队都有巨大的吸引力。美国食品药品管理局只负责让安全性和有效性的药物通过审批，而不参与定价，这就使得创新药价格屡创新高。科学家团队多年的坚守、资本公司长年的投入、多领域高级人才的集中，都是推高创新药价格的因素。2024年3

月 18 日，FDA 批准 Orchard Therapeutics 研发的基因疗法 Lenmeldy 用于治疗异染性脑白质营养不良儿童患者后，3 月 20 日 Orchard Therapeutics 宣布其超罕见疾病药物 Lenmeldy 在美国一次性治疗的批发采购成本为 425 万美元（约 3000 万元人民币），成为有史以来最昂贵的药物。在 Lenmeldy 定价之前，CSL Behring 的 Hemgenix 是世界上最贵的药物，单剂治疗要价 350 万美元，治疗乙型血友病。再是治疗肌肉失养症的 Elvevidys，要价 320 万美元；第 4 名是 Skysona，要价 300 万美元，用来治疗肾上腺脑白质失养症。制药企业对于基因治疗药物的高定价，不仅是因为"研发+生产门槛"和"安全性"带来的巨大研发制备成本，同时也是因为基因疗法本身是从源头上解决问题，通过调控上游 DNA 的遗传信息，纠正致病基因，进而改变下游蛋白质的表达，因此具有一次性治愈的潜力，可以一剂救命。

全球没有任何一个国家的卫生系统可以负担起这些天价药，将创新支付方案提上日程，是每个国家都共同面对的事情。我国普通民众可以承受的药品价格更为有限，目前参与城镇医保的城镇居民承担的最高金额为 30 万元/年。各国目前都在探索创新的支付方式，如美国联邦医疗保险和医疗补助服务中心（CMS）在 2024 年 1 月 30 日宣布了一项新的细胞基因治疗付费方式的探索，其计划使用细胞和基因治疗访问模型：如果基因治疗在长期改善健康结果方面的成功率低于预期，药物制造商将向医疗支付方退还部分治疗费用。协议还包括其他价格让步，如基于采购数量的折扣或保证折扣。我国还在相关探索当中，目前只能等创新药在海外市场先上市，达到一定量后降价才进入我国市场，或是等到专利期满，使用仿制药。这些都与我国人民日益增长的健康需求之间存在较大矛盾。

（三）创新药领域专利保护环境与非专利保护早用药之间的矛盾

医疗和医药产品稀缺的高科技属性，必然决定了其高昂的价格，给予研发人员足够的尊重和经济回报是促进创新药良性发展的基础。创新药物是指拥有独立知识产权和专利保护的药物，它们通常具有独特的化学结构、用于新的治疗目的。与仿制药相比，创新药在提升患者的临床治疗效果或减少副作用方面具有明显优势。即便临床效益仅有小幅提升，创新药的定价也可能远高于传统药物，反映出其较高的市场价值。同时，创新药在解决临床治疗难题方面具有巨大潜力，它们通过引入新的治疗机制或针对特定疾病靶点，有望为那些传统治疗方法束手无策的疾病提供新的治疗方案。

拥有高度创新性的生物制药产业的主要市场通常拥有强大的知识产权保护体系。哥本哈根经济研究院《药品监管数据保护：采用监管数据保护将如何影响患者、行业和巴西社会》（2023年3月）对超过50个市场的统计分析证明监管数据保护（RDP）增加了创新药物的可及性。比较过去五年全球推出的所有创新药物中获批创新药物的比例，具有RDP的市场平均有31.5%的创新药物，而没有RDP的市场平均只有11.1%的创新药物可用。可见，有RDP市场的患者可及的创新药物数量是没有RDP市场的患者的3倍左右[①]。有RDP的市场有更好的创新氛围，有RDP的市场，临床试验数为21项/每百万人，而没有RDP的市场仅为4项/每百万人，差距极为明显。专利法就是保护垄断法，受保护的创新药必然会要到一个高昂的价格。

（四）融资困境造成国内生物技术企业去留选择矛盾

Biotech（生物技术企业）为创新而生，可通过董事会将化学、工程学、法学等各种专业人才集合到一起，是一种比大型制药公司更加专注、比大学院校目的性更强的商业集体。与大型制药公司相比，Biotech可以更加大胆和激进。它们没有历史包袱，所有的焦点只集中在依据现有掌握的技术向投资人展示未来的技术能力和应用场景。海外大型药企起步较早，拥有大量资金支持，为降低研发成本也纷纷由自行运作研发团队转化为并购、收购成熟的生物技术企业研发成果。2023年，国内创新药领域共发生228起并购，首付款总额210.21亿元。同年15家新上市创新药公司IPO募资总额则仅为111.2亿元。可以看出，并购是生物技术领域较为常见的公司发展路径。

---

① 哥本哈根经济研究院：《药品监管数据保护：采用监管数据保护将如何影响患者、行业和巴西社会》，2023年3月。

由于当前国际经济下行，国内经济也受到较大影响。生物技术企业的成长却是由资本堆砌出来的，且按照生物技术企业成长规律，持续大量的资金投入才能推进生物技术企业的继续研发，也确有大量企业由于资金链断裂而宣告破产，终止在研项目。我国通过近二三十年的投入，培育出一大批优秀的生物技术企业，有的已经上市获利，有的仍处于成长关键期。迫于经济压力，这些小企业选择出海、被收购还是在国内等着破产并购？如果选择了出海、被收购，我国培育多年的生物技术领域企业流失将较为严重。

二 对策建议

（一）持续构建更加科学、高效、透明的药品审评和监管体系

强化和提升监管科学条件平台建设水平，完善监管科学技术保障体系，突破重点领域关键核心技术瓶颈。药品审评正通过一系列监管工具、标准与方法的创新，不断制定并优化审评技术规范指南、检查检验评价技术及技术标准等，以有效解决影响药品创新、质量及效率等问题。加快临床急需产品的审评审批，将符合条件的产品纳入优先审评审批程序，缩短技术审评、注册核查、注册检验等各环节时限，加快审批步伐。支持医药行业开放合作。加强国际通用监管规则在国内的转化实施，支持开展国际多中心临床试验，促进全球药物在中国同步研发、同步申报、同步审评、同步上市。探索生物制品分段生产模式，在部分地区开展创新和临床急需生物制品分段生产试点。加大对医药进出口贸易的支持力度，加快境外已上市新药在境内上市审批，使我国患者能够及时快速获益。

（二）探索多元支付模式，丰富创新药定价模式

我国人口基数大，基础医疗保险是老百姓的救命钱，保基本是我国医保的总基调，其覆盖范围原则是保生存和保大多数人。商业保险作为医保之外的重要补充，服务于细分领域疾病患者，减轻患者经济负担，同时还能通过

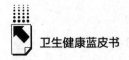

风险共担机制激励医药企业加大研发，形成产业发展的正向循环。除这种由保险资金直接支付的方式外，直接由政府搭建平台，建立患者与药企谈判机制，或借鉴国外经验，根据药品效果的先试用后支付机制等，都将是未来继续探索的方向，这需要政府、药企和患者群体多方发力，共商共议。

（三）维护并提升创新药生态环境，促进我国创新药产业健康发展

重点支持生命科学基础研究投入，加强应用基础研究、前沿技术研究、临床疾病发病机制研究，从源头上突破新靶标、新机制、新结构，加快推动创新药基础研究源头创新。拓宽创新药投融资渠道，需要围绕创新药产业发展不同阶段，切实发挥政府引导基金、银行信贷、资本市场的重要作用，深入推进股权融资与债权融资双向驱动，通过资本市场为加快我国创新药产业发展提供长期资金支持。尊重创新药各类知识产权，特别是尊重创新药的市场独占权、自主定价权，给企业和投资人以稳定的市场预期，进而鼓励促进所有人发明创造、创新创业。建立职务发明成果资产单列管理制度，允许科研人员在收益分配上有更大的自主权，激发科研人员发明创造的积极性。

（四）促进大数据、人工智能技术在创新药领域的应用，全面提升创新药研发、审批效率

首先，突破新技术、新算法，积极推进 AI 技术赋能新药研发，特别是要加快应用机器学习和深度学习技术，促进靶标与临床疾病精准匹配，提升靶标识别、虚拟筛选、药物设计、合成规划、临床试验分析等药物发现全过程的技术创新效能，加快推动创新药技术迭代创新。其次，打通数据壁垒，大力加强创新药数据要素整合，加快构建创新药大数据统一共享平台，以数据为关键要素，推进医药企业、临床医疗机构、科研院所、高校等研发主体共享创新资源，推动创新药关键共性技术协同创新。关注人工智能、信息技术在药品注册资料形式审查、辅助审评及批件整理等多个环节的应用，特别是药品辅助审评方面，利用大语言模型和大数据分析技术，自动提取并对比

申报资料中的关键信息点，从而辅助评审专家做出更为精准的判断，有效缩短新药上市周期，加速新药的可及性。

参考文献

《药品监管人工智能典型应用场景清单》，《国家药监局综合司关于印发药品监管人工智能典型应用场景清单的通知》（药监综函〔2024〕313 号），2024 年 6 月 13 日。

《全链条支持创新药发展实施方案》，国务院常务会议审议通过，2024 年 7 月 5 日。

B.9
创新药国内市场准入环节面临的
问题及建议

王　婧[*]

摘　要： 　近年来，创新药产业在我国发展取得重大突破和长足进步，作为前沿新兴产业的典型代表，创新药在我国获批上市到最后被患者使用的过程，仍面临诸多障碍和困难，其成为创新药产业高质量发展的"拦路虎"。困难主要体现在纳入医保基金比例偏低、创新价值溢价较难体现、"挂网难"、"入院难"、患者支付体系较单一等方面。本文通过对比英国、日本、澳大利亚等国在创新药市场准入环节的做法，立足我国现实国情，提出平衡医保基金持续健康发展与创新药可及性之间的关系、鼓励医院加大创新药采购力度、建立多元化创新药支付体系等方面的政策建议。

关键词： 　创新药　市场准入机制　定价机制　医保支付机制

2024 年，我国政府工作报告中首次提到"加快创新药等前沿新兴产业发展"，"积极打造生物制造等新增长引擎"；同年，党的二十届三中全会审议通过《中共中央关于进一步全面深化改革、推进中国式现代化的决定》，再次明确生物医药产业作为关系国计民生和国家安全的战略性新兴产业的地位。政府的支持和鼓励极大地提振了我国产业发展信心，创新药产业发展取得重大突破和长足进步。据药智网统计，2023 年，我国医药上市企业的研

* 王婧，中国国际经济交流中心社会发展部副研究员，数量经济学博士，理论经济学博士后，主要研究方向为"三医"协同改革、生物医药产业高质量发展。

发投入总额为 1192 亿元（486 家 A 股上市企业），同比增长约 16%，全年共计有 1241 个 1 类创新药临床申报品种，同比增长约 32%，创下近 5 年新高；药物研发情报数据库（Citeline Pharma Intelligence）发布的《2023 年医药研发年度回顾》报告中称，通过对管线规模、药企研发规模和进展、药品治疗领域及类型等维度的综合评估，中国已是全球第二的创新药研发大国。

但是，创新药在获批国内上市到最后能被患者及时使用需历经多个环节，包括进医保目录、医院采购、医生处方、患者支付等，涉及多方面利益协调和政策执行，往往会出现各种障碍。如何使创新药以最快速度、最大程度惠及普通患者至关重要，亟须深入研究、精准施策。

一 创新药在国内市场准入环节面临的问题

创新药企经过新药研发、三期临床试验、注册审批完成后，开始正式为进入市场做准备，包括定价、市场推广、销售渠道选择等方面。对于绝大多数创新药来说，进入医保报销目录是市场准入的关键一环，然后才能进入药品挂网采购、医院医生开处方，最后实现为患者服务的最终目的。以下从创新药审评审批通过、准予进入市场开始，直至最后患者用上创新药为止，研判创新药"最后一公里"可能存在的问题。

（一）创新药进医保目录"左右为难"

对于绝大多数创新药企来说，被纳入医保报销目录是进入市场的关键环节。因通常被纳入医保目录的创新药才可能进入医院采购清单，实现挂网采购，面向广大患者。据国家医保局统计，2024 年我国申报进医保目录的药品为 574 个，数量创近三年之最，其中 445 个药品通过了形式审查，但最终仅 162 个药品入围谈判，不足 50%。与欧美发达国家相比，比例偏低。而对于顺利进医保目录的创新药企，基于我国医保"紧平衡"的现状，不得不面临大幅降价的"生死"考验。作为最大的发展中国家，我国创新药医保谈判价格早已成为全球价格"洼地"。据统计，2018~2023 年我国谈判药品

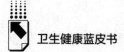

价格年均降幅超 50%，最高降幅达 61.7%，比最低国际参考价中位价还低约 39%。降价后的创新药企普遍难以获得合理的创新补偿，不仅后续研发难以持续，产业融资和"出海"均受严重影响。对于创新药企，进医保目录"进亦忧，退亦忧"。

（二）创新药"挂网难"

药品挂网采购对完善药品供应保障体系、规范医疗机构药品采购行为以及完善以市场为主导的药品价格形成机制等方面具有重要作用。当前我国各省药品集中采购平台普遍存在挂网流程不一致、审核时间长、资料要求烦琐、挂网平台管理者对信息更新不及时、咨询回复不及时等问题。不同省份在药品挂网的信息认证、申报形式、信息变更等方面存在较大的差异，导致企业在新药挂网过程中需要面对复杂多变的流程和标准；部分省份挂网前要求企业准备大量资料，包括药品注册证、质量标准、说明书等，而采购平台在审核新药挂网资料时，由于人手不足或其他原因，审核时间较长，甚至可能拖延数月，严重影响创新药的挂网效率。某些临床急需药和罕见病用药，由于其药品的特殊性，往往难以短时间内满足所有省份的挂网要求，难以及时被患者使用。

（三）创新药"入院难"

我国创新药获得上市许可并进入医保目录，只是让患者"用得上、买得到"药品的第一步，而"进院难"成为谈判药品落地使用"最后一公里"的最大"路障"。原因主要包括：2012 年版的《医疗机构基本用药供应目录》对各级医院用药品种数量有严格限制。如三级综合医院原则上不超过1500 种药品。随着药品数量的不断丰富和人们对药品需求的不断增加，这一规定限制了医院引进创新药的空间，尤其是高值创新药。虽然，近期广东、上海等多地取消医院用药数量限制，但仍有不少省份执行原有规定；还有医院普遍执行药事会制度，召开频率不固定，有些医院可能一年以上才召开一次，导致创新药进医院的流程冗长且充满不确定性。医院还要面临药占比、次均费用等绩效考核压力，对引进高价创新药持谨慎态度。同一治疗领域的药品可能存在多个竞品，医院在选择时除考虑临床需求外，还会考虑药品的性价比、市场口碑等因素。而创新药从上市到得到广泛认可需要时间和临床证据的积累，临床医生在选择用药时，更倾向于使用有充分临床证据的旧药，对创新药的了解程度低、使用经验以及个人之前的用药习惯等都会对创新药的推广使用造成影响。

（四）创新药的患者医保支付体系亟待优化

目前，我国药品的多元支付体系发展不足。创新药被纳入医保目录后，患者按固定比例进行支付，对于高值创新药而言，个人承担费用仍较高，部分患者因无法承担支付压力而放弃治疗。加之当前医保部门、医疗机构、药企之间缺乏有效的数据共享机制，导致"信息孤岛"现象严重，影响了医保支付体系的透明度和效率；虽然商业健康保险在创新药支付中发挥着一定作用，但目前其覆盖范围和支付比例非常有限，未充分满足所有患者的支付需求。慈善捐赠和医疗救助作为多层次医疗保障体系的重要组成部分，在创新药支付方面存在责任主体不清、资金不稳定、对象不固定等问题，发挥作用的效力也不大。

二　国际经验借鉴

接下来，考察英国、日本、澳大利亚等国在创新药的医保准入、政府对创新药上市的扶持、"医药分业"制度的落地过程以及创新药的支付体系等方面的有益经验和做法，为我国下一步完善创新药的市场准入机制提供借鉴。

（一）医保准入对创新药的差异化管理

为实现使高创新性、高临床价值药品更快被纳入医保目录，英国依据药品可替代性、创新程度、满足患者需求情况等方面进行药品的增量成本效果

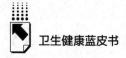
比（Incremental Cost-Effectiveness Ratio，ICER）阈值调整。对于填补临床需求空白、治疗严重威胁生命疾病的药物设定更高阈值，实现对高创新性、高临床价值的药品在医保阶段的激励。对于超罕见病用的创新药阈值放得更宽，基本实现绝大多数可以直接进入医保。日本对于治疗罕见病、小儿疾病、恶性肿瘤等创新药设立较高的医保支付基准值，激励原创性药品研发。澳大利亚对于高创新性、高临床价值的药品采用隐性阈值的方式，并不对外公布，在一定程度上保证了创新药医保准入的灵活性。

（二）政府为创新药上市准入提供全方位便利政策

作为欧洲最大的单一市场之一，英国为外国投资者提供友好的法规环境和市场准入便利，有助于跨国制药公司在英国设立研发中心或生产基地，进一步推动创新药在英国上市和销售。自2024年1月1日起，英国药品与医疗保健产品监管机构推出"国际认可程序"，成为加速创新药上市的重要途径。该程序允许通过信赖欧盟、美国、日本等国家或地区的药品批准决策来简化英国自身药品上市的许可申请，缩短审评时限，加快创新药上市。日本政府为具有重大临床价值的创新药物提供优先审评或快速通道等评审机制，以缩短其上市时间，通过提供研发资金、税收优惠、融资支持等多种方式，鼓励药企加大在创新药研发上的投入，降低企业的研发成本。澳大利亚政府为鼓励创新药企参与研发，推行研发税收抵免政策。符合条件的生命科学、医疗科技等行业的公司可申请研发支出税收抵免；还通过直接的资金支持、低息贷款、风险投资引导等多种方式，为创新药研发提供资金保障。对于具有重大临床价值的创新药物，澳大利亚政府也会提供优先审评或快速通道等审评机制，以缩短其上市时间；创新药获得注册批准后，澳大利亚政府会积极推动将其纳入国家医保目录，以扩大其市场准入和患者可及性。

（三）完善的"医药分业"制度

英国的医生与药剂师在医疗服务中的职责明确。医生主要负责诊断病情、开具处方，并不直接参与药品的销售和分发；药剂师则根据医生开具的处方，负责调配、分发药品，并向患者提供用药指导和咨询，确保患者正确、安全地使用药品。公立医院设有药剂部，下设门诊药房和住院药房，接受医院领导，收入归医院所有，药品的采购和销售由专门机构负责，与医生的薪酬不直接挂钩。英国政府对医药分业制度进行严格的监管，确保药品的质量和安全。日本政府为了推动医药分业制度的实施，采取多种激励措施，如提高医生的诊疗报酬、加强药店的专业化建设等。日本通过《医药分业法》等法律法规，明确了医生与药剂师在医疗服务中的职责分离。医生主要负责诊断病情和开具处方，而药剂师则根据处方调配分发药品。患者在就医时，医生完成诊疗并开具处方，处方上详细列出所需的药品及其用法用量。患者随后前往药店，由药剂师根据处方调配药品，并提供用药指导和咨询。澳大利亚也实行医药分业管理，医院和诊所不能向病人卖药，医生只负责看病开处方，病人自行到药房买药。澳大利亚政府通过"药品补贴计划"（PBS）对药品价格进行管理，纳入 PBS 制度框架内的药品由联邦政府支付主要费用，个人仅需支付较少费用，这种制度设计确保了医疗服务的公益性质，避免了公立医院的趋利行为。

（四）多元化创新药支付体系

为了使患者能够得到更多使用高价值创新药的机会，英国和澳大利亚引入风险分担协议，该协议包括基于财务/基金的风险分担和基于临床结果的风险分担两种。基于财务/基金的风险分担，是通过严格控制每位患者的最高支付费用或者协商药品总量（对超出数量部分予以减免）的方法，控制患者购买创新药的支出。基于临床结果的风险分担是指，患者基于治疗结果支付，如果无效可以不付费。日本在创新药支付上强调多方共担机制，通过商业保险、患者自付、慈善基金等多种方式共同分担创新药的费用。日本实施全民医保，主要由国民健康保险、健康保险、共济组合、后期高龄者保险等构成，其中国民健康保险强制全民参加，医保在创新药支付中承担重要角色。

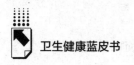

三　政策建议

（一）平衡医保基金持续健康发展与创新药可及性之间的关系

我国应继续优化医保筹资机制，均衡各方缴费责任，丰富医保基金筹资渠道，确保医保基金稳定增长。现行医保体制存在多方面的分割、识别、排斥与纳入情况，导致医保基金碎片化现象较严重，这在一定程度上影响了医保基金的使用效率和公平性，也对创新药的成功上市形成挑战，不同地区的医保政策、目录和报销比例等有诸多差异，增加了创新药进入医保目录的复杂性。我国应逐步实现医保资金的统筹管理，通过适宜方式打通层级、地区和人群的差异，实施创新药的差异化医保准入政策。对于创新药填补临床治疗空白的程度和效果，组织药事、医疗领域专家学者制定科学的评估体系，对创新药进行分类分级，根据分类分级结果确定各类药品进入医保目录的顺序和比例，争取实现高临床价值创新药能以较短时间进入医保目录。针对创新药"上市即降价，无关专利期""首次降幅平均超60%左右，续签再降价"的难题，建议我国可以借鉴美欧发达国家做法，给予创新药一定年限的自主定价权。

（二）鼓励医院加大创新药采购力度

我国应制定相关折扣或财政医保基金支持政策，明确医院在创新药采购中的责任和义务，鼓励医院积极采购创新药。部分地区先行先试的做法值得鼓励推广，比如，2024年7月，上海市人民政府办公厅发布《关于支持生物医药产业全链条创新发展的若干意见》，提出对于国家医保谈判药品和创新医疗器械涉及的诊疗项目，实行医保预算单列支付，不纳入当年医院医保总额预算等，对创新药进入医院起到很好地支持作用。未来，可考虑结合各地实情，对采购创新药的医院给予适当的资金补贴，减轻医院的经济压力，提高其采购积极性。同时，简化采购流程，缩短采购周期，方便医院及时获取和使用创新药。医院还应加强学术引导，加大创新药的临床研究和应用推广，提高医生和患者对创新药的认识和接受度，及时将创新药纳入医院临床使用指南，设立临床推荐等级，引导医生为患者开具适宜的创新药。

（三）积极推进"医药分业"真正落地

我国应逐步完善医生的薪酬制度，使其切实转变到以医疗服务收入为主的轨道上来，积极推动医疗机构设立独立的药房或药品管理部门，实现药品销售与医疗服务的分离。同时，加强药品生产、流通和使用的监管，确保药品质量和安全，建立健全药品供应保障体系，调整医保支付政策，引导患者到零售药店购药，并加快电子处方系统的建设和应用，推动医疗机构与零售药店之间的信息共享和互联互通。加大对医疗机构和零售药店的监管与执法力度，打击药品购销中的违法违规行为，使医院医生的薪酬与病人的用药、检查等费用脱钩。

（四）多元化创新药支付体系惠及普通患者

发展以基本医保为基础、商业医疗保险为重点补充、多方共担的支付体系，才能为患者用上创新药提供有力保障。目前，我国发展商业健康保险存在三大短板：一是特定患者特种疾病诊断方面数据严重不足，无法精算保险定价来提供精准保障；二是保障边界不清晰，产品同质化严重；三是针对创新药的保障偏弱。未来，商业健康保险应着力弥补三大短板，精准划定受益人群和保障边界，重点加强对患者消费创新药的扶持，增强商业保险的市场竞争力。同时，还应积极规范慈善捐赠、医疗救助等方式，拓宽受益人群，增强创新药的可及性。

参考文献

瞿依贤：《上海最大力度支持创新药 企业期待更多细则落地》，《经济观察报》2024

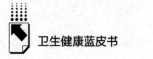

年 8 月 12 日。

　　刘兴：《深刻变革传统发展模式》，《经济日报》2024 年 8 月 11 日。

　　陈见南：《上周创新药主题基金领涨 资金继续借道 ETF 加码 A 股》，《证券时报》2024 年 8 月 5 日。

　　班慧：《创新机制，营造优质人才生态》，《安徽日报》2024 年 8 月 1 日。

　　张宁：《向"新"而行 激发高质量发展蓬勃动能》，《群众》2024 年第 8 期。

　　王淑娟：《多元支付机制让创新药械更可及》，《经济参考报》2024 年 3 月 13 日。

　　王小波、邓婕：《毕井泉：六方面"同向发力" 全链条支持生物医药创新》，《经济参考报》2023 年 12 月 25 日。

　　郑朝臣、路云、常峰等：《我国地方区域性药品挂网采购的做法分析与思考》，《中国药房》2023 年第 3 期。

完善创新药流通机制的建议

颜少君*

摘　要：　创新药流通是与医疗体制、医保制度、监管体制等密切相关的系统工程，对人民群众的新药可及性、供应和用药安全等均有重要影响。创新药上市流通具备医院是销售主渠道、需求刚性、较强信息不对称性、更高技术含量等典型特点。当前，我国创新药流通是生物制药企业、药品批发企业、医院和零售企业等流通主体，通过各种流通手段参与创新药流通的全过程流通，面临未建立合理价格机制、医保谈判难、进入医院难、零售终端销售存在障碍和现代流通水平低等多方面问题，需要改革创新药定价办法，探索创新药进入医院路径，完善医保谈判落地双通道机制，全面提升创新药现代流通水平。

关键词：　创新药　医保谈判　流通

创新药流通是指创新药品从流通前端（研发、生产）、流通全过程、到流通后端（新药销售使用）等新药流通全过程，是与医疗体制、医保制度、监管体制等密切相关的系统工程，对人民群众的新药可及性、供应和用药安全等均有重要影响。

一　创新药上市流通消费的过程与特点

药品包括创新药是用于治疗、预防和诊断人们疾病的特殊商品，创新药

＊　颜少君，中国国际经济交流中心世界经济研究部处长、研究员，主要研究方向为战略研究、社会政策研究。

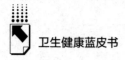

上市流通消费的过程是一个复杂的系统工程，包含新药完成上市审批后，与医保部门协商纳入医保目录，以及建立有效的销售网络实现创新药的推广和分销，顺利进入医院或零售药店从而到达患者手中。从患者角度来看，既包括患者到医院找医生诊疗、医生开具处方并委托代理购买使用创新药，也包括患者到药店购买、自行使用创新药等消费情形。药品除了具有一般商品流通的基本特征之外，还因其特殊性，药品尤其是创新药消费流通也具有特殊性。

（一）医疗机构是创新药销售的主渠道

在我国医药零售终端市场，医疗机构销售与药店销售所占比例为8：2，医疗机构是药品销售的主渠道，在整个药品流通中处于垄断地位和控制地位。因而一种创新药如果不能进入医院，则不可能获得商业上的成功。药品流通的特殊性突出表现在流通主体的特殊性上。一般商品流通主体包括生产商、批发商、零售商和消费者，而药品的流通主体还包括一个医疗服务机构，比如综合医院、专科医院、社区医院、个体诊所、防疫站等。医疗机构提供医疗服务，进行必要的检查、手术等，然后指导患者买药用药，特别是对于原创性新药，需要医疗机构先有对新药的认知，然后才可能根据患者情况指导患者买药用药。即使是社会零售药品，大多创新药的销售也是从医院使用后的分流，且在社会零售药店，也有坐堂医生或执业药师根据病人的具体病情销售药品。

（二）创新药消费是典型的刚性需求

药品是用来治疗疾病、缓解疾病症状或预防疾病的特殊商品，药品的消费尤其创新药的消费，基于治病及安全用药方面的思考，患者基本上需要去拥有法定医疗服务相应资质的医院，在处方医生的诊断下开具处方药物，之后再经过药师调剂后在医院或者是药店实现药品消费。因此，出于疾病需要，药品消费的需求一旦确定，就具有较强的刚性，不容易受到外界因素的影响。尤其是对于创新药而言，作为一种新上市的药品，医疗机构和患者对创新药的认知也需要一个过程，创新药首先要能进入医院，然后才有可能经由医生开具处方，被患者购买使用，经过实际使用对疾病的疗效表示满意从而使患者形成对创新药的刚性需求，这也是创新药全部替代或部分替代原有同类药品或仿制药的过程。

（三）创新药消费具有较强的信息不对称性

药品消费与普通商品消费具有较大差异，普通商品消费由消费者根据自己的偏好和经济收入自行决定，购买意愿受同类互补商品或替代商品价格等多种干扰。而药品消费具有使用的专属性，即对症治疗患什么病用什么药，使用不具有任何随意性，且通常情况下，患者不具备或很少具备药品的医药学专业知识，需要由医生来明确具体使用哪种药品，是典型的委托代理消费，具有信息不对称性，而对于创新药而言，其信息不对称性更为明显，即便是作为医疗机构，也需要医生通过自己的专业知识和医院、医疗专业刊物、创新药企的学术推广等各种渠道才能形成对新药的认识，并通过患者实际使用逐步提高对创新药的认知，而患者往往只能通过药品说明书、媒体药品广告、亲友推荐等方式了解创新药，这导致了创新药消费具有较强的信息不对称性，患者很难获取到与自己相匹配的药品信息并购买使用创新药。

（四）创新药流通消费具有更高的质量要求和技术含量

药品包括创新药的消费使用需要按照医嘱，遵循一定的剂量、用法和注意事项等，否则就容易产生副作用或降低疗效。尤其是对于新上市创新药而言，需要在大规模推广使用中进一步确定药品的安全性和有效性，加强上市后的评价和监测，关注可能引发的不良反应等。尤其是血液制品、生物试剂等创新药对仓储运输环境有着极其严格的要求，流通环节对于保证药品安全有效至关重要，因而在药品监管体制中，均要求药品流通主体通过药品流通质量规范认证并取得相应资格。

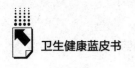

二 创新药流通现状

创新药流通是全过程流通，包括创新药品生产、流通和使用的全过程，需要生物制药企业、药品批发企业、医院和零售企业等流通主体，通过各种流通手段参与创新药流通的全部过程和环节。通常情况下，一种创新药进入患者手中，一般先要经过新药审评审批上市，制造企业生产、集中采购招标谈判进入医保目录，然后经由制药企业、医药批发商、代理商分销到医疗机构、线上平台或零售药店，最后到达消费者手中。在整个创新药交易的环节链条中，患者之前的每个环节尤其是一些环节的隐性交易受利益驱动，再加上长期"以药养医"体制，以及进入医保目录、医院及所需时间长短对药品销售的影响等多种因素均会影响新药流通成本并最终转嫁给消费者。

（一）创新药生产企业（生物制药企业）依托多元化分销体系参与新药流通

创新药生产企业是新药流通不可或缺的重要一环，对新药流通的数量、类别、规模、流通模式和方式等产生重要影响。过去十多年来，得益于国家在加速创新药领域进步中推出的多项利好政策，我国生物医药产业实现跨越式发展，突出表现如下。

1. 生物制药市场规模不断扩大

根据机械工业信息研究院发布的《2023年中国生物制药行业报告》，我国生物制药的市场规模从2016年的1836亿元增加至2022年的5653亿元。初步统计，2023年我国生物制药市场规模为6506亿元，同比增长15.09%。根据前瞻产业研究院研究估计，2024~2029年我国生物医药行业市场规模将稳定在10%~15%，预计到2029年我国生物制药行业市场规模将超过1.4万亿元（见图1、图2）。

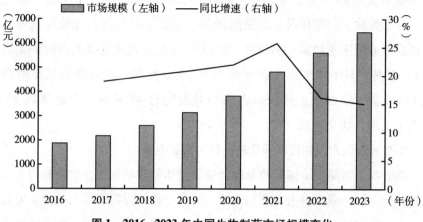

图1 2016~2023年中国生物制药市场规模变化

资料来源：前瞻产业研究院。

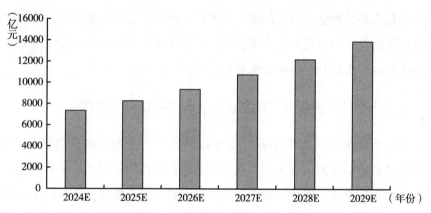

图2 2024~2029年中国生物制药市场规模预测

资料来源：前瞻产业研究院。

2. 本土生物制药企业快速发展

经过多年的发展，中国生物制药产业已经成为中国一个具有极强生命力和成长性的新兴产业，中国很多城市把生物医药产业作为地方主导产业，目前有80多个地区（城市）已经着力建设医药科技园、生物园、药谷，生物制药产业已经成为国内园区经济增长的新亮点，培育出一批具有较强竞争实力的本土企业，如药明康德、恒瑞医药、智飞生物、百济神州、万泰生物、复星医药、泰格医药等。随着生物制药企业快速发展，上市创新药数量不断增加。据统计，2011年以来，我国批准上市的创新药有510个品种，其中本土企业创新占1/3。全球范围在临床研究状态的药物有13537款，中国企业原研或者参与开发的有4774款，占全球的35%，仅次于美国，居全球第二位。

3. 生物制药企业依托多元化路径参与药品流通

随着我国市场经济体制改革和药品流通体制改革推进，生物制药企业跟一般企业一样，成为自主生产和经营、自负盈亏，以利润最大化为主要目标的企业，在利益驱动和激烈市场竞争下，生物制药企业为打开新药的销售销路，开展学术推广和宣传，提高医疗机构、零售药店和患者对新药的认知度。对于一些生物制药企业而言，药品批发企业基本只承担生物制药企业的保管和配送药品职能，新药的推广很大程度由生物制药企业承担。生物制药企业除了需参与国家药品集中采购招标谈判进入医保目录外，还需将创新药品向中间商、医院乃至医生和患者推广。

（二）医药流通企业（批发企业）在不断转型中发展

新药流通企业（批发企业）是连接新药生产企业和销售终端的桥梁，是药品流通中重要的流通组织。我国药品包括新药流通模式主要有两种，制药企业—批发企业—医疗机构—消费者和制药企业—批发企业—药店—消费者。可以看出，无论是医院还是零售药店销售终端，批发企业都起到了重要作用。此外，随着互联网革命和疫情对消费习惯影响，"互联网+医药"模式逐步兴起，各类互联网医院及医药电商通过互联网平台进行诊疗及药品销售，包括B2B、B2C、O2O等模式。

1. 医药流通（批发）企业规模化集中化不断提升

国家药监局药品监督管理统计年度数据（2023年）显示，截至2023年底，全国持有药品经营许可证企业688477家，其中药品批发法人企业13997家，非法人批发企业795家。药品流通企业整体数量众多。近年来，为深化医药卫生体制改革、促进医药产业健康发展，我国在公立医疗机构药品采购中逐步推行"两票制"，即从药品生产企业到流通企业开一次发票，从流通企业到医疗机构开一次发票。在规范秩序的同时，药品流通环节被大大压缩，推动药品流通行业由分散化向集中、透明、规范化转型升级。有数据显示，2016~2021年我国医药流通前百企业销售额占比从70.9%提升至2021年的74.5%。2021年我国医药流通行业CR4（国药集团、上海医药、华润医药以及九州通）市占率由2019年的39%提升至42%。2022年，药品批发企业主营业务收入前100企业占同期全国医药市场总规模的75.2%，同比提高0.7个百分点。其中，4家全国龙头企业主营业务收入占同期全国医药市场总规模的45.5%，同比提高1.3个百分点；前10位占57.0%，同比提高0.2个百分点[1]。

2. 医药流通（批发）企业面临发展瓶颈

药品流通批发企业作为中转枢纽，为药品生产企业和药品销售终端提供了更为经济的购买、运输和销售的途径。从20世纪70年代开始，美国的药品批发企业经过30多年的兼并重组呈现高度集约化的药品流通格局，目前，美国前3家大型药品批发企业的销售额占全美总销售额的95%。药品零售是消费者购买药品的主渠道，占美国医药市场份额近70%。大型药品流通企业承担医院和制药企业的双向代理服务功能，发挥现代医药物流和第三方物流供应商的服务外包功能，在整个医药流通中发挥骨干和先导作用。反观我国，尽管药品流通集中度不断提升，但数量过多、规模小、集中度低等使药品流通企业在整个产业链中处于弱势地位，在医院和生产企业夹缝中求生存。特别是在我国长期"以药养医"体制惯性作用下，医院成为药品销售主渠道，其作为医药批发企业的前向联系主体在整个产业链中处于绝对控制地位，对药品价格、品种、数量、供货商以及决定创新药是否进入医院拥有绝对的主导权。

3. 医药电商为医药流通市场发展提供了动力源

近年来，随着"互联网+医疗"的快速发展，我国医药电商的销售规模

---

[1] 商务部：《2022年药品流通行业运行统计分析报告》，http://m.mofcom.gov.cn/article/tongjiziliao/sjtj/jsc/202311/20231103453192.shtml。

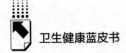

持续扩张，基本形成了"线上+线下"的业态模式。尤其是 2020 年开始的疫情防控在一定程度上培养了患者线上就医的消费习惯，增加了消费者对于线上医疗的信任度，并改善了用户体验。商务部《2022 年药品流通行业运行统计分析报告》显示，据不完全统计，2022 年医药电商直报企业销售总额为 2358 亿元（含第三方交易服务平台交易额），占同期七大类医药商品销售总额的 8.6%。其中，第三方交易服务平台交易额 709 亿元，占医药电商销售总额的 30.1%；B2B（企业对企业）业务销售额 1531 亿元，占医药电商销售总额的 64.9%；B2C（企业对顾客）业务销售额 118 亿元，占医药电商销售总额的 5.0%。展望未来，受益于互联网技术的不断发展，线上医药销售将会有更大的发展空间，从而也将带动医药流通市场发展。

（三）国家医保谈判对创新药市场流通具有重要作用

在包括我国在内的以社会健康保险为主的国家，大部分药品并不由患者支付，而是由社会健康（医疗）保险部门或者由私立商业保险公司支付。医保目录是保障我国民众医药供应和支付的重要制度安排。因而参与国家医保谈判进入医保目录，对于加快创新药的商业化进程、提高销售额均具有重要作用。

1. 创新药成为医保谈判重点

2023 年全国医疗保障事业发展统计公报显示，自 2018 年国家医保局成立以来，连续 6 年开展医保药品目录动态调整，累计 744 种药品新增进入目录范围。从 2017~2023 年已经进行的医保谈判情况来看，以临床价值为导向、聚焦患者未被满足的临床需求，具备有效性、安全性、创新性的药物是医保谈判的重点。2019~2023 年，共有 115 个创新药获批，其中包含 65 个化药、35 个生物药和 15 个中药。其中，有 75 个进入医保目录，占比 65.2%，即有近 70%的创新药进入医保目录。2018 年以来，医保目录每年通过医保谈判调整一次，至今已有六年。随着其调整程序规则更完善，创新药企对药价预期更加客观理性，使得新进药品数量进一步增多，五年累计有 341 个新药谈判以适宜的价格进入医保目录。新药从获批上市到被纳入医保目录的时间，已从原来的 5 年左右降至 1 年多，80%以上的创新药能在上市后 2 年内进入医保目录①。国家药监局 2022 年批准 21 个创新药上市，2023 年上半年批准 24 个创新药上市。2023 年，就有 25 个创新药参加医保谈判，23 个进入医保目录，大大提高了患者的创新药物可得性和可及性。值得关注的是，2019~2023 年获批的创新药中，65.2%的创新药进入了医保目录。但在生物创新药领域，仅 28.6%药品进入医保目录，远低于化药和中药创新药。进入医保后，生物药平均销量增幅最低，增长 646.3%；化药平均销量增幅最高，增长 39137.1%；中药销量的平均增幅处于中间水平，增长 750%。

2. 医保谈判"以量换价"取得积极进展

在我国，国家医保承担着为 14 亿民众购买和支付医药服务的重任，是我国医药市场中最重要的买方。在药品目录准入谈判工作中，医保部门依托巨大的医保用量空间能够为广大参保人员从医药厂商处争取最大价格优惠，这也是量价互换的政策意图。通过国家医保谈判将创新药纳入医保，是科技发展成果惠及人民、减轻群众看病就医负担的重要举措。而对于企业来说，在医保准入后，虽然创新药品价格降低，但市场渗透率和患者可负担需求提升，"以量换价"为销售收入的增长提供可能。《2023 年全国医疗保障事业发展统计公报》显示，2023 年，协议期内谈判药品报销 2.4 亿人次，通过谈判降价和医保报销，当年累计为患者减负近 2300 亿元。据统计，2019~2023 年，创新药进入医保后的药品单价平均降幅为 60.3%。其中，化药单价的平均降幅为 57.8%，生物药单价的平均降幅为 65.1%，中药单价的平均降幅为 73.1%（见表 1）。不过，《卫生软科学》针对医保谈判对创新药用量和销售金额影响的相关研究指出，部分药品的使用情况没有达到企业医保准入决策的预期水平，使销售收入没有实现增长，对国谈"以价换量"的逻辑必然性提出了挑战，需进一步优化制度路径。

---

① 《医保目录多久"扩"一次？——医保药品目录"极简史"（三）》，https：//www.nhsa.gov.cn/art/2024/7/11/art_14_13188.html。

121

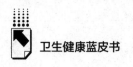

表1 2019~2023年创新药进入医保后药价变化

单位：%

类型	抗肿瘤药和免疫机能调节药	系统用抗感染药	神经系统	生殖泌尿系统和性激素	总体平均降幅
化药单价平均降幅	60	50.30	48.70	—	57.80
生物药单价平均降幅	64.90	67.20	—		65.10
中药单价平均降幅	85.10	—	64.20	74.50	73.10
总体单价平均降幅	62.10	51.70	50.90	74.50	60.30

资料来源：药智网。

3. 国家医保谈判对创新药市场化有决定性作用

依托医保强大的支付能力，进入医保目录成为创新药实现快速放量的主要方式。国家医保局对将创新药纳入医保目录给予政策倾斜，通过谈判，创新药的价格更加合理，患者可负担性大幅提高，多数出现了销售量和销售额双双大幅攀升的情况。据第三方数据测算，分析医保谈判成功的创新药分年度统计累加采购总金额和总用量发现，其金额逐年增长，从2019年的494亿元升至2023年的1389亿元；用量增长更为迅猛，从10.3亿片/支增加至76.4亿片/支。进入医保目录后的创新药实现了"费量双增"，较大程度提高了专利药在国内的可及性和可负担性。据统计，2019~2023年有75个创新药进入医保目录，其中化药平均销量增幅为39137.1%，中药平均销量增幅为750%，生物药平均销量增幅646.3%。

（四）医疗机构在创新药流通中处于垄断和控制地位

在我国，医疗机构是药品（包括新药）销售的主渠道。《2023年全国医疗保障事业发展统计公报》显示，2023年，居民医保参保人员医药费用19581.56亿元，比上年增长19.4%。其中，在医疗机构费用19426.97亿元，在药店购药费用154.59亿元。居民医保住院费用目录内基金支付比例68.1%，三级、二级、一级及以下医疗机构支付比例分别为63.2%、72.4%、80.8%。对于创新药而言，进入医保目录并不意味着就能进入医院，原因如下。

1. 创新药进入医院目录需要经由特定程序和一定时间

创新药进入医院需经过医院内部药事管理与药物治疗学委员会（以下简称药事委员会）进行"药品遴选"后才能进入医院。与已经上市流通药品不同，新上市创新药从获得国家药监局上市审批许可到医院被临床医生详细了解，本身就有一个时间过程。新药获得上市资格后，需创新药企业进行学术推广和宣传，让临床医生及时了解最新进展和疗效，特别是了解和掌握药品的有效性和安全性信息证据后，临床医生才可能提交新药用药申请，然后才是所在科室会组织科内专家进行初步通选，再提交给医院药事委员会，召开入院药品遴选会，经评审公示最终确定新增的药品、淘汰或暂停的药品。在这个过程中，药事委员会秘书会还会对药品生产许可证、药品注册批件等相关证明文件进行形式审核并逐一补充与药品相关的市场准入、疗效、临床使用情况、药物经济学评价等辅助信息。由于每个医院药品品种有限额限制，不同医院根据自身情况药品目录也存在差异，因而，并不是每一种谈判药品均能进入所有医院。

2. 医院提高创新药配备率也需要一个过程

医疗机构目前仍然是国家谈判药品落地的主要保障渠道。医疗机构能否配备谈判药品、配备率有多少，会对谈判药品政策实施效率产生直接影响。理论研究和实地调研发现，药品通过谈判进入医保后，医院配备率一般会有显著提高，药品的类别会影响其在医院的配备情况。但配备会有一个逐渐增加的过程，要保证所有谈判药品短期内有很高的配备率或最终全部配备并不现实。影响药品在医疗机构配备的因素有很多，一般来说，治疗领域广泛、临床需求迫切的药品配备率相对较高。大型综合医院、专科医院、基层医疗机构各自配备的药品种类会有较大差别，相同治疗领域、相同作用机理的药品进医院时存在竞争关系，会影响其配备情况。此外，刚获批上市的药品需要经历市场推广、临床数据积累、临床专家认可的一个过程，客观上影响了其在医疗机构配备的时间。此外，部分地区仍然将谈判药列入"药占比""次均费用增幅"等指标考核范围，影响了医院配备费用相对较高的谈判药的积极性。

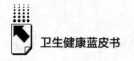

（五）药品零售机构呈现多元化多样化

在我国长期形成的医药不分体制下，药品零售的主渠道是医院药房，随着药品流通体制改革深入，社会零售药店数量不断增加，经营方式多样化，在药品流通中的地位和作用不断增强。

1. 药品零售药店规模和集中化程度不断提高

药店端是医疗机构之外药品销售的重要渠道，药店规模不断增加。国家药监局发布的《药品监督管理统计年度数据（2023年）》显示，截至2023年12月底，全国共有《药品经营许可证》持证机构688477家，其中零售连锁门店385594家，单体药店281366家。截至2023年底，全国药店数量超66万家。同时，集中度也有所提升。《2022年药品流通行业运行统计分析报告》显示，截至2022年末，药品零售企业连锁率57.8%，比上年提高0.6个百分点。2022年销售额前100位的药品零售企业销售总额为2184亿元，占全国零售市场总额的36.5%，同比提高0.9个百分点。其中，前10位销售总额1337亿元，占全国零售市场总额的22.3%，同比提高1.2个百分点；前20位销售总额1607亿元，占全国零售市场总额26.8%，同比提高1.3个百分点；前50位销售总额1976亿元，占全国零售市场总额的33.0%，同比提高1.3个百分点。随着零售药店规模扩大和集中度提升，特别是随着国家医保谈判药品"双通道"管理机制的完善和将定点零售药店纳入门诊统筹等政策的实施，零售药店将不断提升对接医保信息平台、电子处方流转平台等信息化建设水平，健全药品储存和配送体系，配备专业人才为患者开展合理用药指导。同时，零售药店持续探索专业化、数字化、智能化转型路径，积极拓展服务范围，开展健康体检、慢病自测、药事服务与慢病管理，为特药疾病患者提供咨询服务和跟踪回访，逐步从以商品销售为中心向以消费者服务为中心转型，更好满足人民群众日益增长的健康需求。《2022年药品流通行业运行统计分析报告》显示，在对终端销售中，对医疗机构销售额13539亿元，占终端销售额的68.8%，同比下降2.1个百分点；对零售终端和居民零售销售额6152亿元，占终端销售额的31.2%，同比上升2.1个百分点。

2."双通道"背景下创新药零售药店前景可期

近年来，我国创新药步入发展快车道，很多创新药能够及时被纳入医保目录，但进入医保目录并不意味着能够真正落地，很多患者无法从医院购买到国家医保谈判创新药或无法及时享受医保报销待遇。为确保国家医保谈判药品顺利落地，更好满足广大参保患者合理的用药需求，2021 年 4 月，国家医保局、卫生健康委发布《关于建立完善国家医保谈判药品"双通道"管理机制的指导意见》，将定点零售药房纳入谈判药品供应保障范围，形成定点医疗机构和定点零售药店两个渠道即"双通道"，使患者在医院外购药也可享受到与医院购药相同的医保报销待遇。"双通道"机制下，定点零售药房可以发挥其分布广泛、市场化程度高、服务灵活的优势，引导患者外流，增加厂商销售渠道，提高国谈创新药的可及性。据国家医保局统计，实施 3 年来，"双通道"国谈药品从 221 种已经扩充到 430 种。各地积极探索"双通道"的管理机制，提高了谈判药品的可及性。据统计，江苏已将 337 个"国谈药"纳入"双通道"管理。"国谈药"销售金额也从 2020 年的不到 40 亿元增加到 2023 年的 120 多亿元，使用人数从 360 万人次增加到 1800 万人次。可见，随着"双通道"管理机制的不断完善，以药养医体制不断破解，社会零售药店有望发挥更大作用。

三 当前创新药流通中面临的突出问题

近年来，我国生物医药行业快速发展，取得巨大成就和进展，但在流通中也面临一些突出问题，具体表现在以下几个方面。

（一）未建立合理的价格形成机制

创新药具有研发周期比较长、研发难度比较大的特点，企业历经"九九八十一难"，耗费了大量人力物力财力，把新药开发上市销售后，需要带给企业与其研发难度相匹配的"回报"，形成具有盈利潜力的商业模式，因而新药上市的价格是关乎企业"生死存亡"的大事。国外药品价格形成机

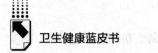

制，有像美国完全市场自主定价的，也有像日本被纳入社会保障体系的药品政府定价。我国创新药在定价方面总体处于较低水平。根据公开资料，百济神州的泽布替尼作为我国第一款出海的创新药物，海外定价大概是国内价格的10倍；君实生物的特瑞普利单抗中美定价差异约32倍；和黄医药的呋喹替尼中美价差约为23倍。尽管多年来我国药品价格尤其是对创新药价格政策在不断改革和完善之中，但依然没有形成有效合理的价格形成机制，发挥价格杠杆的导向作用，通过创新药价值发展鼓励创新。目前最大的问题是创新药不进入医保目录就很难进入医院，而进入医保目录就需要较大幅度降价，由此导致创新药高价就难保使用量，保证使用量就难以高价。2024年初，国家医保局下发《关于建立新上市化学药品首发价格形成机制鼓励高质量创新的通知（征求意见稿）》（以下简称《征求意见稿》），通过征求意见，从创新药物定价方面鼓励医药创新。创新药品高定价和对创新疗法高需求，一个是基于供方角度，另一个是基于需方角度。医保是总的大需方，所以药品价格越高，对应的支付压力通常也会越大。需求无限和供给有限，也就是稀缺性问题，这是一个在各行各业、世界各国普遍存在的问题，也是经济学一直要探索解决的问题，需要从管理上在供需中寻求平衡，形成合理价格机制。

（二）创新药医保谈判"量价互换"具有不确定性

"量价互换"是创新药国家医保谈判的重要工具，作为我国最大的医疗服务购买方，国家基本医保基于广阔的医保用药市场，与创新药生产企业开展价格博弈，力图以医保的用量规模来换取生产企业的优惠报价。不过，对于药品准入谈判中的量价关系，其价格的改变是明确的，以潜在的市场空间来换取优惠报价，但其数量的实现则是潜在的，进入医保目录后续真正的落地数量并无强制性的保证。即医药厂商在以较低价格换取进入医保目录的机会后，后续广阔的市场空间依然需要厂商去争取，去克服后续各种成本和障碍。据统计，当前医保谈判已开展8轮，准入药品数量由2016年的3款增加至2023年的126款，谈判药品的价格调整方面，新增药品平均降价

50%~60%，甚至一些临床价值较强的大品种降价幅度已经低于50%。但创新药后续落地情况不甚理想，影响企业进入医保目录的积极性。随着医保谈判工作不断开展，尤其是落地政策的研究不断深入，医保谈判量价互换政策意图的适宜性和可行性问题逐步被提出，成为医保谈判工作中不可回避的问题。

（三）创新药进入医院面临诸多障碍

作为我国药品销售主渠道，进入医院是创新药实现商业化和患者有药可用、可保的关键一环。近年来，我国越来越多的创新药能及时进入医保目录，但医保谈判药品落地情况并不理想。进院难、医生开药难、患者买药难，是创新药在传统医疗渠道的"三难"问题。中国药学会2021年对1420家样本医院的一项调研显示，2018~2019年被纳入国家医保目录的肿瘤创新药，进入医院的仅25%。RDPAC发布的《国家医保谈判药品落地现状和地方实践经验研究报告》显示，截至2022年6月底，多数国谈肿瘤药的重点医院进院率约20%~50%，从全国3328家三级医院来看，进院率2%~14%，多数低于10%，个别超过20%。从2022年6月到2023年9月，各批谈判药品在我国医疗机构的进院数量均持续增加。然而，谈判药品总体配备水平依然较低，截至2023年9月底，260个样本谈判药品在全国三级医院覆盖率的中位值为7.8%（261家），约60%的样本药品仅覆盖不到10%的三级医疗机构。

创新药进院率不仅低，而且国家谈判药品医保准入协议周期短，一般只有两年，短期内如果不落地，医保准入协议就会落空。医疗机构作为创新药销售的主要渠道，如果进不了医疗机构，企业销售和患者用药都会受到很大影响。创新药进入医院难主要表现在：一是医疗机构尚未普遍建立与医保谈判相适应的药事会制度。药事会召开慢、经地方医保卫健部门多次督促后才召开，甚至存在个别医院多年未召开的现象。二是医疗机构药品品种数量管理导致谈判药品无法得到"应配尽配"。医院用药目录品种数控制是新药进院数量受限的首要原因，新药进入医院需要医院考虑如何"腾笼换鸟"，仍按之前等级医院规定总数框定了三级医院≤1500个，二级医院≤1200个，而结构调整层面，集采、基药品种有明确要求优先保证，国谈药大多不属于基药。三是医院绩效考核和医保费用管理影响创新药按需使用。谈判药品进院后，依然有部分政策对临床按需开具处方造成制约，包括公立医院绩效考核中的次均费用增幅、医疗收入增幅、基本药物占比和医疗服务收入占比考核，以及医保费用管理方面的医保总额控制和DRG/DIP支付政策。在这些政策因素影响下，部分医院出现了限制单张处方金额、限制药品用量、停用高价药品、被纳入医院用药目录后迟迟不采购等现象。另外，医生临床用药理念和行为受药品临床学术推广时间影响。

（四）创新药在零售终端的流通存在障碍

为解决国谈创新药"入院难"的困境，国家探索"双通道"管理机制，一些省份根据本地需求积极探索，零售药房也积极布局，但从实施情况来看，国谈创新药在零售终端的流通仍面临一些问题。一是零售终端补充作用短期内难以充分发挥。这主要是因为国谈创新药的诸多品种中，新增国谈创新药和罕见病药物，在医院内配备少，短期内零售药房也无法保障供应；而各地"双通道"药品中包含的大量常见病和慢性病治疗用药，按照"双通道"用药的"三定""五定"管理要求，在"双通道"特定诊疗与报销管理流程下配药流程拉长，开药较为不便。二是国谈创新药放量拉动效应不明显，地区配备差异较大。据《卫生经济研究》对《"双通道"背景下国谈创新药零售终端流通现状》有关统计，国谈创新药进入医保后在零售药房的销量大幅增加（增幅250%），但销售总额从1.11亿元下降至1.08亿元，销售增量不足以抵消销售价格下降的影响，药品整体利润下降[1]。且国谈创新药在东部配备品种较多，西部如新疆配备较少，区域差异十分明显。三是零售药店运营"双通道"发展可持续性受限。"双通道"药店实施高标准、

---

[1] 付瑞枫、茅宁莹：《"双通道"背景下国谈创新药零售终端流通现状》，《卫生经济研究》2023年第2期。

高要求建设，运营成本较高，而谈判药品销售价格受限，导致药店面临成本投入和利润产出不匹配的困境，运营压力较大。且零售药店数量多，规模小，竞争激烈，消费者满意度低、加上消费者向线上转移等，零售药房线下门店订单持续减少，压力较大。

（五）创新药现代流通水平总体偏低

突出表现如下。一是创新药流通主体集中化程度低。我国药品流通企业数量众多，但规模较小，远远低于国外流通企业规模，难以发挥流通的市场先导作用。流通企业区域发展不平衡十分明显，创新药生产、流通百强企业主要集中在长三角、珠三角和环渤海等经济发达地区，零售药店网络也主要集中在大、中城市及沿海发达省份，而在广大小城市和农村地区，药品零售网点少，难以保证及时、方便地供应创新药。二是创新药现代流通方式相对落后，市场主体物流技术和信息化水平低。现代流通是涵盖生产和流通全过程的全要素、全开放流通，现代物流配送、电子商务、连锁经营、供应链管理等现代流通方式是现代流通的技术支撑，在创新药流通实践中应用能更好保证药品这种特殊商品在流通全过程中的安全性、可追溯性，提高流通效率。如当前药品尤其是创新药信息的不对称性及传统信息技术的不足，使流通环节的信息传递存在"长鞭效应"，迫切需要建立全流程追溯体系，及时动态跟踪新上市药品可能存在的不良反应等。三是创新药供应链体系尚未实现协同。随着全球化进程的加快和人类疾病谱的变化，我国药品流通环节仍存在很多问题需要解决，医药电商快速发展，但医药电商缺乏专业人员，B2B、B2C、O2O 三类物流模式均存在诸多问题，亟须抓住医改良机，重构药品供应链步入发展快车道，推动创新药品供应链流通环节的整合优化协同，早日实现供应链智能化。

四　完善创新药流通机制的建议

完善创新药流通机制是一个复杂的系统再造问题，是一个涉及多个部

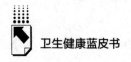

门、多个行业、多个利益群体的创新药流通全过程系统工程，迫切需要创新思路，解决一些创新药流通中面临的障碍，在保证创新药流通全过程安全性同时，提升创新药流通效率和效能。

（一）研究改革创新药定价办法

生物医药产业对发展新质生产力意义重大，新药研发难度大、周期长、投入多、失败率高，属于高难度的创新、高风险的投资。10 个进入一期临床试验的药物，能够成功上市的只有 1 个。对这类高风险投资应当允许有高回报。唯有如此，才能吸引科学家踊跃投入源头创新，吸引投资者支持生物医药的源头创新。创新药定价，建议建立以临床价值、社会价值为基础和导向的价格形成机制，允许企业自主定价，真正发挥市场的决定性作用。这是专利产品市场独占的必然要求，也是稳定企业市场预期、增强投资者信心的必然要求。

（二）探索创新药进入医院的路径

为破解国谈创新药进入医院难困境，国家相继发布了关于加速国谈药进院的相关政策，但效果并不明显。这主要是流通背后推动"三医"协同改革和医院高质量发展的纵深阻力依然较大。应切实实行医药分开、政事分开、管办分开、营利和非营利性分开等"四个分开"，尤其医药分开是建立药品现代流通体制的关键，长期看要逐步推动医药分开，短期内在当前医院作为创新药销售主渠道背景下，探索创新进入医院路径。建议国家制定国产创新药入院审核"绿色通道"，研究取消创新药进入医院的各种限制和取消医院药事委员会批准采购新药的规定，及时出台实施力度强和可操作性强的入院实施细则，构建"政府—企业—医院"的互动共治模式。

（三）完善医保谈判落地"双通道"机制

目前，各地的"双通道"药品管理、定点零售药房管理和医保结算政策等存在一定差异，尤其是被纳入"双通道"管理的药品品种不同，给生产企业和零售药房进行布局带来困难，且增加了政府部门的监管风险，加大了医保基金管控压力和异地结算难度。建议出台《关于建立完善国家医保谈判药品"双通道"管理机制的指导意见》的实施细则，加快建设形成省级统一的"双通道"管理系统，逐步统一各地"双通道"药品政策、品种与管理方式。针对临床需求量大且患者受益较多的药品，如慢性病药物、肿瘤用药等，取消"三定""五定"限制，实现医院内外同等配备；对于部分使用量不大和未通过药事委员会的药品，则尽量由零售药房配备。同时，处方获得与全流程监管是国谈创新药在零售药房顺利流通的必要条件，因此亟须建立全国电子处方和统一高效的电子处方流转平台，在此基础上制定处方外流激励机制，实现患者用药申请、复查评估、处方流转、药品结算、基金监管全程闭环服务，推动医药分开。

（四）全面提升创新药现代流通水平

发展创新药现代流通是深化药品流通体制改革的重要举措。要着眼于鼓励医药企业研发创新，按照创新药流通全过程物流、商流、信息流和资金流分离的规律，以信息化为主导对创新药流通全过程进行系统再造和供应链管理。加快信息化建设，通过建立强大的信息管理系统，实时监测分析共享大数据如云计算，为快速分析供需变化提供了一个安全经济的数据信息共享平台，为创新药流通的利益相关者的业务决策执行提供有益的帮助，以实现"互联网+"背景下药品流通智能化、信息化转型。要以创新药流通探索推动医药分开，在信息化供应链体系下确保电子处方的流动性，即在保证创新药全过程安全性和可追溯性前提下，通过公立医院现代流通再造，信息系统的构建将创新药流通全过程与药品供应商、物流服务商和医院管理对接，实现即时动态查询，动态管理创新药的使用和流通，通过处方筛查和评价，及时发现可能的不合理用药行为。要不断整合供应链，大力发展医药物流技术，发展第三方物流，创新医药现代物流方式，通过横向联合和纵向深入，实现规模化、集约化和国际化经营，合理配置和利用资源，提高企业效率和核心竞争能力，降低运营成本实现规模经济。

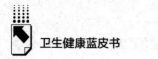

参考文献

胡善联：《中国医保药品价格谈判回顾和展望》，《卫生经济研究》2024 年第 1 期。

陶立波、王芳旭：《医保药品准入谈判的"量价互换"机制探讨》，《中国医疗保险》2024 年第 5 期。

中国外商投资企业协会药品研制和开发工作委员会：《国家医保谈判药品落地现状和地方实践经验研究报告》，2024 年 1 月。

方佳、丁保扬、臧恒昌：《基于智能供应链视角下药品流通环节的挑战研究》，《中国药事》2019 年第 4 期。

探索篇

B.11
我国医药卫生体系改革创新的
主要进展与战略路径

沈家文*

摘　要：　近年来，我国深入推进医药卫生体制改革，取得了一系列重大成效与进展，但医疗卫生体系发展不平衡不充分、公立医院公益性淡化等深层次问题逐渐凸显。新时代新征程，应进一步深化医药卫生体制改革，以三医协同发展、医疗服务价格改革为重点，加快构建有为政府与有效市场更好结合的新时代中国特色医药卫生体系。本文梳理我国医药卫生体制改革的政策重点，分析改革面临的困难和挑战，提出了深化医药卫生体制改革的战略路径与重点举措。

关键词：　医药卫生　医疗服务　深化改革

* 沈家文，中国国际经济交流中心研究员，国家发改委研究系列经济类研究员、高级工程师、应用经济学博士后、管理学博士，主要研究方向为创新发展战略与创新政策。

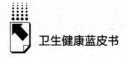
党的二十届三中全会《中共中央关于全面深化改革若干重大问题的决定》提出，"深化医药卫生体制改革。实施健康优先发展战略，健全公共卫生体系，促进社会共治、医防协同、医防融合，强化监测预警、风险评估、流行病学调查、检验检测、应急处置、医疗救治等能力"。近年来，我国深入推进医药卫生体制改革，取得了建立健全全民基本医疗保障制度、基本药物制度、基层医疗卫生服务体系等一系列重大成效与进展，但是医疗卫生资源配置不平衡、公立医院公益性淡化等深层次问题逐渐凸显。全面建设社会主义现代化国家新征程，深化改革医药卫生体制，医保、医疗、医药协同发展和治理，加快构建有为政府与有效市场更好结合的新时代中国特色医药卫生体系，具有重大意义。

一 我国医药卫生体制改革创新不断取得新进展

（一）人民群众看病就医获得感安全感不断提升，个人卫生支出占全国卫生总费用的比重逐步降低

随着我国深化医药卫生体制改革，着力推动解决群众看病就医问题，个人卫生支出占全国卫生总费用的比重继续逐渐降低，人民群众看病就医获得感安全感不断提高，城乡居民健康素养水平稳步提升。2012年11月，党的十八大报告指出，"重点推进医疗保障、医疗服务、公共卫生、药品供应、监管体制综合改革，加快推进基本医疗卫生制度建设"。公立医院逐步取消药品耗材加成、上调医疗服务价格，医用耗材、检查检验、诊断设备成为医院增收新渠道。2017年10月，党的十九大报告提出"深化医药卫生体制改革，全面建立中国特色基本医疗卫生制度、医疗保障制度和优质高效的医疗卫生服务体系，健全现代医院管理制度"。2019年11月，国务院深化医药卫生体制改革领导小组印发《关于以药品集中采购和使用为突破口进一步深化医药卫生体制改革的若干政策措施》，提出以药品集中采购和使用为突破口，促进医疗、医保、医药联动。2020年2月，《中共中央 国务院关于

深化医疗保障制度改革的意见》印发，提出全面建立中国特色医疗保障制度，着力解决医疗保障发展不平衡不充分的问题。2021年10月，国务院深化医药卫生体制改革领导小组印发《关于深入推广福建省三明市经验 深化医药卫生体制改革的实施意见》，提出加大力度持续深化医疗、医保、医药联动改革。2012年，我国居民健康素养水平为8.8%，2023年达到29.70%；城市居民为33.25%，农村居民为26.23%；东、中、西部地区居民健康素养水平分别为33.30%、28.85%和24.44%。2022年全国个人卫生支出占卫生总费用的27.0%，呈现逐年下降趋势（见图1）。新发展阶段，应促进优质医疗资源均衡布局，增强公共卫生服务能力，构建有序的就医和诊疗新格局。

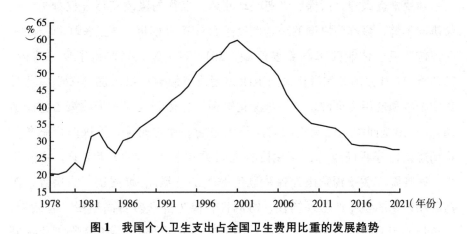

图1 我国个人卫生支出占全国卫生费用比重的发展趋势

资料来源：Wind 经济数据库。

（二）深入落实"全面取消以药养医"

近年来，国家出台一系列政策推动取消以药养医，统筹推进医药流通领域改革。2009年，中共中央国务院印发《关于深化医药卫生体制改革的意见》，公立医院补偿改为服务收费和财政补助两个渠道，取消了原有的药品加成收入。2011年，启动解决"以药养医"的公立医院改革试点，在北京探索医院药房"托管"。2015年，国务院办公厅印发《关于城市公立医院综合改革试点的指导意见》，要求试点城市全部取消县级及以上公立医院药品加成，实施医药分开改革。2016 年，国务院印发《"十三五"深化医药卫生体制改革规划》，公立医院取消药品加成，通过调整医疗服务价格、加大政府投入、改革支付方式、降低医院运行成本等，建立科学合理的补偿机制。2017 年，党的十九大报告指出"全面取消以药养医，健全药品供应保障制度"。新时代，公立医院改革是医药卫生体制改革的重点任务，医药分开是深化公立医院改革的重要内容，是全面取消以药养医的关键举措。

（三）构建医保、医疗、医药协同发展和治理体系

加快推进医疗、医保、医药联动改革。以往的医改实行分权分治，政策协同不够，多部门协调的综合性改革目标难以推进，"三医联动"是三明市医药卫生体制改革的重要经验，2012 年实施以来取得了良好成效。2019 年 11 月，国务院深化医药卫生体制改革领导小组印发《关于以药品集中采购和使用为突破口进一步深化医药卫生体制改革若干政策措施的通知》，提出全面深化国家组织药品集中采购和使用改革，推进医疗服务价格动态调整等联动改革，深化医保支付方式改革。2020 年 2 月，中共中央、国务院《关于深化医疗保障制度改革的意见》，增强医保、医疗、医药联动改革的整体性、系统性、协同性，保障群众获得高质量、有效率、能负担的医药服务。2021 年 5 月，国务院办公厅印发《深化医药卫生体制改革 2021 年重点工作任务》，提出完善分级诊疗体系，加强公共卫生体系建设。2021 年 10 月，国务院深化医药卫生体制改革领导小组印发《关于深入推广福建省三明市经验 深化医药卫生体制改革的实施意见》，提出加大力度推广三明医改经验，深化医疗、医保、医药联动改革。2022 年 5 月，《国务院办公厅关于深化医药卫生体制改革 2022 年重点工作任务的通知》印发，提出深入推广三明医改经验，着力增强公共卫生服务能力，落实政府在卫生健康领域的投入责任。2022 年 10 月，党的二十大报告提出"深化医药卫生体制改革，促进医保、医疗、医药协同发展和治理"，新形势下的医药卫生体制改革被赋予了新内涵。

（四）以公立医院改革、医疗服务价格改革为重点推进医药卫生治理现代化

深入推进医药卫生体制改革，重点改革医疗卫生系统的体制机制弊端和难点堵点问题。2022 年 10 月，党的二十大指出，"深化以公益性为导向的公立医院改革，规范民营医院发展"。2016 年 7 月，发展改革委、卫生计生委、人力资源和社会保障部、财政部印发《推进医疗服务价格改革的意见》，提出"推进医疗服务价格分类管理，逐步理顺医疗服务比价关系，改革医疗服务价格项目管理，推进医疗服务定价方式改革"。公立医疗机构提供的基本医疗服务实行政府指导价，非公立医疗机构提供的医疗服务落实市场调节价政策。统筹考虑取消药品加成及当地政府补偿政策，同步调整医疗服务价格。扩大按病种、按服务单元收费范围，逐步减少按项目收费的项目数量。基本医保基金支付的实行市场调节价的医疗服务，与医疗机构谈判合理确定医保支付标准。2021 年 8 月，国家医保局、国家卫生健康委、国家发展改革委等八部门印发《深化医疗服务价格改革试点方案》，提出加快建立科学确定、动态调整的医疗服务价格形成机制，持续优化医疗服务价格结构。新发展阶段，医药卫生体系改革应重点推动公立医院公益性导向、医疗服务价格、公立医院补偿机制、医保支付方式改革，加快我国医药卫生治理现代化。

二　我国医药卫生体制改革创新面临的新困难新挑战

（一）增强医疗卫生体系发展的均衡性可及性

我国医疗卫生体系发展不均衡的矛盾较为突出，深化医疗卫生体制改革面临不少结构性难题，公立医院与民营医院、中心城市大医院与边远基层小医院、实体医院与互联网医院的两极分化问题需要加快解决。一是民营医院与公立医院难以形成有效竞争或有效补充，公立医院具有政府财政补贴、政

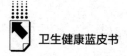

府基建投资、优惠税收政策、人力资源和医疗技术优势，医疗卫生领域的市场竞争机制通常失灵。二是边远基层医疗机构与中心城市大医院的发展差距越来越大，中心城市大医院吸引了越来越多的优质医疗资源，集聚效应越来越明显；而基层的医疗技术水平越来越难以满足群众日益增长的医疗需求，分级诊疗政策难以落实。三是互联网医疗在解决医疗资源不平衡和群众健康医疗需求矛盾方面还远远没有发挥应有的重要作用，我国医疗数字化网络化发展处于起步阶段，互联网医院尚未充分发展形成规模，目前还没有与实体医院形成合理均衡配置。

（二）合理控制快速上涨的医药卫生费用支出

合理控制医药卫生费用支出过快增长，这是医药卫生体制改革的难点。改革开放以来，我国医药卫生费用支出在国内生产总值中的比重快速上升，不断创出历史新高。2022年，全国卫生总费用推算为84846.7亿元，占国内生产总值的比重为7.0%；其中，政府卫生支出占28.2%，社会卫生支出占44.8%，个人卫生支出占27.0%。目前我国医疗机构的经费来源主要有地方财政拨款、医疗服务收入、药品差价收入等，地方财政拨款取决于地方政府的财政能力，基层的集体所有制医疗单位由乡镇筹款和县财政拨款资助。公立医院占我国医院总量的七成，公立医院的大部分收入通过市场营利业务获得，主要依靠赚取药品差价，公立医院药品份额占全国药品销售总额的比重一度高达70%。当前，亟待贯彻落实全面取消以药养医，构建符合中国国情的基本医药卫生体系，合理控制卫生费用支出，这是医药卫生事业高质量发展的重要基础（见图2）。

（三）完善公立医院经费补偿机制

我国医疗机构公益性激励机制尚未形成，公立医院改革动力不足，完善公立医院经费补偿机制是公立医院改革的关键。近年来，我国政府对于医疗卫生领域的投入不断增加，政府卫生支出占全国卫生费用的比重从2002年的4.12%持续上升至2021年的8.35%，创历史新高。2023年，我国卫生健

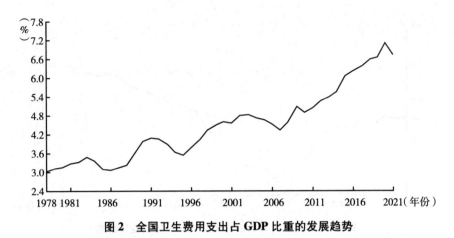

图2　全国卫生费用支出占 GDP 比重的发展趋势

资料来源：Wind 经济数据库。

康支出预算为 24211 亿元，占全国一般公共预算总支出的比重为 8.8%。但是，目前政府财政补助占我国公立医院总收入的比重不足 10%，我国医疗机构仍然主要依靠市场创收，无法完全通过政府财政渠道解决，公立医院改革的财政经费支撑远远不够。医生的阳光收入偏低，药品回扣和红包成为医生增加收入的重要渠道；医院、医生、医药企业都存在强烈的逐利动机，过度检验、过度治疗、过度开药等现象频发。比较看，香港特区的公立医疗机构 92% 以上经费由政府财政拨款方式提供，医疗服务收入仅占香港公立医院总收入的 3%~6%；香港的私营医院可以依据医疗服务成本自主定价，普通门诊挂号费为 200~400 港元。随着我国医疗卫生体制改革持续深入推进，公立医疗机构将全面取消以药养医，也将逐渐告别以检养医，但是，医药分开需要给予医疗机构相应的改革动力和经费支撑，通过改革医疗服务定价机制、加大政府财政投入、改革医保支付方式、发展商业医疗保险、加强医院运行成本管理等举措，加快完善公立医院经费补偿机制（见图3）。

（四）加快构建科学合理的医疗服务价格形成机制

运用科学合理的价格机制引导医院和医生提高医疗服务质量并自觉维护广大患者医疗费用的合理支出，是深化改革医疗服务价格机制的重点。我国

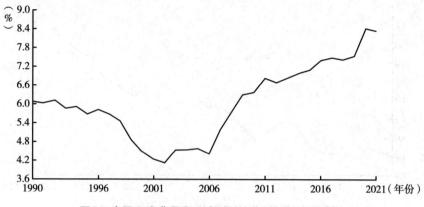

图3 全国卫生费用占政府财政支出比重的发展态势

资料来源：Wind 经济数据库。

多年来实施"以药养医"补偿机制，药品费用占全国医疗总费用的比重达45%，一度成为全球药占比最高的国家。公立医院的医疗服务价格机制扭曲，医疗服务定价长期偏低，医务人员的劳动价值没有得到尊重和体现。我国2009年开始启动取消以药养医，2016年启动医疗服务价格改革，而推动医药分开是长期的渐进式改革过程，"以医养医"短期内不可能一蹴而就。医药分开在西方国家历经了几个世纪的推进过程，形成了医师和药师之间的监督制约机制。日本的渐进式医药分开经历了半个多世纪，前期主要是促进零售药店行业发展、提高药剂师行业地位来推动医药分开，后期主要是管控药店和药价、强化仿制药替代策略，取得了较好的改革成效。虽然"以药养医"或"以医养医"的本质都是患者养医，但"以医养医"有利于促进医疗机构提高医疗服务质量来缓解医患矛盾。新征程，要全面取消以药养医、加快医药分开、推进以医养医，科学合理的医疗服务价格体系是前提。

三 推进医药卫生体制改革创新的战略思考

新时代新征程，有为政府与有效市场更好结合，医保、医疗、医药协同发展，进一步改革医药卫生体系的难点堵点问题，健全基本医疗服务体系、多层次医疗保障体系、公共卫生服务体系、药品供应保障体系，构建新时代中国特色新型医药卫生体系。

（一）深化医药卫生体制改革创新的关键路径

1. 有为政府和有效市场协同构建新型医药卫生体系

政府和市场协同推进基本医疗卫生服务和非基本医疗卫生服务协调发展。一是有效市场和有为政府更好结合，公平与效率并重，政府主导基本医疗卫生，发挥政府在制度设计、资源布局、产业政策、行业监管、社会保障等方面的引导作用。发挥市场在资源配置方面的决定性作用，商业健康保险、医药产业发展、非必需医疗服务等方面充分发挥市场竞争优势。二是民营医院实行市场化运营，主要提供个性化医疗健康服务，非基本医疗服务可以依据医疗服务成本在规定范围内自主定价，让患者有较多自主选择权，可以自费享受更周到、更高质量的差异化医疗服务。三是深化公立医院公益性改革，公立医院以提供基本医疗服务为主导方向，让医疗卫生改革成果惠及全民，政府制定医疗市场发展规划、标准体系、管理规则，维护市场有序运行，引导市场有序竞争，减少市场逐利性的负面因素。四是建立健全政府为主、市场为辅的公共医疗服务体系。构建公立医院与民营医院相辅相成的多元化多层次医疗服务架构，处理好医疗服务公益性与效益性的关系，更好地发挥政府作用，加强医疗服务市场竞争机制。

2. 深化医疗服务定价机制改革，构建科学合理的医疗服务价格体系

一是理顺医疗服务价格，加快构建科学合理的医疗服务价格体系，医疗服务定价评估指标坚持医疗服务收入结构、要素成本变化、药品和医用耗材费用占比、大型设备收入占比的成本定价法和收入测算法，实现医院卫生费用增长、医保基金收支结余、患者自付水平、居民消费价格指数等多方利益均衡。二是建立分级定价机制，适当拉开不同等级的医疗机构之间的定价差距，探索引入中长期的患者临床疗效综合评估、患者自主报告健康结局机制作为调价依据，以价格杠杆推动医疗服务优胜劣汰，通过绩效考核机制激励支持诊疗能力高、患者满意度高的医务人员。三是健全医院治理机制，强化

医院社会责任。公立医院医疗服务收费主要用于医务人员工资保障，完善提高医疗质量效率和技术服务水平的考核机制。

3. 医疗卫生数字化改革带动传统医药卫生体系存量转型

一是加快医疗卫生数字化发展，带动医疗卫生体制改革的整体推进，互联网医疗服务领域率先实现取消以药养医、率先实现线上药品供应体系、率先建立起公益性医疗卫生服务体系，数字化医疗服务领域实施医疗、药品分开经营。二是调动社会资源参与医药卫生数字化。医疗卫生数字化是倡导创新、协调、开放、共享的新领域，提供更全面完善的数字化服务，提升医疗服务质效，让民众分享数字化改革红利。三是推动医疗医药医保的线上线下深度融合，加快建成多元化多层次医保制度体系。发挥政府、社会、市场、企业、个人的协同作用，减轻国家财政负担，满足不同层次的患者就医需求。

4. 医保、医疗、医药联动改革，强化公立医院公益属性

一是统筹推进三医联动改革。公立医院的基本运营成本主要由政府财政负责，充分发挥社会保障、商业医疗保险的协同作用，构建多元化多层次医疗保障体系。二是深化公立医院公益性改革，对目前扭曲的医疗服务收费价格体系进行调整，促进全面取消以药养医，深入推进医疗服务价格机制改革，将公立医院的主要收入来源由药品费用收入转变为医疗服务收费。三是加大基础医疗卫生等公共服务的政府投入，让公立医院回归公益属性，抑制医院的逐利冲动，切实减轻患者负担，恢复医生的社会声誉。"政府养医"是医疗卫生事业发展的关键路径，也是新时代深化医药卫生体制改革的核心支撑。四是完善分级诊疗体系，发挥医疗服务价格杠杆作用，加强三甲医院的疑难杂症诊断医治功能，减弱三甲医院的常见病简易门诊功能，提高基层医疗卫生服务能力，促进城乡医疗服务有序有效衔接。

5. 加强公立医院思想政治工作与深化医院管理体制改革协同推进

一是公立医院开展扎实有力的政治思想工作。随着取消药品加成、医用耗材零差价、医保支付方式改革、互联网医疗等政策推出，公立医院的管理体制、资源配置、运行机制等发生变革，医务人员思想行为出现了新变化，

要着力解决逐渐凸显的各类矛盾。二是加强对医疗卫生系统的党员教育培训，深入贯彻习近平新时代中国特色社会主义思想，推进医药卫生体制改革政策落实，促进医院思想观念转变，改变"以药养医"思维，加强以提高诊疗技术水平、提高医疗服务质量、提高社会效益为核心的医疗价值观，增进人民群众的就医获得感。三是加强医院管理体制改革，强化医院内部管理。健全医院成本管理体系，做好成本预算和成本控制；确定医疗治疗项目的成本定额，严格药品耗材使用管理。四是思想政治工作与公立医院改革更加紧密结合。思想政治工作是党的优良传统，发挥思想政治工作优势，增强基层党组织凝聚力战斗力，营造良好改革氛围，激发医改精神动力，强化四个意识，推进医改纵深发展，保证医改政策高效落地。

6. 建立健全中西医紧密结合的中国特色医疗卫生服务体系

一是深化改革中西医结合的体制机制，中医药全面参与国家医疗卫生体系建设，确保中西医结合、中西药并用的各项政策落地见效。二是中医药创新发展和中西医结合联合推进，发展中药材资源、中医中药理论，推动更多新材料、新技术、新方法应用于中医药医疗健康服务。三是健全中西医协同创新体系，推进中西医联合攻关，建立重大疑难疾病防治的中西医结合医疗模式。四是健全中医药参与公共卫生应急响应的制度保障，确保中医药发挥作用，形成中西医发展合力。五是预防与救治并重，深入实施重点疾病早筛、早诊、早治行动，做细重点人群健康服务，全面保障群众疾病预防和就医住院需求。

（二）推进医药卫生体制改革创新的重要举措

1. 加强中医药为主的农村医疗卫生体系建设，中西医并行发展

一是建设以中医药为主的农村医疗卫生体系，充分发挥中医全科性、中药低成本对于中国农村缺医少药状况的独特效用，全面提高农村医疗卫生水平。二是农村医疗优先将国家发布的中医优势病种纳入按病种付费范围，提高中医医疗机构、中医病种的系数和分值。三是充分发挥中西医结合优势，加强全科医生队伍建设，中西医并行发展，大力促进中医药创新，加速中医

药现代化进程。四是健全基层医疗机构与三甲等大型医院的常态化合作机制，加强预防、治疗、护理、康复有机衔接，推广互联网会诊、互联网预约转诊、互联网复诊。

2. 加快健全多层次医疗保障体系，大力发展商业健康保险

一是加快健全社会医疗保险、商业医疗保险并行发展的多元化医疗保障体系。强化政府对于老弱病残幼等弱势群体的基本医疗保障职责，提高政府对于医疗医药医保体系的统筹协调能力；发挥市场资源配置效率优势，大力发展商业医疗健康保险体系。二是提高基本医疗保障水平。统筹城乡基本医疗保险制度，完善基本医疗保险和商业健康保险的有效衔接，加快健全多层次医疗保障体系，有效减轻人民群众看病治病负担。调整医保的等级划分标准，加大基层医疗机构和大医院门诊统筹报销的不同比例，加大患者在基层医疗机构就医治病的激励力度。三是健全商业健康保险监管的法律法规，完善商业健康保险支付体系，建立全面的创新药价值评估体系，规范监管标准，明确药品经济性判定指标。四是建立有区别的多层次医保支付价格体系，附加临床价值评估与药物经济学评价相结合，因地制宜设立更高的国产新药支付标准，给予更高的医保报销比例、实现更高的医保报销及时性，完善以价值评估为基础的新药医保谈判准入。五是探索建立医疗服务体系运行过程中的购买者竞争模式，形成医保基金和商业医疗保险共同参与的市场竞争机制。

3. 加快财政补偿机制改革，为公立医院改革提供基本经费保障

一是加快统筹推进公立医院补偿机制、分级诊疗、医疗控费、医保支付改革，完善激励约束机制，增强改革的系统性、整体性、协同性。二是保障医药卫生改革所需资金，推动公立医院基本经费由政府以财政拨款方式提供，支持和鼓励医改试点城市率先建立符合行业特点的医务人员薪酬制度和调整医疗服务价格。三是财政投入向基本医疗卫生服务倾斜，加大公立医疗卫生机构建设力度，夯实基层医疗卫生软硬件基础设施，健全基层医疗卫生服务体系，推进分级医疗制度落实。四是加强区域医疗卫生绩效考核，建立健全卫生财政预算和成本体系管理责任机制，有效控制政府卫生经费开支，提高医院服务质量、医疗效率和患者满意度。

4. 大力推进医疗卫生数字化改革，建立健全基层远程医疗服务体系

一是大力推进医疗卫生数字化发展和医保体系数字化改革，完善互联网医药物流服务体系，提高数字化医疗服务的可得性、普及性和便利性。加快建设乡村远程医疗服务体系，提升基层医疗卫生服务数字化水平，推进基层医疗机构的智能化辅助诊断应用。二是加快建设医药卫生大数据中心，建设政府监管下的医保处方数字化平台，构建统一标准的医保医疗医药数据监管体系。三是提高数字化诊疗质量和安全，运用区块链技术让医疗服务实现全程可追溯，建立健全医疗卫生数字化的法律法规和技术规范。四是建立合理合规用药数字化考核机制。运用智能技术实时记录医疗、医保、医药的数据流、业务流数据并动态分析，对医生处方的用药有效性、合理性等进行定期考评并纳入医院考核指标，不断探索新路径新方法，建立更加健康、公平和透明的医疗服务体系。

参考文献

习近平：《高举中国特色社会主义伟大旗帜 为全面建设社会主义现代化国家而团结奋斗》，《人民日报》2022 年 10 月 26 日，第 1 版。

沈家文：《后疫情时代医疗保障数字化改革的战略路径》，《中国经贸导刊》2022 年第 4 期。

沈家文：《我国生物创新药发展战略与政策思考》，《中国经贸导刊》2023 年第 3 期。

薄澜、金钰、王少康：《浅述香港医疗卫生管理体系及对内地医疗卫生体制改革的启示》，《今日财富》2018 年第 20 期。

应晓华：《"三医联动"如何保证公立医院公益性》，《中国社会保障》2022 年第 12 期。

余艳红：《发挥中医药独特优势和作用 构建强大的公共卫生体系》，《学习时报》2020 年 8 月 7 日。

李滔、张帆：《德国医疗卫生体制改革现状与启示》，《中国卫生经济》2015 年第 4 期。

孔艺颖：《我国医疗卫生体制历史沿革、问题根源与对策建议》，《发展研究》2018 年第 10 期。

吴佳男：《按疗效价值付费破解"中医西化"难题》，《中国医院院长》2023 年第 1 期。

柴广翰：《健康中国 时代印记》，《健康中国观察》2022 年第 11 期。

黄晓、朱丽云、梁力中、曾志嵘：《探索建立适合中医药发展的医保支付体系》，《中国医疗保险》2022 年第 5 期。

郑智维、刘莉婷：《全国样本三明医改的 10 年》，《民生周刊》2022 年第 15 期。

袁敏：《公立医院医疗服务价格动态调整业财融合管理的探讨》，《财会学习》2020 年第 22 期。

侯凌燕、张真：《医药分开，二级医院如何应对挑战》，《中国社会保障》2017 年第 10 期。

B.12
促进生物医药投资的支持政策研究

吴云飞*

摘　要： 生物医药产业当前面临紧迫的融资困境。投资活动持续趋冷有多重因素，资本市场政策变化、外部环境恶化叠加在了行业周期上。面对这些不利因素，需要针对性采取多种措施共同发力。包括促进资本市场服务实体经济，活跃风险投资和股权投资活动，扩大生物医药产品支付途径，阻断行业周期恶化，国有资本特别是地方资本应该承担起稳定市场、支持本地创新企业的责任。

关键词： 生物医药产业　商业保险　国有资本

2023 年是中国生物医药产业投资规模下滑较快、行业融资难度较大的一年。投融资活动遇冷的原因有资本市场政策变化、行业周期快速下行、外资撤离、脱钩断链、投资人结构性变化、国有金融机构顺周期行为等多方面因素。多重因素的冲击导致的投融资规模下滑不仅使得企业盈利困难，再投资困难，投资向头部企业过度集中，小企业和初创企业融资困难，而且会造成部分关键技术发展中断，部分研发和生产领域消失。这给生物医药产业造成不可估量的损失。

为了有效促进生物医药产业投资活动，利用金融的资源配置作用促进生物医药产业高质量发展，需要从多个方面扭转当前投资下滑的趋势，着力提升投资效率。资本市场角度，需要提高投资市场活跃度、打通投资退出通

---

* 吴云飞，中国国际经济交流中心博士后，中融国际信托资产管理事业部董事总经理，主要研究方向为生物医药产业投融资。

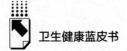
道。政策角度，促进创新药进入医保目录及医院采购目录。保险政策角度，尽快退出商保目录，积极鼓励商业保险机构推出包含创新药的商业保单，并实现市场化定价。产业角度，需要促进产业发展，引导生物医药企业避免过度内卷，向医药市场需求大的领域多做研究。财税角度，加大对人民健康生活影响大的关键领域企业的税收支持。

一　生物医药投资现状

生物医药产业的投融资状况可以从资本市场、行业周期、国际环境等方面反映出来。资本市场表现主要包括 IPO 公开上市、私募股权投资、并购等；行业周期主要包括企业研发产出等；国际环境主要是外资投资状况和国际企业变化等。

2023 年是生物医药的资本寒冬，更是资本市场的寒冬。2019～2022 年A 股 IPO 首发募资金额逐年增长，分别为 2532.48 亿元、4778.66 亿元、5426.43 亿元、5868.86 亿元。但是 2023 年，IPO 募资额陡降至 3565.39 亿元，低于 2020 年。这是注册制试点开始后 IPO 募资首次下滑。全球生物医药风险投资中有 63% 通过 IPO 退出，其他主要退出途径有杠杆收购、债务重组、一级转让、并购。这些退出方式均依赖于活跃的私募一级市场。由于国内一级市场不成熟，相关法律法规监管不健全，IPO 上市仍然是股权投资者最主要的退出途径。IPO 放缓导致投资人难以退出，产业融资也随着股市融资下降而同步下滑。

IPO 暂停在生物医药领域尤甚。自 2023 年 7 月至今，没有依据科创板第五套上市标准上市的生物医药企业，甚至主板和创业板也连续多个季度没有医药企业上市。不仅上市数量急剧减少，同时 IPO 申报撤回数量急剧增加。2023 年仅有智翔金泰一家企业通过上交所科创板第五套标准上市，之后再无企业成功申报。这被市场解读为第五套标准实质性中止。图 1 显示，除港交所外，其他上市板块的上市难度也大幅增加。图 2 显示，IPO 撤回数量大幅增加，甚至过去上市较为容易的北交所也出现撤回。

IPO 暂停和企业撤回固然有资本市场整体遇冷的因素，更主要原因是上市监管政策变化，不盈利或者盈利水平不高的企业无法正常申报，这与注册制的定位出现转向直接相关。

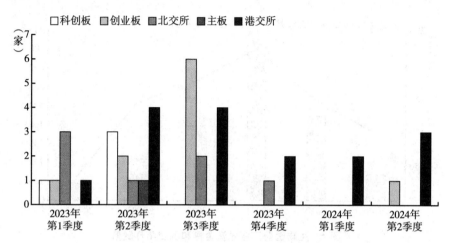

图1　2023 年第 1 季度至 2024 年第 2 季度医药 IPO 上市数量

资料来源：医药魔方，21 经济网，https：//www.21jingji.com/article/20240123/herald/c04d4d16b4606beea44c244e13efd48c.html。

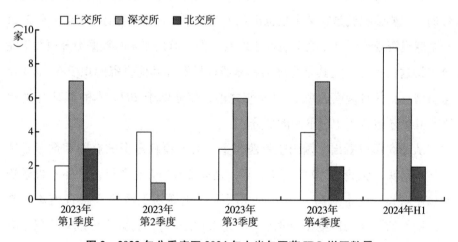

图2　2023 年分季度至 2024 年上半年医药 IPO 撤回数量

资料来源：医药魔方，21 经济网，https：//www.21jingji.com/article/20240123/herald/c04d4d16b4606beea44c244e13efd48c.html。

生物医药的融资也随着股市 IPO 下降而同步下滑。图 3 动脉网统计数据显示，生物医药产业融资金额和融资事件数量在 2021 年达到高点后，2022 和 2023 连续两年出现接近 50% 的下滑。2024 年上半年同比仍下滑超三成。

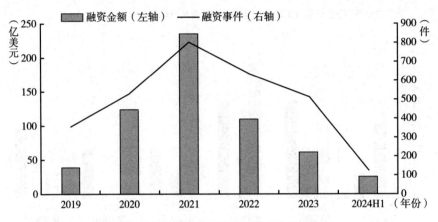

图 3　生物医药产业融资金额和融资事件数量

资料来源：动脉网，https://www.vbdata.cn/1518950351。

有一种解释认为，2022 年开始至今的生物医药投融资下滑是行业周期性的，主要依据就是欧美市场也出现了同步下滑。图 4 显示 2020 年和 2021 年全球投资规模既高于之前也高于之后年份。但是图 4 的数据细分项并不完全支持这种观点。尤其是全球的私募股权投资和其他投资的规模在 2023 年重新增长，并且规模远高于 2019 年之前，仅略低于 2020 年和 2021 年的水平，其中还包含了中国下滑的部分。

从图 5 可以看出，国内生物医药企业对外授权融资的金额和数量延续了增长势头，无论是 2022~2023 年，还是 2024 年上半年，对外授权融资都稳步增长。这也从另一个方面反驳了行业周期下滑导致融资困难的观点。图 6 的创新药审批结果也显示，除 2022 年外，行业产出成果不仅没有下滑，甚至还处于增长的趋势中。至少行业周期无法单独解释生物医药资本寒冬。

2022 年和 2023 连续两年外币基金规模和数量都出现了大幅下滑。尤其

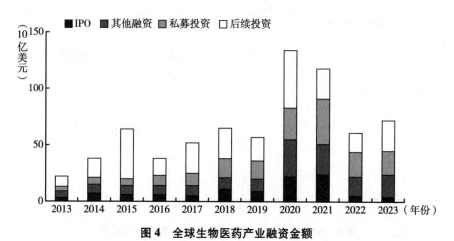

图 4 全球生物医药产业融资金额

资料来源：IQIVA，https：//www.iqvia.com/insights/the‐iqvia‐institute/reports‐and‐publications/reports/global‐trends‐in‐r‐and‐d‐2024‐activity‐productivity‐and‐enablers。

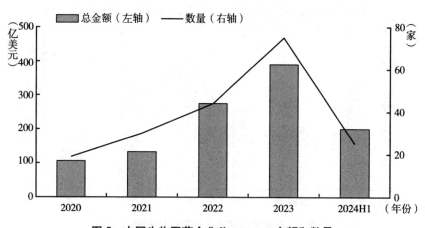

图 5 中国生物医药企业 license-out 金额和数量

资料来源：新浪网，https：//finance.sina.com.cn/stock/med/2024‐04‐25/doc‐inatakpq7320400.shtml；药研网，https：//www.imeta.com.cn/portal/article/index/id/1915.html。

是 2023 年下滑幅度超过 56%，规模跌至近 6 年的最低点（见图 7）。近年来，美国主体出资中国科技企业的行为受到美国政府日益严厉的监管，对在华外币基金产生了深刻的负面影响。2023 年 1 月，美众议院设立 "中美战略竞争特别委员会"，7 月就对纪源资本、金沙江创投、华登国际、高通创

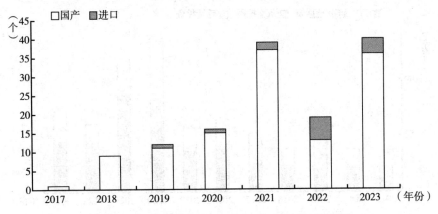

图6　NMPA 批准上市的 1 类和 1.1 类创新药数量

资料来源：CPM 新药研发监测数据库，https：//cpm.pharmadl.com/BasicInformation.html。

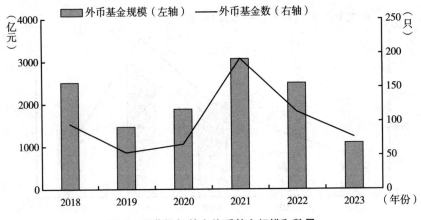

图7　私募股权基金外币基金规模和数量

资料来源：清科研究，https：//xueqiu.com/2684655177/278700459。

投等风投机构发起了涉华高技术投资调查。之后红杉中国、蓝驰创投、纪源资本等基金开始对在华投资业务进行剥离，以独立品牌在华开展业务。2024年3月6日，《生物安全法案》在参议院国土安全委员会通过，当天即造成药明系股票在 A 股跌停和 H 股暴跌20%。这个法案对美在华医药投资造成极大的负面舆情冲击。

　　股权投资基金中多数资金来自基金管理人向 LP 进行募资。从图 8 可以看出，不仅外币基金，全口径的股权投资募资难度均越来越大。持牌金融机构的认缴出资额逐年下滑，政府基金出资额也出现了波动。特别是大型金融机构如保险等，不仅出资额占比较低，而且近三年认缴金额逐年下降。社会资本退出导致政府基金出资占比上升，一定程度上弥补了企业投资额和其他社会资本投资额下滑造成的资金缺口，起到了市场稳定器的作用。在合肥、苏州等城市的国有资本股权投资促进地方经济转型升级的示范作用下，全国各地纷纷效仿。近年地方国有投资机构在资本市场活跃度逐年上升。

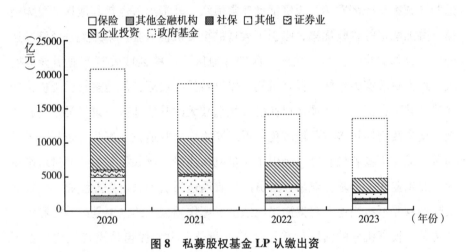

图 8　私募股权基金 LP 认缴出资

资料来源：执中，https：//image. cls. cn/。

　　总体说，生物医药产业投融资下滑，资本市场收紧导致投资退出困难是主因，也有部分外币投资者受到海外监管环境恶化而退出，部分企业受制于行业周期的影响。但是行业周期主要影响了 2022 年，2023 年之后行业回调已经企稳，之后的下滑主要还是资本市场变化对投资的影响。此外，还有一级市场结构性的变化，社会资本顺周期操作导致占比逐年下滑，而国内持牌金融机构更是顺周期操作完全不能填补这部分投资缺口。目前这部分缺口基本依靠政府基金托底。

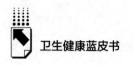

二 生物医药投资的主要影响因素分析

一般的投资活动主要受到税收和政策的影响，生物医药领域由于涉及民生等特殊性，还会受到医保政策等因素的影响。

1. 税收

当前私募股权投资最发达的地区多数也是过去地方政府税收支持力度较大的地区。这些地区可以分为三类，第一类是自贸区等经济发达且自带免税属性的特殊区域，如上海自贸区、苏州工业园、横琴粤澳深度合作区等等。这些区域本身经济发达，投资活动非常活跃，外资出入也较其他地区更为便捷，叠加法定的税收优惠，吸引了大量的投资机构入驻。第二类是经济发达的区域，如北京、上海、杭州、深圳等地区。这些区域政府产业引导力度大，地方财政实力雄厚。投资机构可以离被投方更近，但是多数投资机构的注册地并不在当地，往往注册在税收优惠较大的其他地区。第三类是税收洼地，地方政府通过多重手段减免、返还税收。这些地方经济实力较弱，但是通过总部经济或者税收经济吸引了大量机构注册。例如霍尔果斯通过对影视业、娱乐业和私募基金业从业人员的税收返还吸引了大量企业注册。企业的实际经营并不在当地。对促进当地经济发挥作用最大的主要是第一类和第二类情景。投资机构的活跃度除了经济本身外，税收优惠是投资机构的重要考量。

通常的股权投资基金都是合伙制，基金本身不缴税，税收负担主要在合伙人。相对于基金管理人，个人合伙人最大的赋税就是个人所得税。由于我国施行阶梯税率，最高可以达到45%。如果基金管理人是公司，还会面临公司所得税和公司股东所得税双重赋税。如果不在税收洼地注册，管理人的实际收益面临打五折甚至更多的情况。对于基金LP，也就是主要的出资人，其面临的税收情景则更为复杂。对于创投类基金，个人LP既可以按经营所得缴税最高为35%，也可以按分红所得缴税为固定20%。公司型LP获得的分红免征所得税。投资活动缴纳的税赋相对国际市场较重，特别是GP的税赋比例较高。从社会公平和发展的角度，对于高收入群体征收较高的税率有合理性，但在投资活动萎缩、创新创业盈利困难的时期，有必要给予适当的税收政策支持，建立起逆周期的灵活的征税比例机制。

2. 上市政策

过去几年 A 股市场的 IPO 堰塞湖得到一定的缓解，但是近期又拥堵起来。受当前资本市场改革节奏变化的影响，过去几年注册制放得太松，导致市场预期打得太满。大量创业企业的估值在前些年严重高估，很多生物医药企业估值也比较高。例如靶点高度拥挤、原创药创新不足等问题被有识之士反复提及。同质型企业申报太多，一旦遇到资本市场下行周期，大量未上市企业难以应对，并且前期已经上市企业的市值性价比偏低。从投资人的角度，面临已经上市企业的股权价格较低、未上市企业的股份估值需要大幅打折等问题。因此，有加强 IPO 监管的必要性。其短期副作用就是误伤了一批优质的待上市企业。

监管政策变化有促进 A 股高质量发展的考量。通常认为，生物医药研发周期长、投资需求大，并且研发管线成功率不高，极大地依赖风险投资的支持。BIO、Informa Pharma Intelligence、QLS 在 2021 年统计过去 10 年全球数据发现，创新药从 I 期临床到最后获批的成功率仅为 7.9%。Deloitte 在 2021 年整理 mAbxience 数据得出全球生物创新药平均研发成本约 8 亿美元，生物类似物平均研发成本约 3 亿美元。仅据此会得出药企上市对 A 股估值不利的结论。但也要看到我国特殊的研发环境和市场机制，研发成本特别是科研人员的成本远低于国际同行，国内市场对创业企业的筛选也较欧美更为苛刻。这也是前些年国内创新药企业吸引国际投资的主要原因。中国医药创新促进会和中国外商投资企业协会 2021 年发布的《构建中国医药创新生态系统（2021—2025）》统计，我国上市公司创新药平均研发成本约 15 亿元，远低于世界平均水平。我国生物医药上市企业的投入产出效率远高于世界平均水平，生物医药企业上市对提升 A 股上市公司质量是有好处的。

自科创板第五套标准推出以来，有 20 家医药企业通过此标准上市，合计市值约 5000 亿元（截至 2024 年 3 月底）。第五套标准为生物医药企业继

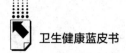

续研发提供了强大的资金支持。据《科创版日报》2024年2月29日披露，80%的企业在上市后核心医药产品获批。而全球过去10年数据显示，从Ⅱ期临床到获批的平均成功率仅15%。尽管第五套标准对上市公司盈利水平没有要求，但是上市公司整体质量仍是较高的。已上市生物医药公司对高质量建设科创板有贡献。在国家要求资本市场高质量发展的时期，推动各个细分领域头部生物医药企业上市有利于提高上市公司整体科技含量和创新能力，有利于资本市场高质量发展。

除了IPO上市政策外，再融资政策对创新企业影响也非常大。通常在市场下行期，由于上市估值不高，投资人通过二级市场也很难取得期望回报。这时推动企业并购、资产拆分、整合，可能会取得比IPO更高的估值水平，这也是并购基金运行的逻辑。并且上市公司作为并购方也可以通过收购资产实现补全自身短板、扩展市场、提升自身研发能力等目标。上市公司发起并购通常需要提前募资，有两种预期退出途径。一种是期望未来装入上市公司提升上市公司估值，另一种是培育业务互补的兄弟企业，准备未来单独上市融资。提前募资往往需要上市公司通过A股市场增发、发债或可转债募资，再融资政策极大影响了上市公司对创新企业的投资。

3. 医保政策

我国医保主要是基本医疗保险和大病保险。从财力平衡的角度和公共福利看，需要医保在支出覆盖范围、覆盖能力和收入之间平衡从而保证医保的持续运行。医保谈判是医保目录调整的重要方式。当前的医保谈判中，有核心临床组打分、药物经济学测算、基金影响分析测算和确定信封价等流程。在参考价格的基础上，结合药物经济学测算和预算，确定国家医保目录谈判环节的信封价。企业报价低于信封价才能入围，这在制度上极大影响了创新药入围。并且50万不谈30万不进的政策，限制了高价值药品入围。医保目录有必要放宽创新药进入的价格门槛，利用支付比例和支付门槛来节约医保基金，因为进入医保目录不仅能扩大医保支付来源，也有利于商业保险包含这些创新药。

4. 商业保险

中再寿险牵头的《中国商业健康险创新药支付白皮书（2024）》指出，

2023 年创新药市场规模约 1400 亿元，商业健康险对创新药的支付总额为 74 亿元，而上海市医疗机构（包括医保和非医保）采购为 108 亿元。商业健康险在创新药覆盖上仍有非常大的提高空间。商业保险覆盖创新药有两个比较大的障碍，药品目录和精算。

中国保险行业协会牵头，联合中国卫生信息与健康医疗大数据学会、中国医药卫生文化协会、太平洋健康等 18 家保险机构在 2015 年启动了"商业健康保险目录的标准制定与长期发展"[①] 课题。银保监会在 2021 年发布的《关于进一步丰富人身保险产品供给的指导意见》明确提出"探索建立商业健康保险药品目录和诊疗项目目录"，表示了对商保目录的支持。在课题组成立之初，保险业协会提出了《商保目录》应主要针对创新药品、创新医用耗材与治疗方式，以满足消费者在基本医保体系外的医疗需求偏好的要求。2023 年保险业协会发布了《商保目录二期报告》。为了防范金融风险，金融机构需要强监管强问责，缺乏权威的目录不利于商业保险公司在推出保单产品时有据可循。目录经过较长时间研究，也说明商业保单纳入含创新药的难度较大，短时间内难以过度苛求保险公司推出覆盖所有创新药和创新疗法的保单产品。因此创新药进入医保目录，即使后续因为各种原因没有医保支付，仍然有利于降低进入商保的难度。

国内许多疾病和药品相关的数据都是非公开的。数据在保险公司经营中起到基础性作用，数据是精算模型的基础。精算师利用数据开发统计模型来预测损失和制定索赔模式，这些模型会用于定价、风险评估和财务报告。通过分析历史数据预测未来的风险发生率，例如疾病的死亡率、药品意外发生率等。基于风险评估，确定保险产品的价格，确保保费收入能够覆盖未来的索赔成本及公司的运营成本；计算保险公司为满足未来索赔需要设置的资金储备，确保公司具备足够的流动性来支付索赔；确定保险公司需要多少资本来吸收潜在的损失，保持公司的财务稳定。在创新药和病患相关数据缺乏的情况下，保险公司只能设置更多的资本来覆盖潜在的风险，这样做只能变相

---

① https：//www.iachina.cn/art/2021/5/17/art_22_105069.html.

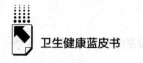

推高保单价格。

惠民保自 2015 年开始在深圳试点，全国已经有近 268 个惠民保产品推出[1]。惠民保是"百万医疗险"倒逼的产物。百万医疗险互联网保险模式使得健康险价格战蔓延至重疾险。价格战迫使险企不得不在市场和偿付能力的钢丝上保持平衡，导致部分险企出现偿付能力危机。例如从 2019 年四季度到 2020 年一季度，三峡人寿的偿付能力从 501% 暴跌到 150%[2]。由于不需要付出巨大的渠道费用，惠民保在某种程度上解决了当时险企面临的价格战无底线的困境。但是惠民保依然面临一些问题。一方面，地区平衡或者公平问题，北京上海等地率先将丙类药品纳入保障范围，这对财政支付能力较弱的地区造成了巨大的压力，并会拉大居民的不公平感，与其普惠的目标有较大偏离。另一方面，受限于惠民保的价格，虽然极大节省了销售渠道费用，但是其价格仍不足以支撑包含多数创新药品。以上海为例，2024 年度"沪惠保"覆盖国内特定高额药品 41 种，海外特药 28 种，CAR-T 治疗药品 3种[3]，数量非常有限。创新药仍然主要依靠医保目录，惠民保想要对创新药企业形成有效的需求支撑，需要进行差异化定价。对于支付能力强的人群，可以考虑退出价格更高的升级版。

三 支持措施

1. 打通资本市场堵点

深化资本市场改革、促进 IPO 的常态化运行是解决投资困境的主要措施。无论什么类型的投资者，都有提升估值和投资变现的需求。通过公开发行而上市是主要的变现途径。资本市场高质量发展是为了促进创新发展。首先，要实现高质量的 IPO，既要提升上市公司的质量，也要提升投资者回报水平。投资人获得良好的回报才能促进创业投资、股权投资。其次，要切实

---

① https：//www.yyjjb.com.cn/yyjjb/202305/20230522102052052_15444.shtml.

② https：//www.cn-healthcare.com/articlewm/20230518/content-1552140.html.

③ https：//www.thepaper.cn/newsDetail_forward_27174520.

支持医药上市公司开展并购业务。从全球医药巨头发展史可以看出，国际顶级药企的成长过程与大型跨国并购发展几乎是同步的。前十大药企全部是通过大型并购跻身前列。国内药企的发展也可以借鉴这一经验，通过并购的方式获取新技术、新产品和新市场，在不断变化的市场需求和科技发展趋势下整合与创新，同时也可以支持创新企业不断发展。最后，要有多层次的资本支持。按照二十届三中全会决定，应"健全投资和融资相协调的资本市场功能"。从创新投资的角度看，需要从多层次建设资本市场、多维度支持创新资本、多角度支持创新企业。除了交易所外，区域股权交易中心、新三板等市场也需要高水平的制度建设，减少不合理限制，充分调动市场参与者的积极性。对于创新资本，在当前的资本寒冬期，要从税费、人才、资金便利性等方面给予支持。尤其是中美贸易摩擦以来，外币基金规模持续下滑，地方政府和金融机构是主要的替代资金来源。尤其是金融机构的投资资金主要来源于资产管理业务，仍处于刚性兑付向净值化转型过程中，其投资决策难度较大、对于资金灵活性的要求较高，需要进一步实质性打破刚性兑付，引导金融机构扩大机构股权投资比例。

创新企业更需要"管理层友好"或者"友好合作型"的资本。管理层友好资本的概念与公司治理结构紧密相关。被投企业的发展利益和投资者是可能有冲突的，管理层友好的资本通常指那些能够支持管理层决策，同时又能平衡各方利益的投资者。考虑到生物医药企业创新发展的特点，具有这些特征的都属于管理层友好型资本。可以从三个方面出台法规政策，积极支持管理层友好型资本的发展。对在企业早期即开始持有且不断增资的资本，能够为创业企业提供人才、管理、市场等方面支持的资本，企业上市后仍长期持有的资本，都应该适当政策倾斜。除了从支持创新创业的角度进行税收支持外，在解决企业和资本方的纠纷时也需要充分考虑这些友好型资本投资承担着更长的时间成本和更大的失败可能。

2. 扩大市场化的支付规模

投资人为企业估值的依据就是其产品未来的市场价格和市场规模。有效扩大创新药的可及性，创新药市场的发展就能推动创新药企业的发展，进而

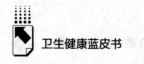

为创新药企业吸引投资。

进一步扩大和完善商业健康险支付体系。在惠民保取得极大成功的基础上，进一步引导保险公司推出覆盖更多创新医药的保险产品。惠民保秉持普惠金融理念的同时，实现了扩大药品报销覆盖范围和扩大受益患者群体的功能。但是也受限于普惠特征，惠民保的价格非常低廉。在考虑到有免除渠道成本的因素后，仍不足以覆盖更多高价值创新药和创新疗法。针对此情景，有必要引导保险公司推出保单价格高于惠民保的新的健康险品种。同时新品种可以继续使用惠民保面向所有群众的销售窗口，降低营销渠道成本，让群众自主选择是否购买价格更高的产品。这样可以增加有限的成本而惠及更多的患者。

尽快推出商保目录。保险业协会应该尽快完善商保目录和相关更新机制的研究，并面向社会公开。这样保险公司推出新产品覆盖创新药的时候才能有法可依。商保目录要适应保险公司的发展情况。金融机构负债端成本缓慢上升而投资端收益却在下降是当前的客观现象。目录覆盖范围需要和保单价格市场化相适应。商保目录还必须符合当前生物医药发展的最新成果和发展趋势，包含疗效更好的创新药，才能吸引足够多的购买者愿意付出相对较高的价格。

向保险公司公开病患、药品、历史理赔的相关数据。有了数据，保险精算才能进行，才能有效确定保单价格。

除了商业保险外，应该促进大病互助、药品捐赠等公益事业的规范发展。以被金融监管叫停的"相互保"为例，其实际上是对大病互助的有益尝试。出台法规政策，严格取缔这类产品包含的金融属性，充分发挥其公益属性，不失为对社会有益且实现了高价值药品有效支付的手段。

3. 引导规范风险资本投资行为

2024 年以来，一级市场逐渐成为舆论焦点，不仅是生物医药产业，其他领域的一级市场也暴露出较多的矛盾。在生物医药产业，由于上市途径阻断，投资人和企业的矛盾集中在投资无法退出。大面积的退出诉求可能引发产业危机。企业价值不高、发展前景不明朗的，要坚决支持市场出清。企业价值大、发展前景好的，需要企业和投资人合作，寻求互利共赢的出路。第一，要法治化、市场化解决当前的矛盾。完善与风险投资、创业投资相关的法规政策，矛盾通过协商、协调、司法等途径解决。生物医药企业的研发周期较其他行业更长，每一期的临床试验都需要大量的资本投入，在研发和临床试验的关键时点，应该适当向企业倾斜。第二，要加大国有资本的投入。当前国有资本是股权市场的主力资金来源，让国有资本成为真正的耐心资本，利于引导市场预期，改变整个市场的投资行为习惯。第三，要积极引导产业资本投入。生物医药是知识密集型的高新技术行业，产业资本可以比其他投资人更好地利用自身技术、资源、市场优势判断投资方向和投资价值。鼓励产业资本进行直接投资，或者鼓励产业资本设立与自身优势相匹配的基金管理人。第四，国家级的创新投资基金适度向生物医药的产业资本倾斜。协助产业资本做大做强主业，扩展产业链，扶持产业链其他企业发展。

4. 进一步加大国有资本投资力度

生物医药产业是新质生产力的典型代表，是关系国计民生、经济发展和国家安全的战略性新兴产业，目前全球主要大国都在争相发力布局。我国生物医药产业从 2015 年开始快速发展，取得了耀眼的成绩。我国批准上市创新药占到全球的 16%，研发管线占到全球的近 1/3。2022 年我国研发管线对外授权 275 亿美元，2023 年超过 400 亿美元。生物医药产业是一个重研发、长周期的领域，尤其是在基础研发阶段，需要规模较大的耐性资本推动基础研发。在当前资本市场寒冬期、市场资金投资规模萎缩的情况下，需要加大国有资本投资力度，发挥国有资本定海神针的作用。政策上允许国有资本承担一部分创新失败的成本，让国有资本做真股权投资。

5. 产业政策上积极鼓励原创

当前生物医药领域也存在一定的赛道拥挤问题。从市场的角度看有其合理性，因为创业者需要选择相对成熟的方向才容易出成果，投资人也会选择有对照标杆的方向才能有效定价。市场选择在某种程度上会出现失灵的问题，扎堆模式创新而忽视原创创新。这就需要从产业政策角度对市场失灵进行一定的纠偏，政策上扶持原创创新。

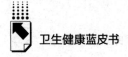

习近平总书记在《关于〈中共中央关于进一步全面深化改革、推进中国式现代化的决定〉的说明》中指出，"发展不平衡不充分……关键核心技术受制于人状况没有根本改变"。生物医药领域就是当前需要推动发展的关键核心领域。产业的发展需要可持续高质量的投资支持。为了遏制当前投资严重下滑的趋势，保护方兴未艾的生物医药研发，促进创新药惠及更多的患者，需要多措并举对生物医药产业投资予以大力支持。灵活设置针对生物医药产业的税收政策，在当前下行期市场给予税收优惠。打通资本市场的堵点，促进优质生物医药企业上市，保证投资退出途径畅通。积极推动医保目录改革，促进创新药进入目录。尽快推出商保目录，积极鼓励商业保险机构推出包含创新药的商业保单，并实现市场化定价。从产业政策角度引导生物医药企业避免过度内卷，对医药市场需求大的领域多做研究。

参考文献

杨树俊、倪娜、周斌：《美国风险投资基金孵化生物医药初创企业的模式研究及启示》，《中国医药工业杂志》2023 年第 12 期。

吴巍：《国资创投机构需把控生物医药投资的收益风险比》，《上海国资》2023 年第 4 期。

牛旻昱、陈淑琳：《我国生物医药投融资环境与行为分析——以北京、上海、深圳三地为例》，《特区经济》2022 年第 12 期。

周榆：《关于医药企业投资价值评估体系的研究》，《中文科技期刊数据库（全文版）经济管理》2023 年第 3 期。

B.13

构建与国际接轨的药品监管体系

徐长春*

摘　要： 我国药品监管体系一建立就是药品认证认可体系，并演进得越来越国际化。得益于国家对质量监管和标准化建设投入的加大以及对质量安全的重视，在借鉴吸收欧盟等发达国家经验的基础上，我国药品认证认可体系建设已经取得了长足进步，构建起了统一的国家认证认可体系。但是，这个体系的认证认可种类和标准有待进一步完善，相配套的法律法规尚需进一步完善，认证机构的独立性问题有待进一步加强，认证结果采信度不高，技术水平和创新能力不足，国际互认和国际合作的深度与广度远远不够。所以，我国要及时跟踪全球认证认可标准发展动态，推进认证认可标准与国际先进水平接轨，夯实认证认可的根基；以产品和服务安全质量效果为导向，完善与药品认证认可标准有效落实相配套的法律法规体系；推进中药等特殊领域认证认可标准建设，尽力引领该领域认证认可标准的发展；采取有力措施，加强国际互认和国际合作的深度与广度，构建与国际接轨的认证认可体系，拓展我国药品生产和经营的国际市场空间。

关键词： 药品监管　认证认可　GMP

　　我国药品监管体系一建立就是药品认证认可体系，并且越来越国际化。虽然药品监管机构在国务院 2018 年机构改革中改成了国家市场监管总局，但我国药品市场的监管模式并没有改变，其本质依然是世界通行的认证认可

---

*　徐长春，中国国际经济交流中心研究员，博士后，主要研究方向为国际政治经济学。

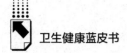

监管模式。作为药品产业的产品，药品能否获得足够多的市场份额对药品企业的发展至关重要。我国医药产业要高质量发展，就必须尽可能扩大自己的市场份额，不仅要拓展国内市场，还要走出国门尽可能多地拓展国际市场。这就涉及药品的认证认可（认证认可是诸多行业监管的共同问题。本文关于药品市场的监管侧重探究药品行业的认证认可监管模式）问题，即以认证认可为核心的药品市场监管问题。我国药品监管部门要优化基础制度环境，进一步构建与国际接轨的认证认可体系，实现监管层面与国际接轨，构建通向全球市场的制度通道，推进我国药品产业高质量发展。

一　认证认可是药品行业监管的国际通行模式

市场经济条件下，国家对行业的监管，一般不通过强制性命令直接对市场主体进行管理，而是通过制定符合目标要求的行业标准，通过被认可的组织机构依托认证推动市场主体落实监管标准，间接实现对行业的监管。这种监管模式就是与市场经济体制相适应的认证认可监管模式。当然，如果被管理对象不积极主动落实的话，认可标准和认证标准的落实环节也可以采用强制性的监管措施。目前，世界各国对药品行业生产和经营企业的监管，主要是 GMP（Good Manufacturing Practice，良好的生产实践）管理和 GSP（Good Supply Practice，良好的供给实践）管理，均属于认证认可监管。因为我国药企国际化运营主要涉及的是生产企业，所以本文主要谈 GMP 问题。

（一）认证认可是医药行业监管的国际通行模式

认证认可是监管机构对相关行业进行标准化管理的有效制度性手段。认可是指由认可机构对认证机构、检查机构、实验室以及从事评审、审核等认证活动人员的能力和执业资格，予以承认的合格评定活动。通俗地说，认可是指由认可机构对认证机构、检验机构、审定核查机构等的技术能力予以证明的活动。认证是指由认证机构证明产品、服务、管理体系符合相关技术规范的强制性要求或者标准的合格评定活动。"认证"一词的英文原意是一种出具证明文件的行动。ISO/IEC 中对"认证"的定义是：由可以充分信任的第三方证实某一经鉴定的产品或服务符合特定标准或规范性文件的活动。可见，作为一种行业监管方式，认证认可就是行业监管机构（认可机构）制定所管辖行业的技术标准和规范，并依据该标准建立该行业标准的执行机构（认证机构），然后该行业标准执行机构通过对市场主体的产品、服务等是否符合该标准的认证活动，推进行业标准化高质量发展。首先，行业监管机构（认可机构）根据行业情况和发展预期制订一定的行业标准，通过认可其从业人员具有标准认定的能力和资格建立一定的认证机构（也包括通过培训使其人员具备执行某些标准判定的能力）；其次，认证机构根据实际情况来完成对某一机构是否符合该行业标准的认定，并颁发相关证书，即认证。通过这种监管制度设计，行业监管机构就能够通过标准制定和执行，推动行业发展，实现行业的标准化和规范化。这就是市场经济条件下被许多行业普遍采用的监管方式：认证认可。①

从全球的视角来看，虽然制度设计原理相同，但因各种原因各国的认证认可并不完全相同，本国特色印记颇多。首先，各国认证认可执行的标准不同。由于各国国情不同、行业发展阶段不同、历史经验不同等等，行业监管中的认证认可机制就某一行业设定的行业标准也就不同。其次，各国的认证认可设置的机构不同。由于各国所采用的国体政体不同、文化传统不同，各国监管机构设置也就具有了明显的本国特色。所以，在各国的认证认可制度执行中，认可机构、认证机构的具体表现形式也就可能不同，有的设置在政府机关，有的可能以市场中介机构的面目出现；有的通过立法授权，也有的可能以部门规章的形式授权。最后，各国认证认可机制执行的结果也不一样。有的国家制定的标准较高，就会导致行业产品和服务质量较高，但并不意味着会进一步导致市场空间扩大。有的国家制定的标准较低，就会导致行

---

① 参阅：湖北市场监管宣教中心《科普｜认证认可检验检测基本知识》，2024 年 7 月 24 日，https：//mp.weixin.qq.com/s?_biz = MzIyNzgwNDcxMw = = &mid = 2247512760&idx = 3&sn = 9fa0619ef7db19a2b05f8d9da3256b2d&chksm = e985c9c07900ca234f6957d5467be1f1cce01f87dacb3828720d64577143d0e74205d3384958&scene = 27。

业产品和服务质量较低，但并不意味着会进一步导致市场空间缩小。有的国家制定的标准更具兼容性，与世界多数国家相似度较大，就会导致行业产品和服务与其他国家产品和服务相似度较大，也意味着通过国际贸易进入的国家较多，市场空间较大。可见，认证认可机制的参照标准很重要，决定了本国产品和服务市场与其他国家的兼容度，也进一步决定了国际市场空间的大小。

认证认可是药品行业监管的国际通行模式。作为当今世界竞争日益激烈的行业，药品行业也主要是通过认证认可机制来进行管理的。作为技术要求较高的行业，药品行业是自主行动能力较强的高技术人员密集存在的行业，也是最适合诸如认证认可方式间接管理的行业。世界各国几乎都采用了认证认可的方式监管药品行业，使得认证认可成为药品行业监管的国际通行模式。

（二）当前全球主要的药品认证认可监管体系[①]

认可是政府管理权的下放和授予，认证是实现政府所认可标准的方式方法。药品行业的生产质量管理就主要采用认证认可方式进行。从全球视角看，药品领域有影响的生产质量认证认可体系主要有三个：欧盟 GMP 认证认可监管体系、美国 FDA 的 GMP 认证认可监管体系，以及 WHO 的 PQ 认证认可监管体系。这些认证认可是对药品生产企业生产合格药品的强制性要求。通过这些认证认可，就代表许可该企业生产的药品在该国或该地区上市。

1. 欧盟的 GMP 认证认可监管体系

欧盟的 GMP 认证执行欧洲药物管理局所认可的药物质量控制标准，由欧盟各个成员国主管机构（包括英国药品和医疗器械产品管理局、法国药物和健康安全管理局以及德国联邦药品和医疗器械研究所等）实施，进行

---

① 本部分参阅：《关于药品国际质量体系认证的那些事儿》，2019 年 8 月 29 日，https：//www. sohu. com/a/337358865_100207077；任瑞莉《药品 GMP 发展史及实施 GMP 的工作程序》，《科技情报开发与经济》2003 年第 4 期；等等。

GMP 检查，一成员国颁发的认证在整个欧盟（EU/EEA）范围内都获得认可。从流程上讲，一般是药品生产企业在提交认证申请后将接受欧盟官方派出的检查小组（一般是某个成员国认可的认证机构）进行 EUGMP 符合性现场检查。在检查的最后一天，双方总结检查缺陷项并确认，形成检查报告。依据对药品生产企业根据检查报告而形成的整改计划的评估，检查机构决定是否颁发认证证书。欧盟的 GMP 认证以严格的质量管理体系为基础，很好地保证了药品生产的科学性、系统性、完整性及有效性。

2. 美国 FDA 认证认可监管体系

FDA 认证所遵循的标准是不断调整完善的。美国高度重视辖内的药品质量问题，是较早实施药品生产 GMP 规范的国家之一。早在 1963 年，FDA 就颁布了世界第一部 cGMP（Current Good Manufacturing Practice，现行良好生产规范）管理法案，并要求进口到美国的国外药品也应遵守 cGMP 标准；2012 年，美国国会通过了 FDA 的《食品药品管理安全与创新法案》，明确了基于风险的检查频率，特别要求加大对为美国提供药品的国外生产企业的检查频率，确保药品生产合乎法律及规范，辨识违规并予以纠正，禁止任何不安全、不合法的产品在美国市场销售。根据不同目的，美国 FDA 的检查分为四类：药品批准前检查、药品批准后检查、常规 cGMP 检查和有因检查。检查的内容包括，查验企业所有申报文件与现场文件记录中的数据是否相符、准确、完整和可靠，检查企业药品生产全部过程是否遵守 cGMP 要求，等等。

3. 世界卫生组织（WHO）的 PQ 认证认可监管体系

该认证是药品预认证，是 2001 年 WHO 为满足非洲等贫穷国家急需药品而建立的一套特殊的质量认证，采用统一的国际标准对申请产品供应商资质和产品质量进行评估，确保国际基金采购药品的安全性和有效性。该认证制定了一个详细规定了药品的规格和剂型的被称为 EOI 的采购清单。只有在采购清单上的非洲等国家急需的药品等，WHO 才会受理认证。该认证先是把抗艾滋药、抗疟药、抗结核药纳入认证对象，后又陆续把抗流感类药品、抗病毒类药品、抗菌药物、原料（API）、疫苗等产品纳入认证对象。其认证的产品范围和品种呈现逐渐扩大趋势。凡是通过 WHO 预认证的产

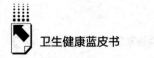
品，都可以进入联合国大宗公立药品采购对象目录。采购方包括联合国儿童基金会（UNICEF）、全球基金、联合国艾滋病规划署（UNAIDS）等国际基金或非政府组织。所采购药品也主要发放到以非洲为主的贫困国家和地区。

当前，全球范围内最主要的这三大药品质量认证认可监管体系，覆盖了绝大部分人口和市场，是药品安全性和有效性保障的基本工具。

（三）认证认可是药品国际化生产经营的桥梁

认证认可之所以被众多行业管理者所青睐、被全球医药行业以 GMP 认证的方式所普遍接受，是因为认证认可在塑造信任关系、药企拓展国际市场和国际化经营等方面具有巨大优势。

首先，认证认可是获取社会各界信任的有效途径。一般来讲，认证认可所执行的标准都是领先企业组织质量管理经验精华的凝练总结，是从最好的管理经验中提炼出来的精华。这已为全球众多卓越企业的实践所证实，为质量体系的建立和运行提供了依据。对企业（包括药企）所普遍采用的质量体系包括技术、管理和人员等所有影响质量的因素，都采取了有效方法加以控制，以减少、消除特别是预防质量缺陷，是卓越企业质量管控经验的总结。因此，要掌握企业产品质量情况，经济活动中越来越多的商家在对产品评定时，往往对供方使用的质量体系进行评定和审核。这已成为全球所接受的大趋势。所以，为赢得用户的信任，企业（包括药品企业）都尽力争取执行相关质量标准机构的认证认可。大家已经认识到，认证认可是获取社会各界信任的便捷有效途径。

其次，认证认可是国家主动为企业批量扩大国际市场空间的有效策略。随着全球化的发展，WTO 成立并承担起全球贸易治理的重任，国际贸易快速发展。但是，随着某些国家越来越多地追求绝对收益，逆全球化之风日盛，虽然关税壁垒几近消灭，但能绕过 WTO 规则的技术壁垒势头日涨，成为各经济体设置国际贸易障碍、阻碍其他经济体商品进入本国市场的常用手段。国家和企业对此有越来越清醒的认识。所以，从国家层面来讲，国家可以积极开展质量认证认可，推进产品质量提升，并尽力采用国际标准开展认证认可工作，主动同国际接轨，消融该国与其他国家间技术壁垒于无形，融入国际统一大市场，使本国企业产品进入其他经济体市场不存在技术障碍。可见，认证认可标准是隐形的国际贸易壁垒，国家建立和实施与国际接轨的质量认证认可体系不仅是向顾客和社会提供信任保证的依据，也是消除本国与其他国家间技术壁垒的根本途径，还是国家为企业拓展更大国际市场空间的战略举措。

最后，认证认可是药企国际化经营的基础制度性保障。从企业层面来看，认证认可是进入新市场的通行证，是药企扩大市场空间的有效途径。立足全球，拓展市场，满足更多顾客需求，谋求全球竞争力，药企走认证认可的路子最有效。药企要打破技术贸易壁垒，推动产品进入国际市场，扩大贸易出口，就要争取目标市场的认证认可，获得技术层面的市场准入，积极拓展国际市场空间。一是通过认证认可药企的产品规格和质量可被更多经济体认可，获取为更大市场生产产品的资格。二是通过认证认可药企可在更多的经济体销售相关产品，获取更大容量市场的产品经营资格。这样，通过主动获取目标市场的认证认可，药企获得国际化经营的资格。可见，一个国家的药企要想进入国外目标市场生产经营，就要通过认证认可获得在目标市场生产经营的资格。经验一再证明：取得认证认可资格是药企在国际市场竞争中获胜、提高利润、获得竞争优势的有力手段。认证认可是药企进入目标市场进行国际化生产经营的通行证，也是药品企业国际化经营的基础制度性保障。

二 我国药品认证认可监管体系的特征

作为药品认证认可领域的后来者，我国的药品认证认可体系是立足我国实际、放眼世界，在借鉴吸收欧美等国家认证认可经验的基础上逐渐发展建立起来的，核心内容是药企的 GMP 认证等。

（一）我国的药品认证认可监管体系

我国药品的认可职权早期主要是由行业主管部门行使的，如卫生部、国家药品监督管理局。后来是由国家成立的专门机构行使，如由国家认证认可监督管理委员会批准设立并授权的中国合格评定国家认可委员会（CNAS）行使。经过 2018 年的国务院机构改革之后，认可权变为由国家市场监管总局行使，具体由隶属于其下的副部级机构——国家药品监管局与国家市场监督管理总局下属的认可与检验检测监督管理司操作。

我国药品认证的机构和认证依据也是在不断调整中发展的。如 1995 年 7 月 11 日我国卫生部下达的卫药发（1995）第 53 号文件《关于开展药品 GMP 认证工作的通知》所述，我国药品 GMP 认证是指，国家依法对药品生产企业（车间）和药品品种实施药品 GMP 监督检查并得到承认的一种制度，是国际药品贸易和药品监督管理的重要内容，也是确保药品质量稳定性、安全性和有效性的一种科学的、先进的管理手段。具体的认证机构和认证依据是随着我国机构改革的变化而不断变化调整的。1995～1998 年，认证工作是由当时卫生部下属的中国药品认证委员会（China Certification Committee for Drugs，缩写为 CCCD）依据卫生部颁布的 GMP（1992 年修订本）具体执行。1998 年国家药品监督管理局成立后，认证工作由新成立的国家药品监督管理局药品认证管理中心依据卫生部颁布的 GMP（1992 年修订本）（1999 年 6 月 18 日前）和我国药品监督管理局颁布的《药品生产质量管理规范》（1998 年版 GMP）具体执行。2018 年之后，我国药品的认证权由国家市场监督管理总局行使，具体由国家市场监管总局下属的国家药品监管局和认证监督管理司操作，认证标准在我国 2017 年加入人用药品技术要求国际协调理事会（ICH）之后已与国际全面接轨。

（二）我国药品认证监管体系的发展历程[①]

我国药品行业认证的核心就是 GMP 认证。随着改革开放进程的推进，在引进和适应性改造吸收的基础上，我国的药品行业的 GMP 认证经历了一

---

① 参阅：刘凤珍、李国亮《我国实施药品 GMP 的回顾与展望》，《中国药事》2009 年第 3 期；吴锐《浅谈药品 GMP 的历史沿革与发展趋势》，《中华民居》2014 年 6 月刊；任瑞莉《药品 GMP 发展史及实施 GMP 的工作程序》，《科技情报开发与经济》2003 年第 4 期。

个从无到有、再到与国际接轨同行的发展历程。

1. 我国药品行业的 GMP 法规即认证标准，是随着对外开放的深入发展从行业标准开始起步的

20 世纪 70 年代末，随着对外开放政策的展开，我国药品出口的需求越来越大，GMP 也越来越受到各方重视，并在一些企业和某些产品生产中得到部分应用。1982 年，当时负责行业管理的中国医药工业公司制订了《药品生产管理规范（试行本）》，形成了当时我国医药行业的标准。该规范经过修改调整，1984 年形成了国家医药管理局的 GMP。1985 年，国家医药管理局颁布实施该版本《药品生产管理规范》。这也是我国第一部由政府部门颁布的 GMP；12 月，中国医药工业公司等编制的《药品生产管理规范实施指南》（1985 年版）也颁发出来。1988 年，卫生部颁布实施了《药品生产质量管理规范》。这也是我国第一部法定的 GMP。以后在此基础上又进行修订调整，1992 年，卫生部颁布实施了 1992 年修订版本。与此同时，中国医药工业公司等颁布了修订的《药品生产管理规范实施指南》。

2. 随着 GMP 制度构建的深入发展，药品国际 GMP 认证工作也开始进行

1995 年 7 月 11 日，我国卫生部下达〔卫药发（1995）第 53 号〕文件《关于开展药品 GMP 认证工作的通知》，推动国际 GMP 认证工作深入开展，推动国际药品贸易和药品监督管理顺利进行，确保药品质量稳定、安全和有效。与此同时，中国药品认证委员会（China Certification Committee for Drugs，缩写为 CCCD）成立，以支持国际认证工作。1998 年，国家药品监督管理局成立，随后成立国家药品监督管理局药品认证管理中心。在再度修订调整的基础上，1999 年，《药品生产质量管理规范》颁布实施。国家药品监督管理局颁布的该版本《药品生产质量管理规范》，俗称 1998 年版 GMP。具有里程碑意义的是，在这个版本中首次规定在血液制品企业中实施 GMP。2011 年，中国食品药品监督管理局（CFDA）颁布实施新版 GMP（2010 年版 GMP）。随后还陆续推出了无菌制剂、生物制品、中药制剂、原料药、生化制剂等附录，确认与验证、计算机系统、取样附件，直到征求意见稿的药品数据完整性管

理规范、无菌制剂培养基模拟试验和除菌过滤技术指导原则。2010 年版 GMP 真正实现了与国际接轨，实行了与欧美等发达国家 GMP 基本一致的标准。2018 年，药品监管职权划归国家市场监管总局，进一步开启药品监管与国际接轨的新征程。2020 年，紧跟欧美国家 GMP 修订进程，我国也开始启动 2020 年版 GMP 的修正工作。

总而言之，我国认证认可体系的建立，是改革开放条件下我国医药产业发展推动的结果，也是在不断吸收国外先进成果的基础上，我国医药行业管理持续不断融入世界、与国际接轨的结果。

（三）我国药品认证认可监管体系的主要特征[①]

认证认可体系通过第三方评价来证明产品、服务或管理体系符合相关技术规范或标准，从而在市场中传递权威可靠的信息，帮助建立市场信任机制，提高市场运行效率。作为认证认可的一种，我国药品认证认可体系具有五大特征。

首先，是经国家授权的统一认可制度。当前，全球范围内的认可机制呈现两大发展趋势。一是认可机构标准化。国际标准化组织发布了统一的认可机构国际标准。二是国家认可机构统一化。统一国家认可机构成为国际发展趋势，在合格评定认可方面一般一国之内不能存在多个认可机构竞争的体制。适应国际发展趋势，我国建立和实施了统一的国家认可制度。2018 年前，我国不仅从法律法规上明确实行国家统一认可制度，而且从政策上明确国家只建立一套认可制度体系，并且在实践上建立统一的认可组织——中国合格评定国家认可委员会（CNAS），建立和实施符合国际通行要求的、统一的认可程序和规范文件。CNAS 统一负责对我国认证机构、实验室和检查机构等相关机构的认可工作。CNAS 按照 ISO/IEC17011《合格评定——认可机构通用要求》等国际标准的要求，制定认可规范文件，作为国家认可委员会开展各项认可活动统一的管理依据和技术依据。我国药品领域机构的认

---

① 参阅：《中华人民共和国认证认可条例》。

可也是 CNAS 依据该委员会的认可程序和规范文件而产生。2018 年之后，我国药品的认可权划归新成立的国家市场监督管理总局，也就是划归国家市场监督管理总局下属的国家认证认可监督管理委员会（对外保留牌子），具体操作是由国家药品监管局和国家市场监管局的认可与检验检测监督管理司来完成。

其次，是统一集中的监督管理制度。2018 年之前，依照《认证认可条例》的规定，我国的认证认可事务受国务院认证认可监督管理部门统一管理、监督和综合协调，各相关方执行共同实施的工作机制。在机构设置方面，国家成立了认证认可监督管理委员会作为决策机构，同时还建立了由 22 个成员单位组成的认证认可全国部际联席会议和由社会各界专家学者参加的认证认可专家咨询委员会作为决策辅助机构，并明确了中央和地方各相关机构在认证认可工作中监督管理职责分工等。在这个监督管理制度框架下，认证机构的设立必须经过国家认监委的审批。根据《认证认可条例》的规定，认证机构的设立，应当经国务院认证认可监督管理部门批准，并取得法人资格后，方可从事批准范围内的认证活动。未经批准，任何单位和个人不能从事认证活动。我国药品领域的认证认可是我国认证认可的分支，其认证认可也依据《认证认可条例》进行集中统一监督管理。2018 年之后，我国国家认证认可监督管理委员会所属管理监督体系划归新成立的国家市场监督管理总局。我国的认证认可工作制度依然保持了集中统一的特点，具体到药品监督管理执行机构变成了国家药品监管局和国家市场监督管理总局的两个司：认证监督管理司和认可与检验检测监督管理司。

再次，是以质量安全为目标的强制性产品认证。鉴于药品产品质量安全水平要求很高，消费者辨别药品产品质量安全的能力多比较欠缺，整个社会的诚信程度尚有待提高，我国对于以人身安全和健康为核心目标的药品实行强制性认证制度。药品必须经国家指定的认证机构认证合格，取得相关证书并加施认证标志后，才能出厂、进口、销售和在经营服务场所使用。

又次，是多层次的国际合作框架。我国药品认证认可的国际合作框架

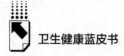

是多层次的。一是积极采用和实施国际标准和导则，建立国际化的认证认可制度。2017年，我国加入了ICH，推动我国认证认可标准与国际先进水准接轨。2021年，国家药监局正式致函国际药品认证合作组织（PIC/S），申请启动预加入程序，相关工作开始紧锣密鼓布置起来。同年国家药监局以预申请成员身份参加PIC/S委员会会议。2023年6月中旬的CPHI世界制药原料药中国展和DIA中国国际药物信息大会年会期间，国家药品监督管理局对药品检查合作计划（PIC/S）提交了正式申请启动预加入程序。这些努力都将有利于促进我国药品监管举措与国际接轨，提升我国药品的安全性、稳定性、有效性和可及性。二是积极进行国际交流与合作，建立双边互信合作关系，积极推进国际互认。三是积极参加认证认可国际和区域组织，推动国际认证认可的发展，签署认证认可国际和区域组织的互认协议，推进国际互认的开展。通过认证认可国际合作，能够帮助药企和产品顺利进入相关国际市场，在全球贸易体系中发挥协调国际市场准入、促进贸易便利等重要作用。认证认可是多双边贸易体制中促进相互市场开放的制度安排，也是世界贸易组织（WTO）框架下促进货物贸易的国际通行规则。

最后，是统一管理、共同实施的工作机制。在全国层面上，我国的认证认可工作采用的是"统一管理，共同实施"的工作机制。一是国家市场监管总局（具体由其下属的国家认证认可监督管理委员会）统一管理、监督和协调国家的认证认可活动，负起统一管理的职责。药品领域则由国家药品监管局根据国家认证认可监督管理委员会的相关规则统一管理。二是国家建立了认证认可工作部际联席会议制度，负起协调各部委认证认可工作的责任。当前，在国家市场监管总局的统一领导下，部级联席会议还是各部委间交流和协调认证认可工作的重要平台。通过部际联席会议的方式，各有关部门在产品认证、体系认证以及联合开展整顿规范认证市场等方面取得了较好效果。具体到药品领域，就是在国家市场监管总局的领导下，国家市场监管总局下属的国家药品监管局与认证监督管理司和认可与检验检测监督管理司协同监督管理工作。

三　构建与国际接轨的药品认证认可监管体系①

显然，得益于国家对质量监管和标准化建设投入的加大以及对质量安全的重视，我国药品认证认可监管体系构建取得了长足的进步。但这个监管体系仍然存在不少缺点和不足，需进一步完善和改进。

（一）药品认证认可监管体系存在的缺点与不足

我国药品认证认可体系尚存在不少缺点和不足。第一，药品认证认可的种类和标准有待进一步改善。这意味着现有认证体系尚未完全覆盖所有领域，有些认证标准有待完善。比如，部分中药制剂需要被纳入认证，中药注射制剂的认证标准需要完善。第二，与药品认证认可相配套的法律法规尚需进一步完善，部分法律法规的适应性和可操作性有待提高。这实际会影响认证标准执行的效果，进一步影响认证结果的公信力。第三，药品认证机构的独立性有待进一步加强。目前，认证机构组织架构有待进一步进行适应性改进，克服操作不规范、能力缺陷等方面的不足。这些缺陷使得认证机构容易受外部因素的影响，限制了其独立性和公正性。第四，药品认证认可监管体制机制尚待进一步理顺，协调机构的权威性不够，协调能力有待加强。药品认证认可治理能力的现代化有待进一步推进。第五，药品认证认可的社会认知度不高，认证结果的采信度也不够高，有待通过加大宣传力度加以提升。这表明认证认可成果的社会价值和影响力有待进一步挖掘。第六，药品认证认可技术水平和创新能力欠缺，缺乏核心技术和专利的积累，限制了我国认证认可能力的发展，制约了我国认证认可的国际影响力。我国中药是独特的资源，其认证认可的标准和技术等需要我们创造性地构建，发掘在该领域引

---

① 胡士高、武志昂：《基于质量风险管理的我国药品 GMP 检查研究》，《沈阳药科大学学报》2024 年第 1 期；林林等：《我国中药成方制剂与加拿大天然健康产品 GMP 比较》，《中成药》2024 年第 1 期；陈仕华等：《注射剂类药品生产风险防控检查的分析与改进对策》，《中国医药工业杂志》2022 年第 10 期；等等。

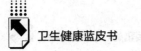

领全球的机会。第七，国际互认和国际合作的深度和广度还不够，我国药品认证认可的国际地位和影响力与我国国际贸易第一大国的地位极不相称。这些缺点和不足表明，我们的认证认可体系还需要进一步改进和完善。

（二）构建与国际接轨的药品认证认可监管体系

我国药品认证认可体系存在的缺点和不足，为我们药品认证认可体系建设指明了方向。当前，我们最重要的任务就是，消除我们认证认可体系的缺点和不足，构建与国际接轨的药品认证认可体系。

首先，及时跟踪全球认证认可监管标准发展动态，推进认证认可监管标准与国际先进水平接轨，夯实认证认可监管体系的根基。有什么样的认可标准就意味着有什么样的认可法律法规（也就是认证标准），就意味着有什么水平的认证机构，就意味着有什么样能力的认证机构人员素质，就意味着有什么层次的认证技术和设备。这些直接决定了我国药品认证认可的水平和社会信任度，更重要的是决定了就有什么样的药品行业质量发展目标水平。认证认可标准是认证认可的基础，是认证认可大厦的根基。所以，我们要不断加强与各种认证认可机构和国际组织的交流沟通，甚至加入尽可能多的认证认可方面的国际组织，及时了解和掌握国际认证认可标准发展的方向和前沿，为我国药品认证认可标准及时跟上国际先进标准、建设全球最优的认证认可标准奠定坚实基础。

其次，以产品和服务安全质量效果为导向，完善与药品认证认可监管标准有效落实相配套的法律法规体系。药品认证认可标准的落实要依靠药品认证机构切实把好认证关，保证符合标准的药品企业获得认证和进入市场；要依靠认监系统的有效监管，确保获得认证的药品企业切实按照认证标准进行生产和经营，保质保量地生产好相关药品和产品。而认证机构和认监系统都依托相关的法律法规运作。所以，除了加强认证机构和认监系统的内控建设之外，还要加强与药品认证认可标准落实相配套的法律法规体系建设，切实保证先进适用的认证认可标准落到实处，保证认证结果的市场信任度和国际认可度，保障药品行业的健康高质量发展。

再次，推进中药等特殊领域认证认可监管标准建设，尽力引领该领域认证认可监管标准的发展。中医药是我国特有的药品瑰宝，也是全球医疗卫生领域的宝贵财产。我国已经开展了中医药注射制剂、中医药方剂的现代科技开发工作，取得了不小的成就，但也带来了不少问题。在这方面，我们要在加大研究验证、减少问题、保证安全有效的基础上，构建中药认证认可标准，打造中药认证认可体系，切实保障中药发挥促进人民生命健康的作用。利用现代科技，借鉴药品认证认可体系构建经验，打造中药（包括中药注射制剂）认证认可体系，有利于发挥我国中医中药故乡的中医药底蕴潜能，有利于更大程度地发挥中药促进人类健康的作用，还有利于中药产业健康发展，这也是我国中医界为世界卫生健康事业应该做出的贡献。

最后，采取有力措施，加强国际互认和国际合作的深度与广度，构建与国际接轨的认证认可监管体系，拓展我国药品生产和经营的国际市场空间。我国是全球贸易大国，药品产业也是我国出口的重要产业。但是，我国的药品产业明显不如印度。究其原因，最主要的是我国的药品企业申请国外相关认证远不如印度。所以，我国要采取有力措施，加强认证认可体系的国际互认，鼓励我国企业自觉申请国外认证，拓展我国药品的国际市场空间，推动我国药品产业更多地走向国际市场，实现高质量发展。一是采取关税优惠措施，调动药企申请国外认证的主动性和积极性，推动药企尽可能多地获取国外认证，推动药企把产品更多地卖向国际市场，实现国际化生产经营。二是加大药品监管机构的国际合作力度，推动我国与国际上其他认证机构和认证组织的标准互认，实现区域药品市场的融合，为我国药企拓展更多的国际生产和经营市场空间。比如，我国加入 ICH 就是一项这方面的成功实践。2024 年 7 月底，国家药监局第三次当选 ICH 管委会成员。加入 ICH，转化实施 ICH 药品生产营销监管指导原则，是我国药监部门深化药监体制机制创新、提升药品监管水平的重要实践。随着 ICH 监管导则的实施，我国与西方等发达经济体药品监管机构的技术要求更加趋同。这将更加有利于进口药品在我国和境外同步研发申报，加快进口药品在我国上市速度，使本土患者获利，也有助于本土企业积极部署国际化战略，为国产新药走向国际提供

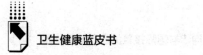

支持。加入 ICH 是推动我国药品研发、生产、销售、监管走向全球的战略性选择，推开了我国制药产业与国际接轨的大门。因此，可以说，通过不同层面的药品标准互认和国际合作，实现药品产业的标准国际化和市场一体化，拓展药企的国际空间，有利于推动我国药品产业高水平高质量发展。

　　总之，我国要立足现实，面向世界，夯实自身认证认可监管体系根基，推进认证认可国际互认，构建与国际接轨的药品认证认可监管体系，促进我国药品市场与国际市场的融合。

B.14
真实世界数据与医学人工智能在"三医"协同发展与治理中的应用研究

毕成良*

摘　要：　真实世界数据作为医学人工智能的基石，已成为医疗领域以及整个经济社会的关键资源和生产要素。当前，真实世界数据被广泛应用在新药研发、药品监管、医疗服务、医保管理、医学科研五大领域中。真实世界数据实际应用中仍面临着数字安全、数据产权、数据标准、数据流通四个核心问题。加强真实世界数据在"三医"协同治理中的应用，不仅能推动医药产业全链条的创新发展，还有利于推进中国式现代化医疗服务体系、医保体系与药品监管体系的建设。

关键词：　真实世界数据　真实世界研究　医学人工智能

随着 ChatGPT 引领的通用语言大模型进入高效开源的 DeepSeek 时代，人工智能与医疗行业深度融合加速，医学人工智能迎来了创新发展的新纪元。全球监管机构、医药行业和学术界逐步把真实世界研究当作科研与决策的重要依据。加强真实世界数据在"三医"协同治理中的应用，不仅能盘活医疗健康数据要素，推动中国医药产业全链条的创新发展，还有利于推进中国式现代化医疗服务体系、医保体系与药品监管体系的建设。

---

* 毕成良，中国国际经济交流中心世界经济研究部助理研究员、博士，主要研究方向为公共政策学、比较政治学、健康经济学。

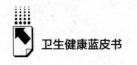
一 真实世界数据的基本概念与特点

（一）真实世界数据的三个概念：RWD，RWE，RWS

"真实世界数据"（Real-World Data，RWD）是指在真实世界环境下日常收集到的与研究对象健康状况有关的所有诊疗数据。所谓"真实世界"是和"临床试验数据"产生的实验环境相对应的。传统临床试验通常在人为干预的实验环境中进行，通过随机对照试验（Randomized Controlled Trial，RCT）来测量药物的有效性和安全性。这类研究严格控制变量，以确保结果的科学性和可重复性。

"真实世界证据"（Real-World Evidence，RWE）则指通过真实世界数据整理、分析所得到的回答相应临床问题的临床证据。真实世界证据是评价药物和医疗器械（药械）安全性和有效性的重要组成部分。只有成为真实世界证据，才能用于药品研发与监管部门认定为证据链的重要部分，证明药品的有效性和安全性。从 RWD 中获取的 RWE 被认为是黄金标准——随机对照试验（RCTs）的补充。

真实世界研究（Real World Study，RWS）是指通过系统收集患者在常规临床医疗或健康维护环境下产生的数据，在预先设定好的研究方案下，经过一系列的研究方法，对数据进行分析和处理，最后比较药品医疗器械等治疗措施的安全性、有效性。

RWD、RWE、RWS 三者的关系是，第一，真实世界研究（RWS）是收集真实世界数据（RWD）并用真实世界分析方法得出真实世界证据（RWE）的研究过程。第二，完整、准确、可利用、适用性的真实世界数据（RWD），是获得高质量的真实世界证据（RWE）的必要前提。第三，真实世界证据（RWE）必须基于高质量的真实世界数据和研究设计运用正确的统计学方法，以及满足适用性的科研分析，才能产生真实世界证据（见图1）。真实世界数据与医疗健康大数据、生命科学大数据（也称生物信息大数据）三者的概念范围之间，互有重叠、各有侧重。

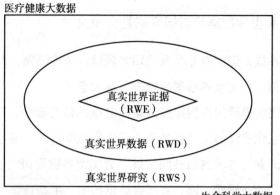

图 1　RWD、RWE、RWS 三者的关系

从学理上，真实世界数据可以分成四大类，第一类是来源于医疗机构或医联体内部信息系统的各种数据源，其中医院信息系统数据（HIS）是最主要部分，还有死亡信息登记等。第二类是行政机关记录的具有法律效力的健康卫生数据。例如医保支付数据、公共卫生监测数据（如药品安全性监测、院外健康监测）等有关人口健康与公共卫生数据。[①] 第三类，研究机构基于研究目的主动收集的科研数据。例如自然人群队列数据、疾病登记数据、生命组学数据库等数据。这类数据的来源与收集通常以明确的研究方案中的目标为目的，数据质量良好、可审核性强、结局变量定义明确。[②] 第四类是其他弥散型的医疗健康大数据，其来源多样，主要有患者产生型健康医疗数据（PGHD），包括自我报告的健康和治疗史，患者自述报告（PRO），有来自移动设备、可穿戴设备和其他生物传感器的个体健康监测数据，也有社交媒体数据，还有以支付、临床管理等事务活动为主要目的的业务处理型数据。此类数据的产生与收集并非以特定研究为主要目的，因此数据质量和可审核性因收集的主体、目的和手段不同而各有不同。

---

① Verkerk K, Voest E E,"Generating and Using Real-world Data: A Worthwhile Uphill Battle,"*Cell*, 2024, 187（7）: 1636-1650.

② 廖珊妹、张小娟、张晓薇等:《真实世界研究的方法学进展》,《中国食品药品监管》2021年第 4 期，第 32~43 页。

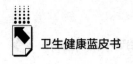
（二）真实世界数据及其研究的社会意义

在当今世界最关键又彼此联系的四大领域，医疗健康、人工智能、生命科学、数字社会，真实世界数据都展现了重大意义。

第一，真实世界数据作为医疗健康大数据的核心部分，是实现"三医"协同治理的信息化建设的前提基础。真实世界数据的发展随着医疗行业的数字化和信息化的普及与成熟而共同发展。真实世界数据研究涉及了"三医"协同的全面整合，在医药层面，它整合数据技术、生物科学、临床医学和药物学；在医疗层面，它涉及制药企业、医院、医生和患者健康管理；在医保监管层面，它则涵盖了数据安全、药品监管和医保基金分配等领域。

第二，真实世界数据作为医学人工智能发展的基础，是人工智能时代的核心战略资源。随着 2023 年 ChatGPT 的问世，人工智能进入具有生成式功能的大模型时代，RWD 与人工智能进入一个彼此良性循环的新阶段。一方面，大语言模型技术大幅提高了对海量真实世界数据的分析速度和精度，提高数据处理效率，优化数据质量管理，支持实时数据分析，增强数据安全性和隐私保护。另一方面，真实世界大数据是医疗人工智能的核心基础。高质量的真实世界数据才能训练出高水平的人工智能。数据完整性、准确性、一致性、时效性影响着人工智能系统生成内容的质量和可信度。

第三，真实世界数据作为生物信息大数据的重要部分，正成为推动生命科技和生物经济发展的关键力量。人工智能和大数据使得生命科学研究与技术研发模式发生"数据驱动"的颠覆性变革。[①] 高质量的生命科学大数据推动了生命科学突破。以真实世界数据为基础的生命信息科学驱动了传统医药医疗产业向生物医药与细胞治疗升级换代。生物科技突破进而引发生物经济革命，促进农业、生态保护、生物制造等实体产业发展。

第四，真实世界数据具备人身性与社会伦理属性，是数字经济形态与人

---

① 江海平、高纯纯、刘文豪等：《数据驱动的生命科学研究进展》，《中国科学院刊》2024 年第 5 期，第 862~871 页。

类社会模式的根本性塑造力量。医疗健康数据关乎人的健康和生命，比经济、产业信息的数据信息更具有人身性和伦理性。过去互联网的数字经济革命主要实现物与物之间的连接以及人与人之间的物理数据交换，而未来互联网革命将涉及人身属性的生理数据的联接。随着脑科学、生物科技的发展，真实世界研究与 AI 的深度融合将推动人机共融时代的到来，深刻塑造未来社会生活方式和行为方式。

（三）我国真实世界研究的技术指南体系

美国医疗数据发展历史大体可以分成三个阶段。一是医疗电子健康记录的使用与规范化。1987 年，美国发布了 HL7 卫生信息交换标准（Health Level 7），使得不同厂商、不同医疗机构在异构系统之间可以进行数据交互。1997 年，美国 FDA 制定了电子病历的普及和数据库建立的指导规范。二是真实世界证据被公共部门用于监管决策。2008 年，FDA 正式实施"前哨行动"，利用真实世界数据对医疗产品进行主动监测。三是用于药品评审，成为审批新药的关键证据。2016 年，美国国会通过了《21 世纪治愈法案》，明确 FDA 在合适情况下可使用 RWE 作为医疗器械及药品上市后研究及新适应症开发的审批证据。

真实世界研究的概念自 2010 年由中医学家引入我国以来，得到了我国卫生部门与药品监管部门的高度重视。中国国家药品不良反应监测中心 2015 年建立了中国医院药物警戒系统（CHPS），基于我国部分医院的电子病历数据主动发现药物安全信号。2017 年 6 月，中国加入国际人用药品技术要求国际协调理事会（ICH）并成为其全球第 8 个监管机构成员，推动我国药品监管、研发、生产进而走向世界，与国际全面接轨。国家药品监督管理局（NMPA）鼓励使用真实世界证据（RWE）支持药物监管决策，系统构建了与真实世界研究（RWS）相关的指南体系（见图 2），并已走在国际前列。[①] 2018 年至今，国家药监局根据 RWS 指南体系计划，已制定发布了 10

---

① 陈平雁：《浅析我国真实世界研究指南体系》，《医药经济报》2024 年 5 月 22 日，总第 4594 期。

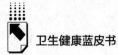
余项指导原则（见表 1），涵盖了以 RWD、RWE、RWS 设计和申办方与监管方沟通交流四个指导原则为核心，将 RWS 应用于肿瘤药物、罕见病药物、儿科药物和中药等不同治疗领域的较完备的指南体系。

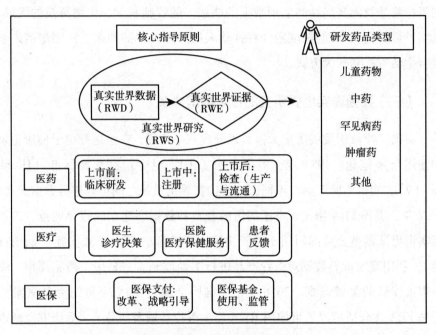

图 2　真实世界数据的应用体系

表 1　国家药品监督管理局发布的真实世界研究的规范文件

文件分类	颁布时间	名称	概况
真实世界证据(RWE)	2020 年 1 月	《真实世界证据支持药物研发与审评的指导原则(试行)》	明确在药物开发和监管决策中 RWE 的地位、范围、设计类型和研究路径
儿童药物	2020 年 8 月	《真实世界研究支持儿童药物研发与审评的技术指导原则(试行)》	儿童药物开发中使用 RWS 的适用范围、路径
真实世界数据(RWD)	2021 年 4 月	《用于产生真实世界证据的真实世界数据指导原则(试行)》	RWD 的治理及合规、安全和质量管理体系
上市前:临床研发	2022 年 1 月	《患者报告结局在药物临床研发中应用的指导原则(试行)》	临床研发采用患者对疾病、医疗的个人主观感受作为证据的规则

文件分类	颁布时间	名称	概况
中药	2022 年 4 月	《基于人用经验的中药复方制剂新药临床研发指导原则(试行)》	建立中医药理论、人用经验和临床试验三结合的中药注册审评证据体系
罕见病药	2022 年 6 月	《罕见疾病药物临床研究统计学指导原则(试行)》	基于罕见疾病的特殊性来做临床实验的研究设计
真实世界研究(RWS)	2023 年 2 月	《药物真实世界研究设计与方案框架指导原则(试行)》	RWS 方案主体框架
上市中:注册	2023 年 2 月	《真实世界证据支持药物注册申请的沟通交流指导原则(试行)》	在研究开始前、研究期间和递交前的沟通交流
肿瘤药	2023 年 3 月	《单臂临床试验用于支持抗肿瘤药上市申请的适用性技术指导原则》	采用不设立对照组的单臂试验设计(SAT),所产生的关键证据支持监管决策
其他	2023 年 11 月	《基于疾病登记的真实世界数据应用指导原则(征求意见稿)》	建立以疾病为主线的疾病登记数据库
真实世界研究(RWS)	2024 年 1 月	《医疗器械真实世界研究设计和统计分析注册审查指导原则》	细化医疗器械真实世界研究设计和统计分析的一般要求

二 真实世界数据在新药研发、医药监管、医疗服务、医保管理、医学科研五大领域的应用

在人工智能技术的推动之下,数字化转型已渗透到医疗体系的各个业务领域,未来真实世界数据(RWD)及其应用在现代医疗和药物监管中将发挥越来越重要的作用,真实世界研究推动了新药企业、药品监管部门、医疗部门、医保部门、科研部门的协同与发展。

(一)在新药研发领域,真实世界数据为创新药研发企业提升临床研究的效率和成功率

RWD 正在被用来加速药物的研发,通过更好地理解疾病的自然历史和药物的真实效果来指导药物的开发,优化药物开发流程,提高临床试验的成

功率。药品全生命周期通常包含以下几个阶段，新药研发、注册、上市、技术转移、商业化生产、产品终止。新药研发到上市一般需要经历 10 年左右的时间，RWS 在延长药品全生命周期中发挥着重要作用。[1]

第一，在前期调研阶段，真实世界数据帮助企业来评估疾病、辅助确定产品的初期市场定位。早期借助 RWD 有助于产品目标特征的确立，指导临床研究方向和后续研究决策。RWD 研究有助于产品目标特征的确立，指导临床研究方向和后续研究决策。真实世界研究可以了解与药品或器械相关治疗领域的疾病负担和未被满足的需求，从而进行市场前景挖掘。如从真实世界数据库中了解该疾病的已有治疗产品、疗法等信息。

第二，临床实验阶段，真实世界数据的临床参考性更强。利用真实世界数据辅助临床试验评价药物的有效性和安全性，成为全球相关监管机构、制药工业界和学术界共同关注且具挑战性的最新方法。充分利用 RWD 有助于提高临床试验的可行性和成功概率。在试验设计方面，RWD 可以预测响应的亚组人群，从而更好地锁定目标人群、确定入排标准；帮助医药企业精准地定位目标患者分布的医院、科室，有助于临床试验受试者的快速入组。RWS 不受无伤害原则制约，可以进行长时间的临床观察和随访，且注重与临床实际密切相关、具有更广泛临床意义的结局指标。在研究目的方面，RCT 注重效能（Efficacy），即理想环境下的结局，而 RWS 关注的是效果（Effectiveness），即真实环境下是否有效。[2]

第三，在药品和器械上市申请阶段和审评阶段，真实世界研究帮助企业识别药物或器械的安全性风险，据此提前制定风险管理计划，更好完成药品的注册与上市工作。我国的 RWS 研究主要应用于儿童药、罕见药以及中医药领域。[3]研发企业通过探索利用真实世界证据提速药品研发实践进程，助力包括罕见

---

[1] 周颖、董丽：《浅析真实世界证据在药品全生命周期的应用》，《黑龙江医药》2023 年第 4 期，第 831~834 页。

[2] 马文昊、王诗淳、靳英辉等：《真实世界研究的发展与展望》，《中国循证心血管医学杂志》2023 年第 10 期，第 1266~1271 页。

[3] 茅宁莹：《真实世界证据用于药品审评审批决策的应用框架研究》，载张伟主编《2022 药品监管前沿研究》，中国医药科技出版社，2022，第 144 页。

病用药、儿童用药、抗肿瘤药等在内的若干品种顺利获批上市。

第四，在上市后的市场拓展，真实世界数据及研究协助企业让药品的生命周期更长，市场商业价值更高。产品的上市绝对不是终点，而是大量RWS和药品临床应用评价的起点。药品上市后，医药企业需要在严格的三期药物注册研究外的人群中观察药品的效果、安全性和药物经济学，广泛收集RWD，构建患者登记数据库，探索医疗解决方案新的适用人群和适用剂量。生产企业可以采用真实世界数据，基于RWD就产品的某些潜在事件作出预测，以作出销售和市场决策。

（二）在医药监管领域，真实世界数据为药品监管部门提供了药品安全治理与监管决策全面支持

药品监管现代化要以监管信息化作为药品监管效能的倍增器，要以监管信息化带动整个医药产业的信息化升级。真实世界数据在监管决策中主要体现在以下三点。

第一，上市中的注册阶段，利用真实世界数据支持药品审评审批，降低审评审批的成本。对于确实不具备开展RCT条件的，则采用单组实验（SAT）以及去中心化的临床试验模式来作为关键证据。国家药监局将真实世界数据用于支持罕见病药、儿童药、中药的临床药物研发，并纳入药品监管科学行动计划。在罕见病患者队列或罕见分子亚群中进行传统临床试验常遇到样本量稀少等困难，RWD可以帮助获取这类人群的临床信息及证据。[1]罕见病发病率低，患病人数极少，自然史的数据极少，RWD可以提高孤儿药的审评速率，为研发提供更多信息，未来孤儿药的研发及上市将更多依赖真实世界证据。[2]

第二，上市后的药械安全性监测，RWD可以协助监管机构更好地理解

---

[1] 谭婧、熊益权、黄诗尧等：《用于药品临床价值和经济价值评价的真实世界数据关键技术考量》，《中国循证医学杂志》2024年第5期，第516~522页。

[2] 李壮琪、杨悦：《罕见病真实世界研究的思考》，《中国药物评价》2020年第2期，第81~84页。

药物与器械在实际临床使用中的安全性表现。国家药监部门构建了上市后药品安全性评价的证据网络和方法体系。例如，通过对医院电子病历数据库的分析，研究者对头孢哌酮舒巴坦引起的凝血功能异常或出血风险进行了深入的安全性评价。这一研究为监管部门提供了重要的技术支持，确保了药品在全生命周期内的风险管理。[①]

第三，在特殊情况下的审批中，面对新发或突发的重大疾病，将真实世界数据（RWD）与大规模简单临床试验（Large Simple Trials, LST）有机结合，能够为监管机构和临床医生提供高质量、及时的临床证据，加快药品评价进程，解决公共卫生问题。[②] 第一个 LST 的成功案例是口服脊髓灰质炎疫苗（Salk 疫苗）。

（三）在医疗领域，真实世界数据为医生提供了临床决策的技术手段，为医疗机构提升了医疗服务供给的质量，为患者提供了个性化服务和反馈手段

以真实世界数字助推智能化的浪潮重塑医疗健康领域，主要体现在医生、患者、医院三个领域。

第一，真实世界数据可以辅助医生做出最佳的临床决策。临床决策（clinical decision-making，CDM）是指形成诊断或治疗方案的过程，通常由三个方面组成：疾病诊断、风险预测、疾病管理。真实世界的大数据形成量化风险基础上的诊疗决策支持系统，可以帮助医生不断地在临床中总结出诊疗规律，改进临床诊疗手段，给予患者最佳临床解决方案。[③] 随着医院信息化建设的发展，以医疗大数据为背景的临床医师评价指标、以医疗大数据为

---

① 孙鑫、谭婧、王雯等：《真实世界证据助推药械评价与监管决策》，《中国循证医学杂志》2019 年第 5 期，第 521~526 页。

② 王鸣岐、贾玉龙、王雨宁等：《真实世界数据支持大规模简单临床试验设计应用探讨》，《中国循证医学杂志》2024 年第 5 期，第 605~611 页。

③ 廖茜雯、姚晨、张军等：《真实世界数据和证据在我国临床决策中的应用现状》，《中国食品药品监管》2023 年第 10 期，第 24~31 页。

基础的临床医师工作绩效评价更具有客观性和实效性。[1]

第二，真实世界数据为患者提供个性化医疗服务，改善患者治疗方案、临床护理流程和健康管理方案。随着基因学和精确医学的发展，真实世界数据可以提供多维度的数据，包括不同种族、性别、年龄组的数据，帮助医疗专业人员更全面地理解治疗效果。通过分析来理解疾病的诊断模式、治疗方式和关联事件，预测特定疾病患病率，或识别某种临床疾病的亚组人群。通过共享真实世界数据，可以更好地教育患者，使他们更全面地了解可能的治疗方案及其效果。在数字化时代，患者比以往更加了解自己的病情、医生以及药品，也更有能力参与到医疗决策过程中。

第三，真实世界数据有助于整体提升医疗机构的服务质量，增强健康管理能力，降低医疗保健成本。基于真实世界数据的疾病管理研究已成为重要的发展方向，依托海量、多源、高质量的数据，开展科学的数据分析和处理，将这些研究成果转化为疾病管理指南和技术规范，从而促进健康管理、提升生命质量。[2] RWD 与人工智能结合不仅是提高医疗服务质量和效率的重要途径，也是优化资源配置、促进医疗公平的关键所在。借助数字技术，医疗效率和服务质量显著提升，医疗供给能力同步增强，实现了从"以医生为中心"向"以患者为中心"的转变。我国人口老龄化和慢性病患者数量增加，数字化医疗技术能够有效提升医疗服务效率，满足日益增长的医疗需求，同时为远程患者提供高效且高质量的医疗服务。

（四）在医保领域，真实世界数据为医保管理部门提供了支付方式改革和基金管理的科学依据

真实世界数据应用成果协助医保管理部门履行好政策制定、医保支付、基金管理三大职能。

---

[1] 陆梦洁、李国红、施贞凤等：《基于医疗大数据的临床医师工作绩效评价研究》，《中国医院管理》2023 年第 12 期，第 6~10 页。

[2] 谭婧、刘兴会、孙鑫：《基于真实世界数据的疾病管理研究》，《协和医学杂志》2019 年第 3 期，第 284~288 页。

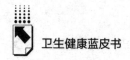

第一，真实世界医疗大数据研究为医保政策制定提供科学依据，全面支持医保精准管理。收集真实世界临床使用数据进行再评价，以判断该药品是否达到医保报销目录的准入要求。推动我国真实世界证据支持医保准入，实现"价值购买"，推动医保高质量发展。我国医保管理部门明确真实世界证据的应用场景，将高质量证据作为医保准入决策的主要参考。① 基于真实世界的数据分析为医保谈判药品的再准入和医疗服务质量评估提供了科学依据。

第二，真实世界数据为医保支付改革提供了更为科学的商品定价与服务价值评估工具。医保的核心是支付，真实世界数据协助医保管理部门履行好战略购买、招标采购、价格管理等重要职责。医保支付方式是指医保部门向医疗机构支付并结算医疗费用的方式，改革的重点在于推进按病组（DRG）和病种（DIP）分值的付费模式。政府作为付费方，必须找到公平合理的方式来评估创新药物和技术的性价比。医保局作为代表参保群众的"价值购买者"，目标是确保采购到公平、可及、安全、有效且性价比高的产品和服务。医保部门作为医保基金的管理方，需要建立一个以价值为基础、以临床结果为导向的机制，核心关注点是创新药物和技术的性价比。

第三，基于真实世界数据可以更好地进行欺诈监测与风险评估，对全民医保基金进行更好地监管。利用 AI 新型数字技术来揭示复杂海量数据的隐藏规律，深入洞察医疗保健数据，以支持医疗保健数据分析工作。依托医疗保障信息平台，医保数据越来越多地应用于业务场景中，为打击欺诈骗保、药品和耗材招采、待遇政策制定和调整、便民服务方面提供数据支撑。针对作为医保补充的商业保险公司，RWE 可以进行风险评估与管理，从而更准确地定价和设计保险产品，通过分析大量的数据来识别和预防保险欺诈。基于健康效果的医保准入协议按 RWE 的使用模式可以分为三类模式，附条件报销、按效果付费、已报销药品的再评价，以进一步减少药品不确定性和控制医保费用。②

① 马苏冰星、丁锦希、陈莹等：《医保准入真实世界证据的质量评价和应用规范》，《中国医药工业杂志》2024 年第 6 期，第 866~872 页。
② 黄涛、李灿、黄先琴等：《真实世界数据用于药品医保决策的国内外政策分析》，《中国循证医学杂志》2024 年第 5 期，第 510~515 页。

（五）在医学科研领域，真实世界数据为科技企业与教育科研机构提供了推动数智医疗与医学创新的人工智能工具

真实世界数据和人工智能技术结合下，从底层逻辑上推动医学研究的新范式转换，体现在科研、教育、人才培养等方面。

第一，高质量医疗数据与人工智能的强大计算能力相结合，已成为医学、生物学、药理学研究新范式。在高质量数据和智能技术赋能下，生物医药临床研发将演进为一门类似工程学的"计算医学"，通过计算机建模与数字孪生技术，生成药品与患者特异性数字模型，做虚拟临床试验。临床研究的数智化转型可以把 RWE 和 RCT 两种研究范式相结合。

第二，真实世界数据结合人工智能改变了医学教育模式。[①] 语言大模型作为当前最具影响力的人工智能技术之一，在推动循证医学学科发展中发挥了重要作用，特别是在扩展原始证据来源、提高证据获取效率、协助医患共同决策以及促进循证医学教育和科普教育方面。[②] 通过真实世界电子病历数据构建真实世界医疗知识图谱及临床事件图谱，易于被计算机理解并开放应用，为医学知识的结构化管理提供了新的可能。基于患者全景数据和现有的医学知识构建疾病知识图谱后，可以将其应用在 CDSS 临床决策支持、医院病例搜索排序、智能问诊和深度学习相结合的知识融合等场景。[③]

第三，真实世界证据相关研究对我国的医疗数据全生命周期管理和人才培养提出较高要求。RWD 的应用需要跨学科人才，既要熟悉医疗、医保、医药领域的专业知识，又要具备数据分析、人工智能等技术能力。然而，当前在医疗领域内，特别是基层医疗机构中，数据分析与应用人才的短缺严重制约了 RWD 的有效利用。数据全生命周期管理是指围绕数据从产生、采

---

① 武宗渊、刘振、张宗明：《人工智能在医学教育领域的现状、未来治理研究》，《中国医学伦理学》2024 年第 9 期，第 1093~1100 页。

② 罗姚、谈在祥：《ChatGPT 对循证医学发展的影响、挑战及其应对》，《医学与哲学》2024 年第 12 期，第 16~21 页。

③ 马婷、陈清财：《基于开放医疗大数据的人工智能研究》，《医学与哲学》2022 年第 1 期，第 1~4 页。

集、处理、使用到销毁所开展的一系列数据管理活动。整个 RWS 研究链条就非常长，涉及的所有事情从头到尾集中打包。从医院数据的采集、数据的结构化、院后患者的随访，以及医患的沟通，底层数据关联性极高，可以把医生、患者和研究参与方贯穿起来，是对社会研究机构、监管机构、企业的一次整合。

三 真实世界数据在"三医"协同治理中的四个核心问题

在数字经济时代，数据已被公认为与土地、资本、劳动力和技术等传统要素并列的新型生产要素。党的十九届四中全会首次将数据纳入生产要素，数据要素的市场化配置正在对社会经济产生深远的变革性影响。真实世界数据在"三医"领域中仍面临着诸多挑战，主要体现在数字安全与防护、数据产权与确权、数据质量与标准、数据流动与交易四个核心问题上。只有解决四大核心问题，数据治理才能"供得出、流得动、用得好、保安全"。

第一，数据安全问题是 RWD 广泛应用的首要问题。首先，健康医疗数据是一种具有高商业价值和强人身属性的宝贵资源。医疗大数据治理既要考虑大数据治理的一般规制，也要考虑到健康医疗大数据对于健康权实现的影响。[1] 其次，在现代数据采集技术之下真实世界研究中的群体信息面临更大泄露风险。当数据构成集合性"数据池"，具备反映群体特征的能力时，就会反映出与健康相关的人口学、生理学、疾病特征、遗传特征等关乎群体生命的安全信息。[2] 最后，基层数据的采集与滥用以及数据保护能力不足也造成数据泄露、篡改、滥用等安全事件仍时有发生。基层数据收集单位的安全防护能力不足，数据流通中的安全风险评估和预警机制不够完善，难以应对快速变化的安全威胁。

---

[1] 满洪杰：《健康医疗大数据治理的健康权面向》，《求是学刊》2024 年第 2 期，第 103~112 页。

[2] 李雪迎、王熙诚、沙若琪等：《真实世界数据研究的信息安全挑战》，《中国食品药品监管》2022 年第 10 期，第 46~53 页。

第二，数据产权的确权是真实世界数据（RWD）广泛应用的基础，数据产权难以划分是影响 RWD 应用的主要法律障碍。真实世界数据（RWD）在确权方面面临多重问题，首先，体现在数据产权难以划分和权利归属复杂。作为一种新型产权，数据产权与知识产权、物权等具有同等重要性，但由于数据的无形性、易复制性和流动性，其权属界定模糊，难以形成统一标准。其次，体现在数据权利的主体难以区分。数据确权的核心在于明确数据的权利性质并划分权利主体，然而，数据在不同主体间的流转和共享过程中，确权难度较大，容易引发产权纠纷。尤其是在医疗数据领域，资料来源者的权益往往未被充分纳入使用权范围，导致其个人信息权益与数据使用者的经济利益之间存在冲突，进一步阻碍了 RWD 的有效利用。此外，不同主体对数据进行多次加工和使用，客观地增加了确权的复杂性。尽管尝试通过"三权分置"的数据产权制度框架，将数据资源持有权、数据加工使用权和数据产品经营权相分离，但在实践中，知识产权归属和财产权益分配问题依然是数据确权面临的重大挑战。①

第三，在数据标准与质量方面，数据标准不统一导致高质量数据稀缺且相对分散。数据质量直接决定了真实世界研究的可信度，并对后续的临床决策和医疗干预的准确性产生关键影响。科研级的真实世界数据是智慧医疗的基础支撑。数据质量体现在完整性、结构化、互通性等方面。首先，数据的分散性使得高质量数据难以汇集。真实世界数据的来源广泛，涵盖电子病历、医疗设备数据、患者自述信息和医保记录等。其次，数据的异质性和混杂因素较多，导致数据质量参差不齐，难以形成有效数据集，影响了数据的整体性和利用价值。此外，数据采集标准不统一，不同医疗机构、医保系统和药企的数据采集标准和格式各不相同，使得 RWD 的整合极为困难，难以形成统一的数据平台。叠加上缺乏专业的数据开发人才和通用的开发工具与技术，在跨部门、跨领域的协同治理中，数据的互通性和兼容性较差。最

---

① 潘子奇、苗权、邱凌志：《我国真实世界数据交易的政策环境与关键要素》，《信息安全研究》2024 年第 6 期，第 548~553 页。

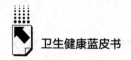
后，缺乏对人工智能与医学深度融合的医学元数据（Metadata）新标准。现有的医学数据标准均是多年积累的以临床目标为主的医学数据标准，没有充分考虑基于数据驱动的医学人工智能研究的具体需求。①

第四，数据流通问题是数据要素市场化面临的主要挑战。数据流通主要体现在数据交易、交换、开放和共享四种方式上。真实世界数据在数据流通中面临的首要问题是数据定价与数据交易背后具有复杂利益交织。数据定价则基于市场需求、数据类型和质量等因素。然而，现有的交易和定价体系无法全面反映 RWD 的特殊价值，难以为数据的广泛应用提供有效支持。如何构建有效的交易规则、完善的定价体系和保障机制，是推动 RWD 市场化应用的关键挑战。尽管我国立法宗旨是希望通过"赋权激励"的方式促进医疗数据使用权的有效配置，但如何协调管理机构、医疗健康企业、医联体（MTD）以及个人之间的利益，特别是在医疗数据公益、私益和众益之间取得立法平衡，仍是一大现实难题。②

除了数据交易，RWD 在交换、开放和共享等其他流通方式上也面临 RWD 流通中的法律、技术和伦理挑战。数据流通涉及经济管理、计算机技术和法律制度的交叉问题。在数据共享过程中，如何平衡数据共享、患者隐私保护和促进医学研究之间的矛盾，依然是一个尚未攻克的挑战。③ 由于真实世界数据涉及个人信息的特殊性，在数据库建设过程中必须提前考虑并严格遵守相关法律法规和伦理要求，确保数据收集和使用的合法性和道德性。真实世界研究涉及从不同来源收集患者的健康数据，用于监管或非监管目的时，公共与隐私之间的界限在法律、伦理和文化背景下往往具有不同的解读。④

① 郑欣雅、黄运有、张奕婷等：《医学人工智能标准体系：历史与现状》，《协和医学杂志》2023 年第 6 期，第 1135~1141 页。
② 任颖：《医疗数据使用权的理论证成与立法平衡》，《法学评论》2024 年第 4 期，第 150~159 页。
③ 葛永彬、董剑平、戴鹏等：《真实世界数据合规探讨》，《中国食品药品监管》2021 年第 12 期，第 62~70 页。
④ 刘丹、周吉银：《真实世界研究的伦理审查问题与对策研究》，《中国医学伦理学》2021 年第 12 期，第 1561~1566 页。

四 加强我国真实世界数据应用的相关建议

第一,做好数据治理的顶层设计,搞好政策协同和系统集成,促进医疗、医保、医药协同发展。一是理顺数据标准与数据流通背后的利益结构矛盾,实现资源与数据的双重整合。确保数据安全,构建大数据平台。二是以"三医"协同为整合宗旨,通过目标整合、结构整合、资源整合和信息整合,弥合医药卫生领域的信息碎片化问题。三是将地方实践中的勇于探索与循序渐进的发展策略有机结合,在有条件的地方先行开展试验区,搭建"三医联动一张网"的顶层架构。

第二,确保人工智能时代中数据安全问题,协调好创新、发展与安全之间的关系。一方面,遵循全生命周期保护原则,并通过数据脱敏等技术手段尽可能地保护隐私信息安全与社会伦理。另一方面,安全和发展并重,在发展中保护安全,增强维护数据安全的能力。需要与时俱进地不断界定数据安全和隐私的范围与内容,促进 AI 产业创新发展与数据安全能力建构。

第三,以建构智能化"三医"协同的生态体系为目标,构建医学元数据标准,促进数据流通与有效利用。一是构建统一的科技与医学深度融合的医学元数据标准,夯实基于数据驱动的医学人工智能研究的基础。二是要打破信息流通壁垒,推动公共卫生体系、医疗服务体系与医保、民政等政府部门的数据交换与共享,整合多源数据以支持医学数据分析和研究。实现医疗、医保和医药之间的信息互通与共享,构建智能化"三医"协同生态体系。

第四,在医疗服务领域,积极发展真实世界数据驱动人工智能辅助诊疗系统与健康管理系统,推进优质医疗资源均衡布局和扩容下沉,支撑服务广大民众的大健康产业。一是推动临床与科研融合数据平台发展,融合人工智能集成平台、医院数据平台与临床大数据科研平台,建设智慧医疗、智慧管理、智慧服务"三位一体"的智慧医院信息体系。二是部署"多模态的医疗通用大模型",提高基层医院的诊疗水平,实现高质量服务的分级诊疗。

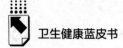

三是部署基于真实世界数据的监测督导、数据共享的健康管理服务平台，完善以基层医疗卫生机构为主体的居民健康管理体系。优化全人群服务内容，聚焦重点领域和重点人群，尤其是患有慢性病的老年群体，提高患者全生命周期的健康管理与照护水平。

第五，在医保管理领域，通过发挥医保部门的政策改革与战略购买的引导作用，支持人工智能与真实世界数据的相关技术发展。实现"保基本"和"促创新"两大目的，一方面，利用真实世界数据和人工智能技术进行风险控制和智能监管，实现医保基金的科学监管和大数据反欺诈，让参保者获得性价比相当的医疗保障服务。另一方面，医保部门利用医药服务的战略性购买指挥棒，强化医保数字化赋能机制，提高重点医疗数据产业的创新能力，推动医药产业全链条发展。

第六，在医药监管领域，以真实世界数据与医学 AI 为突破口，推动监管科学和智慧监管的发展，推进监管体系和监管能力现代化。一是构建有效的药品监管合作治理网络，形成"政产学研医"多方参与的药品监管科研共同体，完善高效便捷的沟通机制。二是推动全球的数据治理，促进药品监管能力与科技的国际合作，不断提高药品监管国际化水平，推进药品监管治理体系和治理能力现代化。三是建立集真实世界数据分析与人工智能技术于一体的新型管理模式，积极推进监管的科学化、精细化与智能化升级，助力中国药企实现药品全生命周期的智能化闭环管理，实现中国式药品监管现代化。

参考文献

丁伟：《真实世界数据质量提升研究》，沈阳药科大学博士学位论文，2022。

赵刚：《数据要素：全球经济社会发展的新动力》，人民邮电出版社，2021。

杨悦：《美国药品监管科学研究》，中国医药科技出版社，2020。

张伟主编《2022 药品监管前沿研究》，中国医药科技出版社，2022。

Dal Pan G. J. , Real-World Data, "Advanced Analytics, and the Evolution of Postmarket

Drug Safety Surveillance," *Clinical Pharmacology and Therapeutics*, 106 (2019).

Liu F., Panagiotakos D., "Real-world Data: A Brief Review of The Methods, Applications, Challenges and Opportunities," *BMC Med Res Methodol*. 11 (2022).

Trial Designs Using Real-world Data: The Changing Landscape of the Regulatory Approval Process. Elodie Baumfeld Andre et al. Pharmacoepidemiol Drug Saf. 2020 Oct; 29 (10).

案例篇

B.15
常州：从"常有健康"到国际对标

王 南　朱 凯　胡钟丹*

摘　要：　在"健康中国"战略指导下，常州市更高水平推进"健康常州"建设，凭借独特的区位优势和自然禀赋以及强有力的健康政策举措在城市建设中蹄疾步稳，取得显著成效。自2019年起连续三年荣获"全国健康城市建设样板市"，居民健康素养水平提升至42.8%，人均预期寿命达82.01岁。但随着人口老龄化问题日益突出、人民群众对健康需求日益提高，常州也面临医疗资源分布不均、生态环境质量有待进一步提升等问题。如何对标德国美因茨、瑞士巴塞尔，打造国际性健康城市，需要在创新环境培育、研发转化激励以及配套基础设施等方面持续发力，以构筑长期、完整的价值链、生态圈。

关键词：　健康城市　常州方案　国际对标

---

* 王南，国务院发展研究中心副编审，主要研究方向为公共政策、宏观经济、区域经济与产业研究；朱凯，《财经》区域经济与产业研究院特聘研究员，主要研究方向为创新环境、生命科学、材料科学；胡钟丹，《财经》区域经济与产业研究院特聘研究员，主要研究方向为公共政策、宏观经济、区域经济与产业研究。

2016 年 8 月，习近平总书记在全国卫生与健康大会上发表重要讲话，提出"要把人民健康放在优先发展的战略地位"，对健康中国建设作出全面部署。在"健康中国"战略背景的指引下，常州市秉持积极主动的态度，持续深化健康城市建设，取得了斐然成就，自 2019 年起成功蝉联"全国健康城市建设样板市"殊荣。2020 年起，常州市实施"健康常州 2030"行动等一系列行之有效的举措，为提升居民的健康素养和生活质量构筑了坚实根基。

党的二十大以来，为进一步提升健康产业的整体水平，常州市精心谋划，拟定了一系列极具针对性的策略：通过科学合理地规划与优化配置，致力于使医疗资源更均衡地覆盖各个区域，切实满足市民的就医需求；大力推进健康知识的全面普及，借助多元化的渠道和方式，促使健康理念深入人心；在生态环境治理领域持续加大力度，全力营造更为宜居的城市环境；不断提高医疗康养服务质量，为市民提供更为优质、贴心的服务体验。

常州市作为全国健康城市建设的典范，正积极探索健康产业高质量发展路径，提升居民健康素养，构建全人群、全生命周期的健康服务体系，为健康中国战略的深入实施贡献"常州智慧"与"常州方案"。

一　战略引领：绘制健康城市发展蓝图

常州市在健康城市建设中，以顶层设计为引领，构建系统政策框架并精准实施。强化公共卫生体系、优化医疗资源、推进生态文明建设及全民健身，显著提升全民健康素养。规划明确至 2030 年建成国家级健康城市，聚焦医疗、生态、体育三大领域，实施"十四五"卫生健康规划及生态环境、体育发展专项规划，致力于提供高质量健康服务与宜居环境，展现政府深切民生关怀，履行健康城市建设庄严承诺。

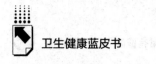

（一）明确目标：打造"常有健康"民生名片

党的二十大报告强调要把保障人民健康放在优先发展的战略位置，完善人民健康促进政策，深入开展健康中国行动和爱国卫生运动，倡导文明健康生活方式。常州市积极响应政策号召，多次强调健康城市建设的重要性，要始终把人民群众生命安全和身体健康放在首位。2023年5月12日，常州提出以创建国家全民运动健身模范市、建设国家体育消费试点城市为抓手，全面推进群众体育、竞技体育、体育产业协调发展，助力常州加快建设运动健康城市。

2023年10月18日，常州市市长调研医疗卫生工作时，明确指出要做优做强医疗卫生事业，提供更加优质高效的健康服务，全力打造"常有健康"民生名片。

2023年11月21日，常务副市长在"常有健康"工作推进会上指出，常州市正处于"532"发展战略的推进阶段，正朝着"GDP万亿之城"的目标冲刺，针对当前卫生健康事业发展中的突出问题和现实需求，配套制定了"三医"联动、医防融合改革等创新措施。这些举措的实施，为常州健康城市进程注入了强劲动力。

（二）蓝图勾勒：谋划国家级健康城市愿景

常州市提出到2030年建成国家级健康城市，设定了多层次的目标和实施路径。2021年12月27日，常州市政府办公室印发《常州市"十四五"卫生健康规划》，明确优化医疗资源布局，推动医疗资源下沉，提高基层医疗服务能力。通过培养全科家庭医生、加强预防医学投入、引入私人医疗机构等方式，缓解三甲医院压力，降低医疗成本，提高医疗服务效率，提升疾病预防控制体系和医防协同机制，以确保市民享受到更高质量的医疗服务。

生态环境保护上，常州市深入贯彻"美丽中国"战略部署，实施"增核、扩绿、联网"工程，通过增加生态核心区域、扩大绿色空间及构建生态网络，努力提升城市环境质量，实现"水清岸绿，空气常新"的远景目标。

体育发展是常州市健康城市建设中的重要内容。常州市积极完善全民健身公共服务体系，推动"10 分钟体育健身圈"建设，并通过体育设施"31166 工程"等专项规划，不断提升公共体育服务水平。常州市还率先提出建设运动健康城市目标，创新设立体育医院和运动健康指导门诊，为市民提供全方位的健康服务。

（三）政策落地：提高覆盖面和可及性

常州市积极响应"健康中国"战略，以建设国际健康城市为目标，制定并实施了一系列创新政策。在医疗资源布局上，常州市推动优质医疗资源向城市南北两极扩容，优化老城每千常住人口医疗卫生机构床位数达到 7 张以上，居民人均预期寿命提升至 82.01 岁，城乡居民健康素养水平提升至42.8%，医疗服务的覆盖面和可及性得到显著提升。

在深化三医联动、医防协同改革方面，常州市积极探索分级诊疗的"常州路径"，构建起以医联体和医共体为主要组织形式的服务体系。通过社区医生出诊与咨询的家庭医生签约机制，以及数据共享和双向转诊的技术保障，实现了医疗资源的合理分配和有效利用。这一制度创新有效分流了病患，缩短了患者等待时间，提高了医疗服务效率。分级诊疗制度实施以来，基层医疗卫生机构的诊疗人次同比增长 15%，有效缓解了看病难、看病贵的问题。

为保障健康城市建设的顺利推进，2023 年 6 月 7 日，常政办印发《常州市关于深化三医联动、医防融合改革的实施意见》，成立了由市卫健委、市级公立医院、市疾控中心、市辖市（区）卫健局主要负责人组成的统筹推进市医防融合领导小组，统筹协调各方面资源和力量。在财政支持方面，2023 年 6 月 15 日，常州市人民政府官网发布数据，2023 年常州市统筹上级补助资金并安排市级基本公共卫生专项经费近 9000 万元，大力保障基本公卫服务项目开展。市级财政按照"注重绩效，量效挂钩"原则，2023 年投

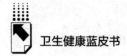

入公立医院综合补助专项资金 1.66 亿元①。常州市推进高水平医院建设，实施"固原筑峰"工程，加大人才引育力度，提升运行效能：公立医院门急诊人次同比增长 20%，住院服务满意度提高至 95% 以上。

二 微观筑基：培育健康城市活力细胞

常州市以健康地铁、健康社区为微观基础，全面推进健康城市建设。健康地铁通过主题专列等创新形式普及健康知识，提升市民健康意识。健康社区则通过医联体建设、中医药推广及智慧医疗等措施，优化医疗资源配置，增强基层医疗服务能力，提升居民健康水平与获得感。

（一）脉动轨迹：健康地铁的创新实验

常州市地铁作为城市交通的重要脉络，承载着推动健康文化、提升市民健康意识的重要使命。在地铁车厢内，常州市通过一系列创新举措，积极营造健康宣教的浓厚氛围。如"禁毒先锋号"、"全民健身号"和"龙城健康号"，其中"全民健身号"列车在 2022 年 8 月 8 日首发，不仅传播了健康理念，还通过签名打卡等互动活动，激发了市民参与健康生活的热情。② 这些主题专列的运行，已经成为常州市流动的健康教育基地，有效提升了市民的健康素养。

在健康服务方面，常州市第二人民医院志愿团队定期进驻，为市民提供免费血压、血糖测量服务，发放健康宣传资料，进一步强化了市民的健康自我管理能力。此外，地铁车厢内的空气质量管理，通过安装消毒机和抗菌型净化器，定期清洁消毒，确保乘客呼吸健康，改善乘车体验。

常州市地铁的健康主题宣传，通过线上线下相结合的方式，扩大了健康

---

① 《财政局：落实资金保障责任助力健康常州建设》，常州市人民政府官网，2023 年 6 月 15 日，https://www.changzhou.gov.cn/ns_news/296168679449626。

② 《常州市启动"全民健身月"活动"全民健身号"地铁列车首发》，常州市体育局 2022 年 8 月 9 日，https://jssty.jiangsu.gov.cn/art/2022/8/9/art_79949_10568911.html。

教育的覆盖面和影响力。线上科普云课堂的开设，围绕疾病防治、预防接种、饮食健康等话题，提供了专题健康知识短视频，吸引了大量市民观看学习。而车厢内的健康口号标语和实用健康常识的设置，以及移动式健康课堂的打造，让健康教育走进了市民的日常生活，增强了健康信息的可及性和实用性。

（二）生活绿洲：健康社区的构建与功能

构筑健康社区核心单元。常州市在推进健康城市建设的进程中，通过一系列创新举措，显著提升社区的凝聚力。医疗资源下沉方面，常州市积极推进医联体建设，促进优质医疗资源向基层延伸。通过市级医院与基层医疗机构建立紧密型合作关系，如常州二院与青龙街道卫生院等机构的合作，不仅提高了基层医疗服务能力，还实现了医疗资源的均衡分布。

提升基层医务人员专业技术水平。常州市每年进行社区卫生高级专业技术资格评审，涵盖多个专业领域，有效提升基层医务人员的专业技术水平。巩固发扬孟河医派特色优势，实施孟河医派传承创新工程，不断满足人民群众日益增长的中医药需求。

加快智慧医疗建设进社区。如武进区通过智慧医疗系统优化就医取药流程，提高服务效率。通过健康档案共享，实现了历次就诊信息、医疗服务信息的互联互通，极大地方便了居民就医。"一次挂号管三天"的便民措施，不仅减轻了患者的经济负担，还提升了医疗服务的连续性和效率。[①]

（三）便民生活：增强人民群众幸福感、获得感

推动医疗资源下沉。常州市通过优化医疗资源布局，显著扩大医疗服务的覆盖面和提升质量。具体而言，通过实施"532"发展战略，全面打造六张"常有"民生名片（常有善育、常有优学、常有健康、常有颐养、常有安居、

---

① 《解码万亿之城的"健康基因"："常有健康"的常州畅想如何实现?》，央广网，2024 年 7 月 12 日，https：//baijiahao.baidu.com/s? id＝1804364430889905713&wfr＝spider&for＝pc。

常有众扶)。《常州市深入推进"常有健康"三年行动方案(2023—2025年)》① 提到,常州市在城市南北两极扩容优质医疗资源,使得基层医疗卫生机构的服务能力得到加强。例如,通过"智慧医保"移动支付平台,实现了医保结算的线上化,日均结算量超过1万笔。通过将"一站式"智慧健康服务与"我的常州"App全面整合,并接入市级医院,为市民提供了一系列便捷的医疗健康服务。

关注重点人群健康。积极推进老年友善医疗机构建设,全市40家二级及以上医疗机构开展为老服务,成立为老志愿服务者队伍36支,多家机构获评江苏省老年友善医疗机构优秀单位或老年友善医疗机构。还推出老年人心理关爱项目,依托专业人员、网格员、家庭医生等三方力量,对社区内65岁及以上老年人开展心理健康评估、健康指导、必要干预和转诊工作。通过为孕产妇和新生儿提供产前筛查和新生儿疾病筛查服务,设立"丁香宝贝"早产儿救助专项基金、"美德佑成长"基金等特色平台,提升妇女儿童健康水平。全市建有省级普惠托育机构19家,省级示范性托育机构6家。

提升公共安全保障水平。2021年,常州启动在公共场所配置AED(自动体外除颤器)的项目,AED分布地图正式上线,常州市医疗急救中心对全市的AED后台运行实行统一监管,建有AED信息管理平台,实现AED设备运行状态实时监测、设备使用数据实时上传、120急救系统实时报警对接。在各种大型活动和赛事上,AED也成为不可或缺的安全保障。

三 产业赋能,打造常州健康城市核心竞争力

常州健康产业园区以多元化、高端化产业体系为特色,依托龙头企业引领技术创新,促进健康相关产业融合,共同加强健康产业支撑。下一步将借

---

① 《关于印发〈常州市深入推进"常有健康"三年行动方案(2023—2025年)〉的通知》,常州市人民政府网,https://www.changzhou.gov.cn/gi_news/962168610074427。

鉴国际经验，深化产学研合作，吸引高端资源，布局新兴健康产业，优化营商环境，强化政策支持，推动健康产业高质量发展。

（一）健康产业园区龙头引领

常州健康产业园区作为区域生物医药与医疗健康领域的璀璨明珠，展现出显著的比较优势与鲜明的板块龙头特色。园区总面积达 11.5 平方公里，已启用区域发展势头强劲，重点引进医疗器械及设备、生物技术及新药、小分子药物、现代中药等产业，形成了多元化、高端化的产业体系。[①]

园区以高端影像设备研发生产为核心，依托联影医疗等龙头企业，引领行业技术革新。联影医疗不仅在高端医学影像设备及核心部件研发上取得重大突破，还成功构建了人工智能平台 uAI，推动智能诊断应用与医学影像设备的深度融合，为精准医疗提供坚实支撑。生物医药及高端新药制剂领域亦成果斐然，扬子江、恒邦、千红等企业凭借深厚的专利和技术积累，以及国际认证加持，形成了强大的产业集群效应。医疗器械领域，美敦力、柯惠等国际知名企业的入驻，在外科能量器械、微创内科消化领域及医疗器械耗材等方面拥有丰富经验和技术优势，为园区带来了先进的研发理念和市场资源。

常州市积极引入国际先进的医疗资源和技术，以提升医疗服务水平和市民健康福祉。德中艾合诊所的成立，是常州市在医疗领域对外开放和国际合作的一个侧影。这家诊所依托德国海德堡大学医学院的技术平台，引进德国的高端医疗保健项目，开始应用天然生物分子调节人体生物反应，通过激发身体自我保护机制对抗疾病，同时减少对健康细胞的伤害。这种治疗方法相较于传统化学药物疗法，具有副作用小、标本兼治、预防与治疗并重的特点，代表了高端医疗健康产业的发展趋势。诊所不仅在常州中心地带提供高质量的内科医疗服务，还为有需求的患者提供了前往德国接受高端医疗的便利通道。

---

① 新医药及生物技术-常州市国际投资促进中心门户网站。

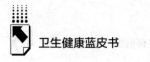
（二）促进健康相关产业融合

推进中医药传承创新发展，提升中医药服务能力。开展中医药适宜技术推广工作，加大对基层医生的培训力度，让市民在家门口的医务室就能享受优质的中医适宜技术服务。

重塑公立医院发展优势。推进高水平医院建设，建强重点学科专科，实施"固原筑峰"工程；加大人才引育力度，建立多元化投入机制；提升公立医院运行效能，健全适应医疗卫生行业特点的薪酬制度；推广智慧医疗服务应用。

推动医学科技创新与产业协同发展，促进医学科技成果转化应用，推进医工交叉融合。2023年，常州市建立"产医研用"协同创新平台，构建全市大健康、多业态发展格局，让体育与文化、旅游等更多产业相结合，为群众提供多渠道、高品质的全民健身场所和设施。例如，以青枫公园为试点，打造智能健身步道、升级室外健身器材、建设科学健身指导站；新北区的动源体育产业园利用老厂房改建，为群众提供高品质体育文化综合服务；江南环球港拥有多个运动主题项目和体育培训项目，被评为国家体育产业示范项目、江苏省首批体育服务综合体。

（三）加强产业支撑

强化信息技术应用。早在2016年，常州市就被确定为首批"国家健康医疗大数据中心与产业园建设"试点城市。2017年12月8日，常州市人民政府与中国移动政企客户分公司、江苏移动签署业务合作框架协议，共同支撑国家健康医疗大数据中心与产业园建设试点工程，推动常州大数据中心成为与国家级平台互联互通的区域化平台，联合组建专家团队推进数据应用创新、强化数据安全研究，深挖大数据价值，积极推进5G、人工智能、物联网、NB-IoT等新型信息技术在常州的研发、试验，探索更多业务应用与服务模式的创新成果，打造全国健康医疗大数据创新示范应用。

提高公共卫生服务能力。2023年5月24日，钟楼区疾病预防控制局挂牌成立，这是常州市在推进疾病预防控制体系改革中的一项举措，标志着全区疾病预防控制工作步入新的起点。常州市计划在 2025 年构建完善四级疾病预防控制体系，加强监测预警和应急能力建设，健全分级、分层、分流的重大疫情救治体系，实施全民自救互救素养提升工程。

鼓励社会力量参与。常州市政府加大对健康产业的支持力度，健全服务保障体系和相关政策制度，广泛吸引各类社会力量参与体育事业等健康产业建设，充分激发市场在全民健身场所和设施建设中的活力。

四 常州方案：常州健康城市建设路径与启示

常州市在健康城市建设中，形成了一套顶层设计宏观引领、健康细胞微观筑基的"常州方案"。凭借独特的区位优势和自然禀赋以及中医药资源，常州在健康城市建设中蹄疾步稳，取得显著成效。但相比于国际高水平健康城市，尤其是人民群众日益增长的健康需求，仍存在产业布局相对弱势、政策操作空间受限等问题，需要借鉴国外成功经验，向更高质量、更高层次发展。

（一）常州健康城市建设路径

第一，以顶层设计引领健康城市建设，积极响应"健康中国"战略。明确打造"常有健康"民生名片的目标，市领导多次强调其重要性，并出台相关规划，涵盖医疗、生态、体育等领域。第二，以健康地铁和健康社区为微观基础推进健康城市建设。第三，其健康产业园区以多元化、高端化产业体系为特色，依托龙头企业引领技术创新，同时积极引入国际先进医疗资源，促进健康相关产业融合，形成了一套顶层设计宏观引领、健康细胞微观筑基的"常州方案"。

（二）健康产业发展的制约因素

常州市在建设健康城市的过程中，取得了一系列显著成就，但仍有很大改善上升空间。在地域产业特点方面，常州市位于苏锡常沪圈，虽然整个大圈的生命科学产业在全国具有较强的竞争力，但与上海和苏州相比，常州市并没有明显的产业优势。这一地理和产业布局上的相对弱势，限制了常州市在健康产业领域的快速发展。在政策环境方面，尽管常州市的基本面较苏锡常沪圈外的地区更为完善和稳定，但政策上的操作空间受限，这在一定程度上影响了健康产业的创新和发展。

产业形态和人才储备方面，常州市拥有雄厚的工业基础，生产型企业和人才较多，但研发型企业和人才相对较少，健康产业发展环境与氛围尚显不足。这导致在健康产业的创新研发能力上存在不足，影响了产业的转型升级和核心竞争力的提升。此外，虽然常州有较为成熟的组织机构，但生命科学产业尚未形成有效的产业集群，这限制了产业的集约化发展和协同创新。

城市生活方面，常州市的生活成本相对较低，为居民提供了较为宜居的环境。然而，与上海和苏州相比，常州市在便利性和城市吸引力方面还有待提升，对高端人才的吸引力和健康产业的发展活力有待增强。

（三）政策建议

常州市在建设健康城市的过程中取得显著成就，但仍存在成长空间。参考国外经验，特别是瑞士巴塞尔和德国美因茨的成熟模式，常州市需构建长期完整的价值链，为不同规模的企业提供具有吸引力的政策与环境。巴塞尔作为世界一流的生命科学产业中心，拥有全球医药巨头总部及1000多家生命科学公司，创造了巨大的单位总价值。定制化的服务、灵活的税收政策，为初创和成长期企业提供了有力的支持。美因茨则依托生命科学产业园和高校资源，成功转型为欧洲生命科学产业中心。这些都为常州市产业转型和创新驱动提供了有益借鉴。

首先，针对医疗服务行业，需优化医疗资源配置，缓解三甲医院压力。借鉴欧洲经验，可考虑放权给私人医疗机构，分担公立医院工作量，同时培养全科家庭医生，强化预防医学，实现从治疗向健康维护的转变。其次，调整健康产业政策，重视长期稳定发展，对政绩考核标准进行拆分，注重长期效益而非短期产值增速，以 20 年为周期设定经济效益目标。引入药食同源理念，调整农业作物结构，发展有机农业和养殖业，为健康产业打下坚实基础。

构建具有国际竞争力的生活环境和工作条件吸引高素质人才。参考德国、瑞士的人才库建设，常州市可通过提升教育质量、优化税收政策和提供灵活的工作安排，吸引全球人才。同时加强知识产权保护，构建完善的组织管理体系，包括协会、商会、技术协调中心等，为企业提供全方位服务。

鼓励和支持企业或 NGO 对环境健康的创新与贡献，打造绿色健康的城市名片。比如从以下细节入手，自来水去除氟化物，农作物脱离化学农业，养殖业去抗生素，食品加工减少化学剂等，从源头上为健康城市打下坚实基础。

B.16

武汉：协同打造健康城市样板

王南 胡钟丹*

摘　要： 党的十八届五中全会首次提出健康中国战略前夕，武汉市宣布打造卫生城市升级版——健康城市。健康中国战略为武汉打造健康城市提供了政策指引和推动力量，而其从1990年开始"创卫"之路的先发优势，加之地方政府引领规划、企业创新投入、社会组织积极推动以及市民广泛参与的统筹推进模式，有效促进了公共卫生服务的完善、健康产业的发展以及健康文化的传播。2021年、2022年，武汉市连续荣膺全国健康城市建设样板城市。但随着人口老龄化进程加快、疾病谱发生变化、市民对健康追求更多，武汉健康城市建设也要与时俱进，向更高层次、更高质量发展。

关键词： 健康城市建设　协同发展模式　武汉样板

武汉1990年开启创建国家卫生城市之路，2014年武汉"创卫"终获成功，显著提高了人民群众健康水平，人均预期寿命、孕产妇死亡率、婴儿死亡率等指标大幅优化。在党的十八届五中全会首次提出健康中国战略前夕，武汉市宣布打造卫生城市升级版——健康城市。

2020年，武汉卫生健康事业发展取得诸多成绩，如连续获得国家卫生城市、全国基层中医药工作先进市、全国无偿献血先进城市等国家级荣誉；人均预期寿命上升到80.57岁，婴儿死亡率下降到1.84‰；医疗卫生资源

---

* 王南，国务院发展研究中心副编审，主要研究方向为公共政策、宏观经济、区域经济与产业研究；胡钟丹，《财经》区域经济与产业研究院特聘研究员，主要研究方向为公共政策、宏观经济、区域经济与产业研究。

扩容提质显著。

2020 年经历突如其来的新冠疫情重大考验，使武汉更加坚定了建设健康城市的决心，通过政策引导、产业协同、社会共建、全民参与的协同发展模式，为中国健康城市打造和可持续发展贡献了独特的"武汉样板"。2021年、2022 年，武汉市连续荣膺全国健康城市建设样板城市称号。

一 政策先行，绘制健康城市发展蓝图

在武汉健康城市的规划与发展进程中，政策始终发挥着主导作用。一系列科学合理、具有前瞻性的政策举措不断出台，为武汉健康城市建设指明了清晰的方向，注入了强大的动力，提供组织和制度保障。

（一）明确健康城市建设目标

2020 年，武汉经历新冠疫情的重大考验后，更加重视健康城市建设。湖北省委常委、武汉市委书记王忠林在第二届世界大健康博览会开幕式讲话中指出："大家齐聚武汉，有力地支持了湖北武汉疫后重振，将推动大健康产业跨越发展。武汉是建设中的国家中心城市和国际化大都市，是产业、创新、康养胜地，有高校、众多三级医院，国家生物产业基地综合竞争力全国前三，环境优越，为大健康产业提供广阔空间。武汉愿携手大家建成健康、幸福之城，将强化政策引领等，实施大健康产业发展规划，做大做强光谷生物城，建设多个产业园区，打造国家重大公共卫生事件医学中心，形成产业集聚发展新格局，打造全方位、全周期大健康产业集群；加快推进'一网通办''一城统管'，当好'店小二'，打造良好产业发展生态。"①

党的二十大报告强调要把保障人民健康放在优先发展的战略位置，完善人民健康促进政策。深入开展健康中国行动和爱国卫生运动，倡导文明健康

---

① 郑汝可：《王忠林诚邀各界携手共建健康之城幸福之城：一个崭新的大健康时代已经到来》，《长江日报》2020 年 11 月 11 日。

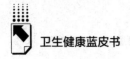

生活方式。

武汉市政府积极响应党的二十大精神，与时俱进。2024 年 7 月 18 日在博鳌亚洲论坛全球健康论坛第三届大会健康城市市长论坛上，武汉市人民政府副市长张忠军进行了以"缔造健康武汉 共享美好生活"为题的演讲，展现出武汉市自党的二十大以来积极响应国家健康中国战略号召、紧密结合本市作为中部地区特大城市实际发展需求的健康城市发展蓝图。

（二）出台配套政策措施

2019 年 12 月，武汉市成立健康城市领导小组，组长由政府的主要领导出任，全面构建联席会议、协调联络、专家咨询、监测评价、督查督办等一系列健康推进机制。每年都会制定部门的任务清单，清晰明确相关部门的职责划分，构建起高位推进、高效运作的工作模式。[①]

2021 年以来，武汉市每年都把健康武汉纳入党委政府绩效考核，从更高层面、更广范围，以更强力度来推动健康城市的建设。建设健康武汉的经费被列入市年度财政预算，逐年增加资金投入，并推进一批重点项目，为健康武汉工作提供充足的经费支撑。

2024 年，武汉市委、市政府还出台《关于加强公共卫生应急管理体系建设的实施意见》，构建传染病多维度风险预警体系。2022 年 5 月 31 日，武汉市公共卫生应急指挥系统入选国家数字健康十大示范案例。

（三）强化部门协同合作机制

健康城市建设是一个系统工程，涉及卫生、教育、体育、环保等多个领域和部门。2021 年以来，为打破部门壁垒，形成政策合力，武汉市政府建立跨部门协作机制，加强各部门之间的沟通与协作，解决健康城市建设中的跨部门问题，提高政策执行效率，更好地整合资源，实现资源共享和优势互补。

---

① 《健康样板城市是如何炼成的？这些"健康故事"中蕴含"武汉智慧"》，https：//www.thepaper.cn/newsDetail_forward_28113779。

2019 年 3 月武汉市政府将"健康武汉"重点任务进行分工，明确责任部门和职责分工。市卫生健康委员会组织开展健康武汉专题研究及实地调研，同步推进健康细胞建设，重点培育健康社区（村）、健康机关、健康企业、健康学校和健康医院等主体。

各部门协同工作成效显著。相关责任部门牵头开展 29 项专项整治行动，摸排点位 3.1 万个，发现整改问题点位 1.3 万个，切实解决了一批城市"老大难""顽固症结"问题。开展爱国卫生运动"五进"活动，与市总工会协作推进健康企业建设，与市机关事务管理局协作推进健康机关建设，与市教育局协作推进健康学校建设，与公安、城管等部门联合开展控烟督导专项行动，将健康城市建设融入基层治理。

二 产业赋能，打造高质量惠民健康服务

武汉市凭借其得天独厚的地理位置和产业基础，积极发展健康产业集群，形成了生物医药、医疗器械、健康管理等多个领域的协同发展态势，让产业成为推动健康服务优化升级的强大引擎。随着产业与健康城市建设的深度融合，武汉不断涌现出健康服务创新模式和优质健康服务项目，带来了实实在在的健康福祉。

（一）发展健康产业集群

明确"一城一园三区"格局。光谷生物城作为武汉市大健康产业发展的驱动核，聚焦大健康产业总部经济建设、创新药物、高端医疗器械和生物农业产品研发、创新企业孵化、产业链协同创新、技术平台支撑等领域与功能。光谷南大健康产业园承接光谷生物城产业溢出效应，聚焦生物医药和医疗器械的规模制造，规划面积 98.1 平方公里（江夏区计划）。汉阳大健康产业发展区、环同济—协和国家医疗服务区和武汉长江新城国际医学创新区，涵盖医疗服务、医学创新研发、高端康养服务等不同侧重点。

制定政策，优化营商环境。2019 年 4 月，市政府办公厅印发《武汉市

大健康产业发展规划（2019—2035 年）》，提出对创新产品、创新技术、创新平台、创新业态等给予全方位支持，比如对企业自主研发并在武汉市实现产业化的生物医药与医疗器械创新产品给予相应奖励等。市卫健委印发《武汉市支持社会力量提供多层次多样化医疗服务实施方案》，放宽准入、促进投资与合作、落实支持政策。启动新一轮大健康产业"大招商计划"，成立健博会产业招商专班，与楚商联合会建立项目互通机制和各区（开发区）紧密联系、积极拜访各商业协会及大健康相关企业。[①]

推进重点项目落地，以商招商。迈瑞医疗武汉基地（包括武汉研究院、生产制造基地两个子项目）选址光谷生物城；国药中生、泰康集团、东湖高新、当代集团等大健康项目签约光谷南大健康产业园；"国华城市康养综合体"项目、"长江国际医学中心"项目落地长江新区。光谷南大健康产业园利用东湖高新园区、国药园区、中南高科园区、科投园区、武生所、江夏实验室等有丰富资源信息的产业园区，吸纳招引其他同类型企业，提高光谷南大健康产业园的行业影响力。联影等医疗器械企业研发先进的医学影像设备、检测仪器等，助力医院提升诊断能力和精准医疗水平。

（二）加强健康人才培养和引进

打造良好人才成长环境。2022 年 5 月，武汉市印发《武汉市卫生健康人才发展"十四五"规划》，以建设高层次公共卫生、基层卫生、中医药、紧缺专业、卫生管理人才等队伍为主要任务，提出构建"1+x"卫生健康人才培养体系的设想，即围绕"武汉卫生健康人才培养工程"，开展顶尖人才、领军人才、中青年骨干人才、优秀青年博士等引进培养计划；创新优化人才引进、培养、考核、激励等机制，营造良好的卫生健康人才发展环境。[②]

---

① 《武汉市大健康产业发展规划（2019—2035 年）》（武政办〔2019〕36 号），武汉市人民政府办公厅。
② 《武汉市卫生健康人才发展"十四五"规划》（武卫通〔2022〕10 号），武汉市卫生健康委员会。

打造人才培养工程。根据《武汉市"十四五"人才发展规划》部署，"武汉卫生健康人才培养工程"计划到 2025 年，新增 10 名医学顶尖人才、50 名领军人才、600 名中青年骨干和 200 名优秀青年博士，同时设立公共卫生专项指标，在选拔上向公共卫生人才倾斜。根据不同的人才类型，对入选人才予以 3~5 年的经费支持，资助入选人才开展科研活动、团队建设、国内外合作交流和专业培训。①

创新人才交流平台。武汉市积极开展"武汉市卫生健康青年人才研修班"培训活动。包括举办"进党校"理论培训，开展宗旨教育和党性实训教育；利用研修班学员优势推出"青年人才讲科普"系列短视频；还举办全国自然科研项目申报讲座、急救技能培训、读书交流、演讲能力提升等活动。

（三）推动健康服务创新

武汉市积极鼓励健康服务模式的创新实践，推动"互联网+医疗健康"的深度融合发展。通过建立国家"云上妇幼"、同济互联网医院等远程医疗平台，实现优质医疗资源的跨区域共享，市民无须长途跋涉即可享受到一线城市顶尖医疗专家的诊疗服务，大大缓解了看病难、看病贵的问题。同时，远程医疗平台还为基层医疗机构提供了技术支持和培训机会，提升了基层医疗机构的诊疗水平和服务能力。

智能健康管理利用大数据、人工智能等技术手段对市民的健康数据进行深度挖掘和分析。如东软集团第三研发中心、武汉市秀域健康管理有限公司，通过数据分析结果，为市民提供更加精准、个性化的健康管理建议和治疗方案。智能健康管理系统还能够实时监测市民的健康状况变化，及时发现潜在的健康风险并采取相应措施进行干预和治疗。

武汉市还积极推广家庭医生签约服务和慢性病管理等新型健康服务模

---

① 《武汉市人民政府关于印发〈武汉市人力资源和社会保障事业发展"十四五"规划〉的通知》（武政〔2021〕20 号），武汉市人民政府。

式。2023 年 6 月 16 日,湖北省卫生健康委员会等印发《关于推进家庭医生签约服务高质量发展的实施方案》,通过签约家庭医生服务团队为市民提供全方位、全周期的健康管理服务;通过慢性病管理项目为市民提供长期跟踪治疗和健康指导服务。新型健康服务模式的推广应用大大降低了慢性病的发病率和死亡率。①

三　社会共建,同享健康发展果实

健康城市建设需要全社会的共同参与。武汉市在健康城市建设中,注重强化社会共建与全民参与机制建设,形成了政府主导、市场运作、社会参与的良好格局。武汉市通过激发社区活力、培育社会组织等方式,动员社会各界力量参与健康城市建设。这些社会力量不仅为健康城市建设提供了有力支持,还增强了居民的归属感和责任感。

(一)打造志愿者赋能模式

武汉市充分发挥社区、社会组织作为健康城市建设细胞的作用,形成了一套"政府+社区+NGO"的武汉模式。充分发挥各方的优势,形成合力,共同助推健康城市的打造。在这个模式中,政府发挥主导作用,提供政策保障;社区发挥基础作用,提供资金购买 NGO 服务和打造健康环境;NGO 发挥专业优势,提供专业队伍支持、推动健康合作。

武汉市江汉区童心童爱社会工作服务中心是"政府+社区+NGO"模式的一个案例。这家成立于 2020 年的社工中心主要业务范围有"开展志愿者公益相关社会工作服务;组织实施公益性社会活动及其他相关咨询交流活动;志愿者团队建设与管理;承接相关公益慈善活动"等。创始人陈玥于 2022 年创建江汉区青年志愿者协会,在江汉团区委不断深入县域共青团基

---

① 《关于印发〈关于推进家庭医生签约服务高质量发展的实施方案〉的通知》,湖北省卫生健康委、省财政厅、省人社厅、省医保局。

层组织改革的指导下，该协会仅"志愿汇"平台就吸纳了 4000 余名高校学生深入社区基层治理。

社工团队在社区和企业、公众之间搭起了一道沟通的桥梁。笔者在 2023 年 7 月参与过一次凌云社区协同童心童爱社会工作服务中心打造的"凌好时间银行"活动，老年志愿者们在社区中发挥自身特长，组建舞蹈队、戏曲队，还帮助更年长的老人义务理发，发挥余热。类似还有益心社会工作服务中心与协和医院合作开展的"记忆包裹"项目，为老年认知障碍群体提供了专业的筛查和干预服务。这些项目不仅提高了公众对认知障碍问题的关注度，还为患者及其家庭带来了实实在在的帮助。

（二）强化企业责任

武汉市积极引导和鼓励企业履行社会责任，参与健康城市建设。许多企业设立了企业健康基金，为员工提供定期体检、健康保险等福利保障。人福医药等生物医药企业不断投入研发资金，加速创新药物研发进程，为疾病治疗提供新的手段和药品，提升城市整体医疗水平和疾病防控能力。

医院积极参与社区公益活动，为居民提供健康咨询和义诊等服务。母亲节期间，武汉亚洲心脏病医院与单洞社区合作，通过募集爱心鲜花为病房里的妈妈送去温暖和关怀，体现了企业的社会责任感，也增进了企业与社区之间的情感联系。协和医院与江汉区省运社区联动，定期为老年居民提供免费的专家义诊和健康咨询服务，让居民在家门口就能享受到优质的医疗资源。

2024 年，国家卫生健康委员会办公厅公布第三批健康企业建设优秀案例名单，武汉市东风本田汽车有限公司、烽火通信科技股份有限公司、荷贝克电源系统（武汉）有限公司、摩托罗拉（武汉）移动技术通信有限公司、武汉光迅科技股份有限公司、中韩（武汉）石油化工有限公司入选。[1]

（三）促进全民参与

武汉市通过举办各类健康运动会、健康知识竞赛等活动，激发全民参与

---

[1] 《国家第三批健康企业建设优秀案例》，国家卫生健康委办公厅，2024 年 4 月 26 日。

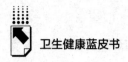

健康城市建设的热情。体育活动蓬勃开展，武汉716渡江节、武汉马拉松、武汉网球公开赛等大型赛事，成为引领城市生活新时尚的靓丽名片，体育部门每年举办1000余项次全民健身活动，真正做到了周周有比赛、月月有赛事，被武汉市民誉为"群众身边的奥运会"。

武汉市卫生健康委员会与教育部门合作，将健康教育纳入学校课程体系，从小培养学生的健康意识和行为习惯。本地电视台、广播电台以及新媒体平台合作，广泛宣传健康理念和健康生活方式。通过制作播出健康科普节目、发布健康资讯等方式，提高了公众对健康城市建设的认知度和支持度。打造"武汉爱卫"健康科普传播矩阵，健全健康科普"两库一机制"，引进智库资源。2020年8月，全国首个院士领衔命名的科普工作室——陈孝平院士健康科普工作室在武汉成立，集结了"人民英雄"张定宇、中国工程院院士马丁等百余人的专家团队，打造了"中小学健康第一课""健康大家谈""我是医生"等一批广受欢迎的健康教育品牌栏目，2023年武汉市居民健康素养水平达到38.79%，创下历年新高。[①]

武汉市内的百余所高校，也是推进健康武汉建设的一部分。"从老人的经历中看到国家的发展进步，我们深受震撼……""第一次上门还很紧张，现在已经能熟练地与老人攀谈……""配合度与稳定性是我们接下来要重点提升的……"2024年寒假，江汉区青年志愿者协会开展"小鸟暖巢"助老志愿服务社会实践项目，一批批来自各大高校的青年志愿者投身探访关爱老人的公益行动中，为高龄空巢独居老人送去缕缕温情。

四 武汉健康城市建设的路径与启示

（一）武汉健康城市建设路径

武汉健康城市建设样板的成功之路在于，政策引导与市场机制的有机结

---

① 《武汉市2023年居民健康素养监测结果》，武汉市疾控中心，2023年11月。

合、产业协同与创新发展、强化社会共建与全民参与的协同发展。武汉市政府通过制定一系列具有前瞻性和可操作性的政策措施，又发挥市场机制在资源配置中的决定性作用，通过市场化运作吸引社会资本投入健康产业和服务领域；武汉市在发展健康产业的过程中，注重产业协同与创新发展，通过打造健康产业集群、推动健康服务创新等方式，促进了健康产业的协同发展；强化社会共建与全民参与机制的建设，形成了政府主导、市场运作、社会参与的良好格局。

（二）武汉健康城市发展面临新问题

然而，中国城市化进程的加快、人口老龄化问题凸显，对武汉健康城市发展提出了更高要求，武汉市健康事业仍面临公共卫生应急管理体系不完善、医疗卫生资源不平衡不充分、医药卫生体制改革有待纵深推进等短板和问题。

武汉市养老资源供给（养老机构、专业护理人员等）在数量和质量上与实际需求存在差距，医养结合的深度和广度不够，对残疾人、低收入人群等特殊群体的健康关怀和社会支持体系有待进一步完善和优化，部分老旧社区缺乏充足的公共休闲健身空间，与新城区在公共设施配套的均衡性方面有待改进。

基层医疗卫生机构的医疗服务能力和水平与大医院相比仍有较大差距，对优秀医疗人才吸引力不足，医疗设备更新换代有时跟不上需求。优质医疗资源在不同行政区分布不够均衡，导致部分区域居民就医不便。专业心理健康服务机构、人员数量有限，难以满足日益增长的社会心理健康需求。应对突发公共卫生事件的物资储备、快速反应机制、应急医疗场所的预留等方面还需进一步完善和优化演练。

在"政府+社区+NGO"模式中，NGO的发展在我国尚处于发展起步阶段，面临财政支持力度不够、劣币驱逐良币等问题，武汉市资金投入持续性和稳定性存在挑战。

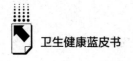

（三）政策建议

面对时代新课题，武汉健康城市建设迫切需要向更高层次、更高质量转变。

硬件设施和软件管理协同进步。持续增加公共卫生应急物资储备仓库建设，并合理布局在城市不同区域，确保应急状态下物资快速调配。对现有医院的应急改造设施进行定期维护和升级检查，确保随时可用。进一步细化公共卫生应急预案，针对不同规模的传染病、不同季节的疫情高峰制定专项子预案，并定期进行演练和修订，建立公共卫生应急管理信息化平台与城市其他管理系统实时数据共享和联动机制。

推动各区域平衡发展。在医疗资源薄弱的新城区、城乡接合部等加大政府财政投入，新建一批公立综合医院分院、专科医院等。建立城市医疗资源共享平台，专家定期到基层坐诊、远程医疗指导，共享医疗设备租赁、跨区域调配等。

加大资金保障。除政府财政预算外，建议设立健康城市发展专项基金，吸引社会资本、慈善资金等多元投入，提高公共卫生等项目资金的使用效率和加大审计监管力度，确保资金合理使用，鼓励NGO发展。

B.17
香港:"以人为本、与时俱进"的 医疗体系及其发展

摘 要: 香港医疗体系秉承公平原则,构建了公私营协作的多层医疗服务架构,致力于为市民提供全面优质服务。然而,当前面临人口老龄化、社会精神健康问题加剧及市民对公营医疗服务过度依赖等挑战,导致医疗开支持续攀升。为应对这些挑战,香港特区政府采取了一系列措施:加强基层医疗建设,提升医疗服务可及性;推动跨界合作,改善全民精神健康状况;实施策略性采购,促进医疗融资多元化。展望未来,香港特区政府可以探索践行世界卫生组织"将健康纳入所有政策"的理念,致力于研究、发展和实现更加公平、可持续的医疗服务体系。

关键词: 香港医疗体系 基层医疗 精神健康 医疗融资

一 香港医疗体系概述

香港医疗体系在亚太地区处于领先地位,拥有世界级的公营医疗服务,为市民提供高质量保障。尽管医疗水平卓越,香港医疗支出占本地生产总值比例却相对较低。根据彭博社公布的 2022 年彭博健康护理效率指数(Bloomberg Health-Efficiency Index),香港医疗效率位居全球第二①。2023 年

---

* 周嘉俊,团结香港基金医疗及社会创新研究主管;张思洁,团结香港基金研究员。
① 彭博:《彭博健康护理效率指数(2022)》。

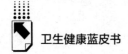

数据显示，香港女性平均预期寿命为 87.9 岁，男性为 82.5 岁①；而医疗卫生总开支仅占本地生产总值的 10%，人均医疗开支为 38670 港元②。

香港公营医疗制度的基本原则是"确保市民不会因经济困难而无法获得适当的医疗服务"③。作为市民医疗安全网，公营医疗服务收费低廉而覆盖面广，包括住院医疗护理、健康防护及推广、预防服务，以及小区服务与社康护理服务。政府通过税收资助，成为住院医疗服务及社康服务的主要资助者及提供者，私营医疗界别则主要提供非住院医疗护理，如门诊服务。从整体医疗开支来看，香港公营服务占整体开支的 61.2%，私营界别则占 38.8%④。

从监管体制设计上来看，香港医疗体系由医务卫生局、卫生署和医院管理局三个政府机构共同治理。医务卫生局作为香港 15 个决策局之一，对香港特区政府负责，管理卫生署及医院管理局，制定医疗服务政策并分配资源，确保市民无论贫富都能获得全面的医疗服务。卫生署专注于公共卫生监管，下设卫生防护中心和若干专科诊所，负责传播健康资讯和指引、发布公共卫生警示、实施疾病预防措施及开展健康宣传。同时，卫生署还监管所有根据《诊疗所条例》注册的私家医院及诊所设施⑤。医院管理局则负责管理全港公立医院及相关服务，通过公营医院、专科门诊、普通科门诊及医院提供的社区服务，提供全面治疗、康复及纾缓治疗。为便利市民获取持续优质的治疗，医院管理局将服务划分为 7 个联网区域，通过将不同定位的医院搭配组合为一个联网，确保市民能在本地获得综合的医疗服务⑥。

在香港，私营医护界别汇聚了众多以单独执业为主的专业医护人员，他们提供全面的护理服务，与公营服务相辅相成。目前，香港大部分的门诊医

① 香港特别行政区政府统计处：《香港的女性及男性-主要统计数字（2024）》。
② 香港特别行政区医务卫生局：《香港本地医疗卫生总开支账目（2022/23）》。
③ 香港特别行政区政府：《香港医疗体制简介》。
④ 香港特别行政区医务卫生局：《香港本地医疗卫生总开支账目（2022/23）》。
⑤ 香港特别行政区卫生署：《诊疗所的规管（根据香港法例第 343 章）》。
⑥ 香港特别行政区立法会：《署理食物及卫生局局长就"改善医院管理局各联网的医疗服务"议案的总结发言（中文）》，2011 年 7 月 14 日。

疗护理服务,如西医、中医、牙科护理及各类专职医疗,均由私营界别承担。截至 2023 年底,香港共有 67 间根据《诊疗所条例》注册的诊所,以及 14 间根据《私营医疗机构条例》注册的私家医院[①]。这些私家医院不仅提供普通科及专科门诊服务,还涵盖专科住院服务。此外,私营界别是香港基层医疗服务的主力军,与专注于提供第二层和第三层医疗服务的公营界别密切配合,共同服务市民。具体而言,香港约 70% 的门诊服务由私营界别提供,而公营医院则承担了超过 90%(以病床使用日数计算)的住院服务。[②]

二 香港医疗发展趋势

(一)人口老龄化

在财政和人力资源有限的情况下,世界各地政府均面对一个艰巨的社会议题:预测人口老化带来的经济和社会影响,并相应调整医护服务的提供方式。传统的医疗服务以生物医学方法治疗偶发性疾病为重点,虽能有效应对急症状况及传染病,但已难以满足老龄化社会的医疗需求:治疗可预防的非传染病及多种复杂的慢性疾病,维持患者的内在及活动机能。2022~2050 年间,全球 65 岁及以上人口的比例预计将从 10% 跃升至 16%[③]。高龄长者(85 岁及以上)比例的增长,将对医疗体系构成压力,并增加对预防、护理非传染病和慢性疾病相关服务及技术的需求[④]。因此,医疗系统如何调整以适应并更好地护理快速增长的老年人口,令他们能保持健康和积极的生活方式,继续投入和参与社会,成为医疗政策研究的重中之重。

生育率低且预期寿命长,是香港人口的典型特征。香港的总生育率在过

---

① 香港特别行政区卫生署:《香港健康数字一览(2024)》。
② 香港特别行政区医院管理局,2022。
③ 联合国经济和社会事务部人口司:《2022 年世界人口展望:结果摘要》。
④ 世界卫生组织,2015。

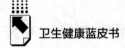

去20年持续走低，从1991年每千名女性对应1281名新生婴儿下跌至2021年每千名女性对应772名新生婴儿①。同时，香港的预期寿命不断延长，加上就业年龄人口萎缩，老年抚养比率近乎增长3倍。2016年的数据显示，香港每一名长者由5~6名适龄就业者抚养；而预计到2066年，一名长者将仅有2名适龄就业市民抚养②。鉴于这一社会转变，构建适当的护理体系迫在眉睫。

人均寿命的延长，不等于人们拥有更优质的生活。伴随寿命延长的是慢性疾病的增加，市民较之前更加需要"持续数年甚至几十年的治理"③。在罹患多重慢性疾病概率随年龄增长而增加的客观现实下，倘若一个地区在基层预防、健康推广及医护服务方面的投资不足，而市民对医疗服务的使用率激增，将给地区医疗成本带来压力④。香港中文大学赛马会公共卫生及基层医疗学院2017年的研究显示，在香港，患有多重慢性疾病的情况更有年轻化趋势，令人忧虑现时香港医疗制度所提供的护理能否满足多重慢性疾病患者的复杂需求。

慢性疾病患者的比例日益增加。根据2021年度进行的主题性住户统计调查分析，分别有25.4%的45~54岁、43.7%的55~64岁及75%的65岁及以上人士经西医诊断患有慢性疾病⑤。根据香港卫生防护中心的记录，65岁及以上人士的主要致命原因为长期慢性疾病，包括恶性肿瘤（癌症）、心脏病、脑血管病、慢性呼吸系统疾病、认知障碍症及糖尿病⑥。因此，如何有效为需要不同层级护理服务的病人提供足够且适切的护理，成为医疗体系一项严峻的挑战。

① 香港特别行政区政府统计处：《香港统计月刊-2022年至2046年香港人口推算（2023年10月）》。
② 香港特别行政区政府统计处：《香港统计月刊-2017年至2066年香港人口推算（2017年7月）》。
③ Pruitt et al.，2002.
④ 世界卫生组织，2015。
⑤ 香港特别行政区政府统计处：《主题性住户统计调查第74号报告书》。
⑥ 香港特别行政区卫生署卫生防护中心：《二零零一年至二零二三年主要死因的死亡率（2023）》。

（二）社会精神健康承压

多项全球指标显示，香港的幸福指数排名较低。世界卫生组织五项身心健康指标（WHO-5）显示，香港的得分自 2018 年起逐年下降至 60 分及格线以下[1]。在 2024 年世界幸福报告中，香港在 146 个地区中仅排名第 86 位[2]。这些数据均表明，香港居民的主观幸福感亟须被关注与改善。

除了幸福指数，香港临床精神障碍的患病率情况亦十分严峻。市民可以按照精神健康状况大致分为三类：健康群体、一般精神障碍患者（包括焦虑症患者、抑郁症患者等）及严重精神疾病患者（包括精神障碍患者、躁郁症患者等）。2010 年香港精神发病率调查（Hong Kong Mental Morbidity Survey，HKMMS）显示，在调查日之前的一周内，香港居民一般精神障碍的患病率为 13.3%；而亚临床精神障碍症状和精神障碍的患病率分别为 1.7% 和 2.5%[3]。一份 2020 年的研究亦表明，从 2009 年到 2014 年，香港疑似抑郁症的发病率激增约 5 倍。[4]

在新冠疫情及疫情后期，香港医疗系统面临的一大挑战是不同人群和年龄层中新涌现的精神健康问题，特别是在职人员中精神健康状况不佳的比例较高。友邦保险 2019 年对亚太地区 5 个市场的员工健康与幸福感评估显示，香港金融、保险、制造、人类健康和社会工作行业的员工中，患有中度至重度抑郁症的比例高达 12.2%，远高于亚太地区同类行业的平均水平，差距亦高达近 70%。这一情况凸显了香港在正规医疗系统之外（如工作场所）

---

① 心晴行动慈善基金，2021。
② 英国牛津大学幸福研究中心：《世界幸福报告（2024）》。
③ Lam, L. C. W, Chan, W. C., Wong, C. S., Chen, E. Y., Ng, R. M., Lee, E. H., Chang, W. C., Hung, S. F., Cheung, E. F., Sham, P. C., Chiu, H. F., Lam, M., Chiang, T. P., Van Os, J., Lau, J. T., Lewis, G., & Bebbington, P. "The Hong Kong Mental Morbidity Survey 2010", *East Asian Archives of Psychiatry* 24（1）（2014）: pp. 30–36. Lam et al., 2014.
④ Ni, M. Y., Yao, X. I., Leung, K. S. M., Yau, C., Leung, C. M. C., Lun, P., Flores, F. P., Chang, W. C., Cowling, B. J., & Leung, G. M. "Depression and Post-traumatic Stress During Major Social Unrest in Hong Kong: a 10-year Prospective Cohort Study", *The Lancet* 395（10220）（2020）: pp. 273–284.

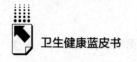

提供心理健康服务的迫切性，以应对日益严峻的心理健康危机。

香港精神健康医疗系统正承受求医需求急剧上升的重压。研究表明，愿意求医的精神障碍患者主要依赖专科医生诊疗。2010年香港精神健康状况调查显示，仅26%的一般精神障碍患者愿意寻求任何形式的医疗服务（涵盖专科、普通科及社区服务等），且求助于心理及社会专业人士的比例仍低于精神科专科医生[①]。然而，香港精神科专科医生资源稀缺，致使精神科专科门诊病人候诊时间冗长。2023年7月1日至2024年6月30日，香港精神科门诊非严重精神疾病或自杀倾向新症个案的候诊期介于20~75周，部分甚至长达100周。[②] 此外，依据医院管理局确诊数据估算，超过77%寻求精神科专科门诊服务的患者实为一般精神障碍，部分可能无须专科层级干预。

（三）市民依赖公营医疗服务

香港的医疗融资主要依赖一般税收支持公营医疗服务，以税收为基础的融资安排约占医疗卫生经常性开支的一半。根据2024~2025年度香港特别行政区财政预算案，公共医疗服务开支占政府经常开支预算总额的约19%[③]。随着人口老龄化和慢性疾病发病率的上升，医疗服务需求与成本持续上涨，而医护人员数量却面临短缺，加之税基逐渐收窄——在双重压力下，税收融资体系承受巨大挑战。当前医疗融资制度的可持续性，以及其能否有效应对当前及未来挑战，已成为亟待解决的关键问题。

香港过去主要聚焦于发展医院及住院医疗服务，尤其是医疗护理，而对长期护理、康复及纾缓治疗的重视程度相对较低。香港最新医疗卫生总开支

---

① Lam, Linda Chiu Wa, Wong, C. S. M., Wang, M. J., Chan, W. C., Chen, E. Y. H., Ng, R. M. K., Hung, S. F., Cheung, E. F. C., Sham, P. C., Chiu, H. F. K., Lam, M., Chang, W. C., Lee, E. H. M., Chiang, T. P., Lau, J. T. F., van Os, J., Lewis, G., & Bebbington, P. "Prevalence, Psychosocial Correlates and Service Utilization of Depressive and Anxiety Disorders in Hong Kong: the Hong Kong Mental Morbidity Survey (HKMMS)", *Social Psychiatry and Psychiatric Epidemiology* 50 (9) (2015): pp. 1379-1388.
② 香港特别行政区医院管理局：《精神科门诊新症轮候时间（2024）》。
③ 香港特别行政区政府：《2024—2025财政预算案》。

账目数据显示，2022~2023 年度医疗护理占医疗卫生经常性开支的 53.6%，其中 57.8%由公营界别提供。公营住院医疗护理主要是针对急症病况的治疗，而非慢性疾病的长期管理。然而，当前主要使用者为老年及慢性疾病患者。65 岁及以上患者占入院人数近 1/3，其病床使用率约为 65 岁以下患者的 9 倍，此比例在 85 岁及以上患者更高达 20 倍[①]。这种对公共住院急症护理的高度依赖，不仅妨碍患者融入社区，还导致病床占用率居高不下，对医疗服务的可持续发展构成长远风险。

与住院医疗护理不同，门诊医疗护理主要由私营界别供给。很多私营服务提供商往往会将服务整合，同时涵盖基层及专科护理。私营机构通常以用者自付的模式在社区提供医护服务，收费从每次 300 港元的基本诊症费到每次 1000 港元以上的专科诊症费不等[②]。相较之下，公营部门的普通科门诊及专科门诊诊症费则分别为 180 及 135 港元[③]。因此，私营服务因其高昂的收费和自付模式将用户推向公共医疗服务，进一步导致公众过度依赖公共服务，令公营界别资源紧张，轮候时间延长。这一现象在老年人和需要长期护理的慢性疾病患者中尤为显著。

三 香港医疗发展方向

（一）加强基层医疗建设

医疗体系一般可分为三个护理层级：第一层、第二层及第三层。第一层的基层医疗是患者在医护过程的首个接触点，包括健康推广、基本医疗护理服务及疾病预防。第二层及第三层护理则主要包括非住院、专科和医院服务。

由于香港长期侧重第二、三层医疗服务，加之社会老龄化程度不断加

---

① 香港特别行政区政府统计处：《主题性住户统计调查第 63 号报告书》。
② 香港医学会：《2018 年医生收费调查》。
③ 香港特别行政区医院管理局：《服务收费》。

深，医疗系统面临巨大压力。以急诊室服务为例，虽然突发意外伤者及危重病人可在 15 分钟内得到诊治，但其他等级的病人往往需要轮候 1~5 小时甚至更长时间。此外，高昂的私营医疗费用和公营服务的医生轮班制度，令许多市民没有专属的家庭医生。在一项针对 11 个发达经济体的研究中，香港在"为患有多种慢性疾病的长者提供持续的医护服务"的指标上排名垫底①。因此，自 2017 年起，香港特区政府将基层医疗列为发展重心，旨在确保市民可以在就近其居住及工作地附近获得全面、持续、协调及以人为本的医疗服务。

发展以人为本的综合医护服务，核心在于将人及社区定位为医疗系统的中心，而非仅聚焦于解决疾病。2017 年，香港特区政府提出于全港 18 个区成立地区康健中心的政策方向，通过医社合作模式提供基层医疗服务，并旨在扭转传统求医观念，增强市民自我管理健康的能力。地区康健中心作为地区基层医疗健康资源枢纽，主要提供健康推广、健康风险评估、疾病筛查、慢性疾病管理、社区康复等服务，并担当统筹社区基层医疗服务及个案经理的角色。因此，康健中心往往需要联系区内服务提供商（如社福机构、物理治疗师及营养师），建立清晰有效的合作关系，组成社区服务网络，提供地区为本的服务。

然而，康健中心的角色远不仅限于作为医社合作的实践平台为市民提供跨专业的服务，提升他们的健康水平；更在于加强社区联系，深入了解当区市民健康需求，提供健康及疾病预防的信息，成为市民日常生活中医疗信息的第一个接触点。推动以人为本的疾病预防理念是地区康健中心的工作重点。它们致力于提供全面的基层医疗服务，照顾市民一生不同阶段的健康需要，并根据《香港基层医疗健康人生计划参考概览》，针对每位市民在人生不同阶段的需要，提供个性化的疾病预防指导及健康建议。

2022 年 12 月，香港特区政府公布《基层医疗健康蓝图》，为强化香港

---

① Wong, S. Y., Zou, D., Chung, R. Y., Sit, R. W., Zhang, D., Chan, D., Woo, J. W. "Regular Source of Care for the Elderly: A Cross-National Comparative Study of Hong Kong With 11 Developed Countries", *Journal of the American Medical Directors Association*, 18（9）（2017）: pp. 1. e1-1. e8.

的基层医疗健康系统指定方向及策略，重点提出一系列措施，其中一项正是以地区康健中心的模式为基础，进一步发展地区为本、家庭为中心的社区基层医疗健康系统。同年年底，香港特区政府实现于全港各区设立康健中心和规模较小、属过渡性质的地区康健站，达到康健中心或康健站"18区全覆盖"的阶段性目标。截至2024年，全港共有7间地区康健中心，并正筹备在2025年内将中西区、油尖旺、东区三间地区康健站升级为康健中心。届时全港十八区中超过一半，即十区，会由康健中心为市民服务①。

（二）跨界合作，提升全民精神健康

在香港的政策文件中，精神科专科门诊被描述为一项负担过重的专科服务，"很少或根本没有机会将病人交还给基层医疗服务"。有研究显示，对于情况"稳定"的一般精神病患者，非专科医生及其他辅助专业人员同样可以提供适切的服务，达到良好的效果，包括显著减轻患者抑郁与焦虑的程度、提高患者工作与社会的适应能力和减少患者使用医疗服务的次数等。与此同时，医院管理局2011年和2017年关于精神健康医疗服务的检讨报告中，均讨论了如何更好地利用基层医护服务队伍，在适当情况下分担精神科专科门诊的服务压力。优化基层医护人员队伍并与全球做法接轨的一个重要例子，是更好地利用家庭医生在基层医疗层面提供精神健康支持的潜力。根据世界家庭医生组织（WONCA）制定的能力标准，家庭医生除了管理患者的身体健康外，还在管理精神疾病患者方面发挥重要作用，包括开具精神科药物处方和采取适当的社会心理干预措施。

除家庭医生以外，其他医疗专业人员也扮演重要角色。通过跨专业团队为有精神健康需要的市民提供专业支持，在香港早有先例。香港特区政府早在2016/17学年就推出"医教社同心协作计划"，为有精神健康需要的学生在社区和校园提供所需的支持。该项目主要通过"医教社"合作，由参与该项目的学校各自组成包括精神科护士、专责教师和学校社工的跨专业团

---

① 香港特别行政区政府：《立法会二题：加强地区康健中心提供的服务》。

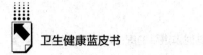

队，与来自医院管理局的精神科团队、校本教育心理学家、相关教师以及社会服务单位的社工共同为学生在社区和校园提供适切的支持服务。三方合作善用学校为平台，及早识别有需要的学生，因应学生的需要安排不同程度的医疗与社会支持，可以更有效地调配现有资源，给予有需要的学生全面照顾，充分发挥跨专业、跨界别团队的优势。目前，参与该计划的学校已从2016~2017学年的17间上升至2022~2023学年的210间①。

而在社区层面，为市民提供精神健康服务的主要机构是精神健康综合社区中心。中心由社会福利署委托社福机构营运，从社区服务角度出发，以综合服务模式为市民提供精神健康服务，包括心理咨询、个案辅导等。针对在专科中接受治疗的患者，医院管理局已在2022年第二季开始试行公私营协作计划（Public-Private Partnership，PPP），在精神科专科门诊引入"共同医治模式"，即让病情稳定的患者到社区接受私营基层医疗服务。针对更广泛的市民，包括高风险群组，政府于2024年8月，推出"健康心灵先导计划"，于地区康健中心或康健站为市民提供免费的精神健康评估服务，并将有需要的市民转介至社福机构作进一步介入，包括提供认知行为治疗、接纳与承诺治疗及静观为本治疗等。

上述的服务模式的共同特点就是充分利用专科以外的服务人手，因应市民的需要提供不同程度的介入服务。这些计划的开展确立了精神健康体系服务发展方向——分层护理。分层护理服务可以根据市民不同精神健康状况，将市民按需要疏导至专科及非专科等不同服务机构，为他们提供恰当程度的支持。

（三）多元化医疗融资：策略性采购

策略性采购是世界卫生组织认可的医疗融资政策措施。通过有系统地评估市民的健康需要，制定政策目标及愿景并审视医疗体系内资源，从而为香

---

① 香港特别行政区立法会：《2024年1月24日的立法会会议"促进儿童医疗服务发展"议案进度报告》。

港市民打造更完善、更方便的医疗服务体系。以应对慢性疾病为例,香港在通过策略性采购发展基层医疗上已迈出坚实步伐。

其中最典型的例子是通过公私营协作计划推动基层医疗发展。以需求方工具为例,香港特区政府于2019年率先推出长者医疗券计划。通过财政支持,长者作为慢性病高发群体可使用医疗券从私营界别获得特定基层医疗服务,但该先导计划亦暴露了不少问题。首先,市民选择的私营服务未能得到公营界别充分协调和整合,导致市民的医疗需求从基层服务上升至第二、三层医疗服务时衔接不畅,难以达成原定的医疗目标。其次,各项公私营协作计划存在不同问题,包括服务覆盖范围有限(如仅限于长者)、计划缺乏针对性、服务供应分割,以及滥用服务等等。

2023年9月,香港特区政府发布了"慢性疾病共同治理先导计划",于同年11月正式实施,成为香港医疗系统策略性采购的标志性项目,短短2个月内为超过17300名市民与私人家庭医生进行配对①,并成功识别出接近一成为血糖偏高、患糖尿病或高血压的市民,再交由社区的跨专业团队进一步跟进。该计划支持所有未知高血压或糖尿病史的45岁及以上的香港居民,在政府资助下,自主选择家庭医生进行筛查。如果诊断出血糖偏高、糖尿病或高血压,家庭医生将继续为其提供诊治,并根据临床诊断开处方药物并进行长期跟进。该计划采用共付模式,政府在筛查和治疗阶段均提供资助,参与者作为自身健康的主要责任人,也需支付一定的共付金额。参加计划的市民在地区康健中心或康健站登记成为会员后,将由康健中心协助匹配家庭医生。家庭医生会为参与者进行诊症,安排化验并解释诊断结果。在筛查阶段,政府承担全部化验费用,并资助196港元的诊症费,参与者需支付120港元的共付额。若参与者被诊断为血糖偏高或已患有糖尿病或高血压,政府将资助其选定的家庭医生进行长期跟进。在治疗阶段,政府资助每次诊症166港元的诊症费,参与者需支付的共付额由家庭医生自行决定,政府建议的共付额为每次150港元。如果家庭医生在跟进期间认为有临床需要,可

---

① 团结香港基金:《采"策略性采购"让医疗开支变投资》。

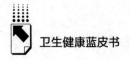

以安排参与者接受护士诊所和专业医疗服务的跟进。政府将资助这些服务，但参与者仍需支付指定的共付额①。

慢性疾病的恶化及其延伸的并发症给香港带来沉重的医疗负担。本地研究曾推算 2022~2051 年用于管理糖尿病的开支将高达 456 亿港元，而通过实施有效的糖尿病筛查和管理，香港医疗系统可以节省约 28% 的相关开支。倘若慢病共治计划做到及早识别高风险人士及患者，通过基层医疗服务协助市民管理慢性疾病，长远而言可以从源头降低医疗服务的需求，达至"节流"的目标。而策略性采购在医疗融资体系中的重要性，亦在该标志性项目的积极效益中可见一斑。香港特区政府正着眼于进一步推广公私营协作的采购机制，让基层医疗服务变得便利可及，并力求在实施过程中做好六大核心决策：一是政府找出医疗系统中的服务缺口，订立可通过采购基层医疗服务实现的健康目标，当中持续进行人口需求评估和健康目标优先次序的评级；二是推动优先采购基层医疗服务，善用私营机构服务能力，同时在公营系统内建构基层医疗生态；三是选定一个专注于香港基层医疗服务的采购者，如医务卫生局；四是扩大整体医疗服务（尤其基层医疗及公私营协作计划）的涵盖范围，同时针对特定群体或整体人口提供服务，以提升医疗系统的效率；五是考虑服务提供商的能力、服务供应情况、质素、效率及公平性，并以提供便利可及的服务为大前提，鼓励目标群组使用相关服务；六是设法将绩效为本的融资计划纳入服务提供商混合支付系统，鼓励提供更优质的服务②。

四　香港医疗系统未来展望

世界卫生组织推行"将健康纳入所有政策"的公共政策手法，旨在"系统地考虑决策对健康的影响，寻求协同增效，避免有害健康的影响，以改善人群健康和健康公平性"。当前，香港正面临不少公共卫生挑战（例如非传染性疾病、医疗费用飙升，及健康服务提供中存在的不公平现象），而

① 香港特区政府：《医务卫生局公布"慢性疾病共同治理先导计划"详情》。
② 团结香港基金：《香港应实施策略性采购医疗服务促进全民健康》。

这些挑战背后复杂的成因——包括与健康问题相关的种种社会决定因素——亟须政府采纳以"将健康纳入所有政策"为指导方向，对症下药，甚至做到未雨绸缪，在医疗系统建设层面进行应对。因此，要有效推广健康及建立公平、可持续的医疗体系，香港特区政府需要实行相关的公共政策，以处理跨界别及与健康问题相关的社会决定因素（例如教育、运输、食物及劳动力）。诚然，在实现目标的过程中，冲突及问题难以避免；但致力于解决问题并开辟沟通渠道正是政策制定者的使命。香港的政策理念必须把健康纳入跨界别决策，从社会河流的上游，改变影响健康的社会、环境、教育、经济及文化源头[①]。

参考文献

《基层医疗健康蓝图》，香港特别行政区医务卫生局网站（2022 年），https：//www. primaryhealthcare. gov. hk/bp/tc/，最后检索时间：2024 年 10 月 4 日。

《全港精神健康指数调查 2021》，心晴行动慈善基金网站（2022 年），https：//www. jmhf. org/20211011p33-41，最后检索时间：2024 年 10 月 4 日。

World Health Organization. （2015）. "*World Report on Ageing and Health*". Retrieved from https：//www. who. int/publications/i/item/9789241565042 at 4 Oct 2024.

The Jockey Club School of Public Health and Primary Care, *3rd Interim Report*：*Quality of Healthcare for the Aging-Health System and Service Models to Better Cater for an Aging Population* （Hong Kong, 2017）.

Chen, J. , Xu, D. , & Wu, X. "Seeking Help for Mental Health Problems in Hong Kong：The Role of Family", *Administration and Policy in Mental Health and Mental Health Services Research* 46 （2） （2019）：pp. 220-237.

Chung, K. F. , Tse, S. , Lee, C. T. , & Chan, W. M. "Changes in Stigma Experience Among Mental Health Service Users over Time：A Qualitative Study with Focus Groups", *Community Mental Health Journal* 55 （8） （2019）：pp. 1389-1394.

---

① 团结香港基金：《以人为本 纵横整合——香港医疗体系研究报告》。

B.18
里昂：以生物科技引领，
打造绿色健康未来城市

王傲格　张焕波*

摘　要：　近年来，城市化进程加速带来一系列全球性的环境与社会挑战，健康城市建设越来越成为全球城市规划的重点内容，世界卫生组织欧洲健康城市网络研究将向更绿色和公正过渡作为重要转型目标。里昂曾在 2023 年荣获法国最环保城市排名第四的佳绩，同时在生物多样性的承诺和绿色鼓励措施方面勇夺榜首。里昂的城市生物多样性保护政策、能源清洁计划、里昂生物科技园建设不仅显著提升了城市的生态环境质量，改善居民的健康水平，也推动了绿色经济转型，成功将健康和绿色发展理念融入城市生活的每一个角落。

关键词：　健康城市　生物多样性　绿色环保　生物科技园　维也纳

　　1984 年，在加拿大多伦多召开的国际会议上，基于"人人享有健康"的战略思想，"健康城市"的理念首次被明确提出。1986 年，世界卫生组织（WHO）欧洲区域办公室决定启动"健康城市项目"①（Healthy Cities Project，HCP），旨在通过城市级的行动，推动健康理念的实践。多伦多市

---

　*　王傲格，美国 Wooster 学院，哲学/中文研究双专业本科生；张焕波，中国国际经济交流中心社会发展部（卫生健康部）部长，研究员，博士，主要研究方向为国际经济、卫生政策和可持续发展。
　①　Creating Healthy Cities. Retrieve from：September 13，2024：https：//www.who.int/activities/creating-healthy-cities.

是首先响应健康城市计划的城市之一，通过制定卫生管理法规和全民参与城市建设，取得显著成效。健康城市的目标是通过合理规划和管理，以个人健康为中心，保障人们在健康的环境中生活、工作和学习，涵盖身体、心理健康和社会福祉。2015 年《联合国可持续发展目标》强调确保健康生活和促进各年龄段福祉，建设包容、安全的可持续城市。为了实现这些目标，城市需为所有居民创造友好的生活环境，提升城市健康水平已成为全球共识。

许多城市积极响应世界卫生组织的号召，参与健康城市项目并制定发展规划。2018 年，里昂获得"全球绿色低碳领域先锋城市蓝天奖"，2023 年法国排名最环保城市第四。作为环境治理的佼佼者，里昂通过生物多样性保护、生物医药产业发展等创新策略，为健康城市的传统模式注入新活力。本文将以城市森林计划、生物健康产业、罗讷河改造和能源清醒计划为案例，介绍里昂在绿色、健康、卫生和环保方面的努力。同时 Lenstore 公司①曾根据日照时长、预期寿命、肥胖率、健康饮食、户外运动、幸福水平等层面对全球 58 个主要城市进行排名。学者黄冬洋、张岳洋曾据此对维也纳、悉尼等城市建设的成功经验进行详细分析，因此本文也将借鉴这些指标探索里昂是如何通过创新实践在相同维度上进行改进和创新，如何塑造一个环境宜人、健康促进、幸福度高的居民友好型城市。本文希望能为其他城市，尤其是中国处于迅速发展中的各大城市，提供可资借鉴的经验，帮助这些城市追求健康、可持续目标，促进全球健康城市的进一步发展。

一　建设绿色城市

2024 年，欧盟理事会正式批准了《自然恢复条例》（Nature Restoration

---

① Healthy Lifestyle Report 2023. Retrieve from：September 13，2024：https：//www. lenstore. co. uk/eyecare/healthy-lifestyle-report-2023.

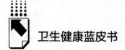
Law）①，该项条例为会员国在农业用地、森林和城市生态系统的恢复发展方面制定了不同的要求和措施。该计划强调各会员国对欧盟生物多样性指标的检测和报告的重要性，设定到 2030 年恢复至少 20% 欧盟陆地和海洋生态系统的目标，以对抗生物多样性丧失。2016 年，法国通过《生物多样性恢复、自然与人文景观法令》，为生物多样性保护立法奠定基础，修订了 1976 年《自然保护法令》，引入生态损害概念以量化和赔偿生态损害，加快赔偿机制的建立。同时，该法令促进了生物多样性保护局的成立，确保经济发展与生态系统平衡。2021 年，《马赛宣言》进一步呼吁加强生物多样性保护，实现经济绿色转型。

2019 年，里昂市被法国环境部授予"法国生物多样性之都"的称号，并且连续多年在生物多样性保护和促进环境保护方面处于领先地位。在"法国鲜花城市与村庄竞争"（Concours des villes et villages fleuris）② 中，里昂也多次因其在城市绿化、生物多样性、花卉装饰上的成就收获最高级别的"四花奖"。2019 年，巴黎率先提出"城市森林计划 2020"，以应对《巴黎协定》中关于"在本世纪末将全球变暖的幅度控制在 2 摄氏度以下"的承诺，之后，包括法国多个城市希望将城市森林计划应用在各自的城市空间中，里昂提出了"垂直森林与生物多样性计划"，翁热市提出为楼房装点绿植计划，南特市提出森林和生物多样性项目，努力实现绿色转型。

在城市空间的绿色改造上，为了对抗温室效应以及提升空气质量，里昂计划在 2020~2030 年每年种植 3000 棵树，目前已经种植 5500 棵 Miyawaki③以植树造林。城市生态系统的多样性不仅仅局限于森林资源，城市花园同样

---

① Nature Restoration：Parliament Adopts Law to Restore 20% of EU's Land and Sea. Retrieve from：September 13，2024：https：//www.europarl.europa.eu/news/en/press‑room/20240223IPR18078/nature‑restoration‑parliament‑adopts‑law‑to‑restore‑20‑of‑eu‑s‑land‑and‑sea.

② Lyon obtient la quatrième fleur des Villes et villages fleuris‑Lyon Capitale. Retrieve from：September 13，2024：https：//www.lyoncapitale.fr/actualite/lyon‑obtient‑la‑quatrieme‑fleur‑des‑villes‑et‑villages‑fleuris.

③ Les boisements urbains. Retrieve from：September 13，2024：https：//www.lyon.fr/cadre‑de‑vie/ville‑nature/les‑forets‑urbaines.

在其中扮演着至关重要的角色。自 2005 年起，里昂市采取了一项创新性的城市改造策略，将传统的矿物铺装街道转变为绿意盎然的花园街道。通过这一转型，该市成功打造了超过 3000 个街道花园①，这不仅为居民提供了参与城市空间重塑的途径，而且极大地增强了社区的活力与生机。里昂市引入共享花园概念，开辟城市农业和社区绿化的新篇章，鼓励居民共同规划、培育和维护花园，种植蔬菜、水果和草药。这不仅提供了休闲和社交的绿色空间，还通过环境教育提升公众对生态保护的认识。共享花园项目带来经济和社会双重效益，为经济状况不稳定的家庭提供额外收入，同时推动当地食品经济的发展，增强食品供应链的可持续性。此外，里昂市支持博物学协会和鸟类保护联盟等合作，利用地理信息系统（GIS）记录城市公共空间中的生物种类，以提高公众对生物多样性保护的意识。为促进绿色经济，市政府投入 1.5 亿欧元专项资金，建立以食用植物为核心的城市生态系统，成功建立 9 个果园，展示了对生物多样性和城市绿化的重要投资。随着项目的推进，预计到 2026 年，里昂将拥有 54 个果园，这些果园将种植包括苹果、枸杞、覆盆子和黑醋栗在内的多种果树和灌木②。这些植物的引入，不仅丰富了城市的生物多样性，还为市民提供了与自然亲密接触的机会，增强了他们对生态环境的认识和尊重。此外，这些果园还具有教育意义，为居民提供了学习园艺技能和可持续生活方式的平台。通过参与果园的维护和收获，居民能够直接体验到劳动的成果，同时也能够享受到新鲜、本地生产的食品。这种参与式的城市农业模式，不仅提升了社区的凝聚力，还为推动当地食品经济的发展做出了贡献。里昂市的这一战略规划，展示了城市绿化与经济发展相结合的新思路，为其他城市提供了可借鉴的模式，证明了绿色经济与生态保护可以并行不悖，共同促进城市的可持续发展。

---

① Les jardins de rue. Retrieve from：September 13，2024：https：//www. lyon. fr/cadre－de－vie/ville－nature/les－jardins－de－rue.

② Les vergers urbains. Retrieve from：September 13，2024：https：//www. lyon. fr/cadre－de－vie/ville－nature/les－vergers－urbains.

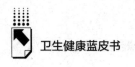
二 建设健康城市

里昂生物科技园作为法国健康产业集群的典范，是实现"健康创新2023计划"（Innovation Santé 2023）[①]的关键组成部分。法国政府已投资5.5亿欧元于该战略，重点支持卫生数字化、生物医药、生物制品生产以及对新发传染病的预防和治疗等领域。这一投资旨在加速科研成果的商业化进程，将创新转化为广泛的健康解决方案和普及性的健康产品，以服务法国全民的健康需求，并推动健康产业的发展。通过这些战略性投资，法国不仅致力于提升国民健康水平，也意在巩固其在全球健康领域的领导地位。

里昂作为法国东南部的重要城市，曾是欧洲重要的丝绸生产和机械制造中心。随着全球化的挑战，里昂转向高科技领域，形成了以制药、生物科技和医疗设备为主的生物健康产业集群。多个科技园区和孵化器，如里昂生物技术园（Lyonbiopole）和欧洲生化科技园（Eurobiopole），为初创企业和研发机构提供了发展环境。

2017年5月，里昂建立了生物科技园，吸引了270家高附加值企业，如赛诺菲和梅里埃生物公司，涵盖环境、生物技术、健康和工业工程等领域。园区内设有70个研发实验室和研究中心，提供了超过57%的当地生物制造工作岗位，并支持健康卫生领域的创新。园区与多家医院、大学和研究机构合作，推动疫苗、诊断工具和医疗设备的研发。迄今，已支持200多个项目，提供了2.4亿欧元的资金支持。通过这些努力，里昂生物科技园不仅推动了健康卫生领域的科技进步，也为相关产业的发展注入了活力[②]。

里昂生物科技园注重健康生活理念，合理规划绿色空间，提供丰富的休

---

① Innovation santé 2030 . Retrieve from：September 13，2024：https：//sante. gouv. fr/IMG/pdf/ innovation_sante_2030_-_dossier_de_presse_-_mai_2023. pdf.

② Lyonbiopole. Retrieve from：September 13，2024：https：//lyonbiopole. com/connecter – le – reseau–sante/ecosysteme–d–excellence.

闲区域。园区建筑采用可持续材料，如当地管理森林的木材和有效隔热材料，并广泛安装光伏板实现低消耗照明。此外，里昂还推动建立多个健康教学和研究中心。世卫组织学院作为全球卫生工作者的终身学习平台，提供在线和课堂授课。法国里昂商学院则启动医疗创新研究中心（HITS）和全球大健康产业中心（GHIC），培养健康产业的重要管理和领导人才。

三　建设卫生城市

（一）罗讷河改造

城市河道是城市生态系统的重要组成部分，罗讷河作为里昂市的母亲河，对该市的生态环境和市民生活发挥了至关重要的作用。为了恢复河流生态、提升河流的防洪能力、更新河岸城市空间、满足城市居民使用需求，2003 年，里昂市开展罗讷河东岸地区综合改造和城市更新计划。[①] 该计划采用了 IN SITU Architectes Paysagistes 事务所的方案，将河岸停车场改造为滨河景观带，拉近了河道与人之间的自然距离。罗讷河滨河地带被设计为台阶状的断面结构，并与滨河散步道相连接，实现洪期蓄水、缓冲作用的同时为城市居民提供充分的休闲空间，使得市民能够在河边悠闲漫步或骑行，享受健康的户外生活。罗讷河生态恢复计划通过修复旧河道、恢复鱼类迁徙路线和增加生物多样性，改善了河道生态环境。拆除丁坝、扩大滩涂、建设渗漏系统净化水质，有效减少污染影响。历史上因工业废水排放导致的污染问题，通过市政府投资建设污水处理厂、垃圾收集中心等设施得以解决，保障了河流健康和市容整洁，为城市卫生带来积极影响。

2009 年，罗讷河沉淀物观测站（OCR）[②] 建立，在科学家和管理人员的

---

① 郭婷、余侃华：《尊重自然的城市河流改造——法国里昂罗纳河改造启示》，《工业建筑》2017 年第 7 期，第 175~179 页。

② L'observatoire. Retrieve from：September 13，2024：https：//observatoire－sediments－rhone. fr/lobservatoire/.

打造下，观测站采用尖端传感器和数据分析技术以收集从日内瓦湖至地中海沿岸河流沉积物动态的数据，从而对沉积物和污染物进行持续的实时监控，帮助科学家对湿地状态进行评估和监测。经过长期的监测和评估，OCR 推动了沉积物管理行动的制定和评估，确保河流生态修复措施的长期有效进行，并为狩猎、疏浚等工业相关活动提供数据支撑。这些努力共同促进了河流生态系统的恢复和水质的持续改善，确保了罗讷河及其沿岸地区的生态健康和环境可持续性。

（二）自然水及雨水管理

首先，里昂大都会区 98% 的饮用水来源于罗讷河的地下水，这些水主要取自欧洲最大的 Crépieux Charmy 集水区。该集水区位于里昂北部，面积达 375 公顷，是受到 Natura 2000 保护的区域，生态环境得到了很好的维护。集水区内拥有 114 口井，这些井每天为里昂大都市提供超过 20 万立方米的饮用水。水通过位于 Villeurbanne 的 Croix-Luizet 生产工厂进行处理，并通过 4100 公里长的管道网络输送至居民区。水质优良，处理过程中只需加入少量氯用于防止细菌滋生。根据相关数据，氯的用量相当于每 5 个浴缸中仅使用 1 滴氯，这对健康没有风险，确保了居民饮用水的安全性[①]。

里昂通过先进的水资源管理应对洪水和干旱问题，推广"海绵城市"理念，采用透水性地面、绿色屋顶和雨水花园，促进雨水自然渗透到地下。市政府设计精确的雨水排水通道，引导水流至低洼地区以防内涝。同时，推行雨水收集与再利用系统，减少自来水消耗并提升城市可持续性。智能水质监控系统确保水质安全并快速应对污染，结合城市地形设计雨水引流渠道，为面对极端天气的城市正常运行提供支持。

---

① L'origine de l'eau D'où provient l'eau de la Métropole de Lyon? Retrieve from：September 14, 2024：https：//www.eaudugrandlyon.com/origine-eau-lyon.aspx.

四　建设环保城市

（一）城市绿色交通

里昂积极推动绿色交通计划，推广电动和混合动力车辆的使用，持续改善公共交通系统，并增加了大量的自行车道和步行区。作为法国的第三大城市，里昂以其高效环保的公共交通系统而著称。里昂大都会区（Métropole de Lyon）打造了一个包含超过 120 条公交路线、4 条地铁线、2 条缆车线路、7 条有轨电车线路的交通网络①，从而为包括里昂市及周边市镇在内的 73 个城市提供交通服务。这一完整的交通系统充分使用电力驱动，因此不产生尾气排放，对改善城市空气质量有着充分的积极效应。

里昂还积极推广共享汽车和拼车服务。在里昂，共享汽车以全天候 24 小时自助服务的形式提供给市民，不同的用户可以连续使用同一辆车，从而进一步推动城市交通的清洁化，减少对环境的影响。同时，里昂也拥有欧洲最大的自行车共享系统，覆盖了 22 个区域，拥有 428 个站点，全天候 24 小时为市民开放 5000 辆自行车以供租赁②。2018 年，该自行车租赁服务系统的使用达到 850 万次，凸显了里昂在绿色交通出行上的重大成功。

为了进一步解决道路交通污染排放问题并实现交通方式的可持续性转型，法国规定了试点低排放政策（ZFE-m）实施地，2024 年 1 月 1 日起，里昂市中心的低排放区将限制高排放车辆通行，7% 的私家车被禁止通行。这一举措将鼓励居民和就业人员更多地使用公共交通工具上下班，从而实现出行方式的清洁转换。步行校车方案则从学生入手，鼓励孩子走路上学放

---

① Transports en commun. Retrieve from：September 13，2024：https：//www.lyon.fr/mobilites/les-transports-urbains/transports-en-commun.

② Vélo'v，vélos et trottinettes en libre service. Retrieve from：September 13，2024：https：//www.lyon.fr/mobilites/les-mobilites-actives/velov-velos-et-trottinettes-en-libre-service.

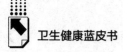

学，教会孩子们在城市中行动并遵守交通规则，帮助建立父母和孩子之间的亲子关系，并减少早上停在学校门前的车辆数量。

（二）能源清醒计划

2022 年，针对乌克兰战争导致的电力价格激增和停电风险，里昂市议会采取了一系列节能措施，进一步推进"能源清醒计划"（Plan Énergie Lyon）①。

里昂的"能源清醒计划"旨在通过提高能源效率和推广可再生能源，减少环境影响。市议会推出 18 项措施，涵盖减少家庭和公共能耗、供暖、能源合作伙伴宪章等。措施包括：28℃以上才使用空调、凌晨中断公共照明、公共建筑节能改造等。Clos Layat 公园采用感应灯光技术减少能源消耗并保护生态环境。该计划得到企业、非政府组织和市民的支持，提升了能源效率，减轻了电力压力，促进了绿色转型和可持续发展。

五　建设居民友好型城市

（一）肥胖率

自 1997 年起，世界卫生组织（WHO）正式将肥胖症归类为一种疾病，并将其视为一个重要的健康风险因素。世界卫生组织统计数据显示，1990～2022 年，5～19 岁儿童的肥胖率从 1.94% 上升至 8.24%，增长了 6.3 个百分点②，这一趋势表明了肥胖问题在全球范围内的严重性，美国的肥胖问题尤为突出。

在法国，据估计有 45% 的人口超重，其中 14% 的人患有肥胖症。值得注意的是，肥胖率在地理分布上存在差异，北部省份的肥胖率高于南部。此外，

---

① Plan de sobriété de la Ville de Lyon. Retrieve from：September 13，2024：https：//www. lyon. fr/lyon-ville-durable/plan-de-sobriete-de-la-ville-de-lyon.

② Obesity and overweight. Retrieve from：September 13，2024：https：//www. who. int/news - room/fact-sheets/detail/obesity-and-overweight.

教育水平与肥胖率之间呈现负相关关系，即随着教育水平的提高，肥胖率有所下降。为了应对这一挑战，里昂市建立了一个专门针对严重和复杂肥胖症患者的综合肥胖中心（CIO），旨在通过专业的医疗护理帮助患者恢复健康。

根据法国的一项全国性成人体重指数调查——2022 年"法国人口健康状况"调查，肥胖率与教育及生活水平密切相关。受教育水平①较低者的肥胖率是较高者的 2~3 倍，低生活水平人群的肥胖率也显著较高。性别上，男性超重率为 37%，女性为 25%。为应对肥胖问题，法国卫生部自 2018 年启动了一项预防战略，旨在通过增强体力活动、推广均衡饮食和预防肥胖，减轻慢性病负担。目标是到 2023 年将成人肥胖率降低 15%，儿童和青少年的肥胖率降低 20%。法国还设立了 40 个管理中心和专门研究机构，提供个性化治疗和研究。

（二）日照时长

日照时长对健康有深远影响。研究表明，日照充足地区的中国 7~18 岁青少年身高增长更快，生长迟缓风险较低。阳光促进维生素 D 合成，增强免疫力，减少佝偻病和糖尿病风险，并与心理健康密切相关。充足的阳光有助于提升精神状态，减少季节性情绪失调。在里昂，每年日照约 2000 小时，7 月最长，日照 285 小时，12 月最短，仅 55 小时。里昂的日出和日落时间随季节而变化。在冬季，日出较晚，日落较早，导致日照时间较短；而在夏季，日出较早，日落较晚，日照时间较长。里昂全年年均降水总量约为562mm，全年年均降水天数 71 天，晴朗的天气相对较多②。

（三）预期寿命

全球平均出生时预期寿命③从 2000 年的 66.8 岁增长至 2021 年的 71.4

---

① France：Country Health Profile 2023. Retrieve from：September 13，2024：https：//eurohealt hobservatory. who. int/publications/m/france-country-health-profile-2023.

② https：//www. weather-atlas. com/zh/france/lyon-climate.

③ Life expectancy at birth（years）. Retrieve from：September 13，2024：https：//www. who. int/ data/gho/data/indicators/indicator-details/GHO/life-expectancy-at-birth-（years）.

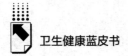

岁,女性为74.0岁,男性为68.9岁。尽管全球健康预计寿命(HALE)从2000年的58.3岁上升至2021年的61.9岁,但与2019年的峰值63.7岁相比下降了1.8岁。缺血性心脏病是全球首要死因,2021年导致910万人死亡,占总死亡人数的13%。非传染性疾病(如糖尿病和肾脏疾病)死亡人数显著上升,而传染性疾病(如艾滋病)则下降61%。

根据世界卫生组织的数据,法国2021年的健康预期寿命为70.1岁,高于欧洲平均水平(66.0岁),但较2019年的72.1岁有所下降。法国男性和女性的健康预期寿命分别为69.1岁和71.0岁。2021年出生时的预期寿命为81.9岁,男性为79.1岁,女性为84.7岁。主要死因是缺心性心脏病,5岁以下儿童死亡主要因先天性畸形,每10万人中有97人死于缺血性心脏病,7.2人死于结核病,4.7人死于交通事故。

根据法国国家统计和经济研究所(Insee)① 数据,里昂所在的罗讷省2023年男性出生时预期寿命为82.0岁,女性出生时预期寿命为87.4岁,均高于法国平均水平。2018年里昂60岁及以上的人口接近30万,占总人口的1/5,虽然低于法国的平均水平,但是地区间的老年人比例存在显著差异性。根据法国国家统计和经济研究所预测,到2050年里昂60岁及以上人口将接近1/3。

2022年,法国卫生和疾病预防部下属的研究调查评估统计局(DREE)发布年度"法国人口健康状况"报告,指出随着预期寿命增长,法国面临老龄化问题。预计到2040年,里昂60岁及以上的人口将增加30%,伴随慢性病、抑郁症发病率上升和普遍的睡眠问题。此外,酒精消费仍居高不下。

为应对这些挑战,里昂制定了"健康老龄化的政策",即《里昂都市圈老年人和残疾人行动计划(2023—2027年)》。该计划由老年人和残疾人事务部门与其他部门协调,并通过60岁以上人群丧失自主权自助者会议

① Espérance de vie en 2023. Retrieve from: September 13, 2024: https://www.insee.fr/fr/statistiques/2012749#titre-bloc-3.

（CFPPA）协助，帮助逐渐丧失自主权的老人留在家中或进入专门服务机构。

政府提供个性化的援助津贴，以补偿老年人的自主能力丧失，并为残疾人提供人力和技术支持。里昂各区建立了包括 Résidence seniors Rinck 和 Résidence seniors Chalumeaux 在内的 15 个市级养老公寓，CCAS 管理的 4 家公共养老院则致力于为老年人提供创新灵活的服务。

此外，里昂还希望通过教老年人使用数字技术、提供年卡享受文化活动等，帮助他们与社区建立联系。CFPPA 自 2016 年成立以来，通过项目招标和拨款支持各地预防工作，促进技术援助和多元化家庭护理。

（四）里昂的健康生活方式

里昂市政府在推广健康饮食理念的同时，致力于保持其丰富的传统美食文化。作为法国的美食之都，里昂以高热量、高脂肪的传统菜肴而闻名。为应对这些饮食习惯对市民健康的影响，市政府采取了多项举措，旨在普及健康饮食文化。首先，里昂实施了严格的有机食品认证体系，确保市民能够获取无添加、健康的食品。政府设立了多个城市农场和社区菜园，与当地农民合作，推动有机农业的发展。这些农场为市民提供新鲜、安全的有机食品，并让他们参与种植过程，提高对健康饮食的重视。

里昂市还启动了以营养教育为核心的公众健康计划，尤其在学校层面，设计健康、均衡的学生午餐菜单，并开展饮食教育课程，帮助学生从小养成良好的饮食习惯。此外，市政府还推出了"健康餐厅"认证计划，鼓励餐厅提供低热量、高营养的菜肴，帮助顾客在外出就餐时做出更健康的选择。

在运动建设方面，里昂市政府积极投资体育设施，建设多个综合性体育中心和社区运动设施，使市民在家门口就能享受优质运动服务。市政府还推动步道和自行车道建设，鼓励居民步行和骑行。在社区层面，推出"运动社区"项目，组织各种运动活动，提高居民的运动参与度，增强社区凝聚力。为确保无障碍设计，所有设施都为老年人和行动不便人士提供便利。

里昂的高幸福指数源于市政府对居民福祉的关注。2023 年，市政府启

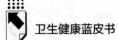
动了"幸福指南针"项目，调查居民的幸福感来源，并将这些发现应用于政策制定。政府积极推广绿色交通计划，改善公共交通系统，减少环境污染。凭借罗纳河和阿尔卑斯山等自然资源，里昂被评为法国"最绿色"的区域之一，提供了丰富的户外活动空间，提升了居民的幸福感。

健康城市不仅在物质层面为居民提供良好的环境和健康的饮食选择，还关注心理需求，构建尊重多元文化和个体差异的社会环境。通过创建绿色空间、推进有机农业和严格食品安全标准，里昂保障了居民的身体健康，同时关注心理健康，确保每个人都能获得公平的生活机会。这样的全方位关怀，促进了一个幸福和谐的社区建设。

参考文献

赵燕、黄惠梓、吴夏悦：《中法城市生物多样性保护政策、路径与启示——以深圳和里昂为例》，《法语国家与地区研究》2024 年第 2 期。

张岳洋：《悉尼：以绿色环保为抓手，高质量建设健康城市》，载中国国际经济交流中心等研创《中国卫生健康发展评价报告（2022）》，社会科学文献出版社，2023。

熊芳芳：《流行病与 15-17 世纪法国城市治理体制的转变》，《中山大学学报》（社会科学版）2023 年第 5 期。

弗朗索瓦·帕坚赛琪、郭倩：《城市意象的变革——从战略战术层面分析法国里昂作为世界丝绸城市的复兴》，《同济大学学报》（社会科学版）2020 年第 5 期。

Piégay, H., "The Rhône River, France: Applying Integrative Sciences to Sustainable Management," *E3S Web of Conferences 40(2018)*.

Barroca, B. & Clemente, M. F. Yang, Z., "Application of 'Behind the Barriers' Model at Neighbourhood Scale to Improve Water Management under Multi-Risks Scenarios: A Case Study in Lyon, France," *Int. J. Environ. Res. Public Health 20(2023)*.

Frédéric Bally, "How Citizens Can Participate to Build A Sustainable City: Example of Collective Gardens in Lyon," *Symposium Michelin Sustainable Cities(2017)*.

B.19

国药集团：筑牢人民幸福生活健康之基，奋力打造央企办医国药样板

国药集团*

摘　要： 国药集团是一家以生命健康为主业的中央企业，肩负着保障国家生物医药安全的重要任务。国药集团坚持积极主动对接国家重大战略，把公司发展同党和国家事业紧密结合起来，深度参与国家医药卫生改革和国企医疗机构改革改制与资源整合工作，先后完成10余家中央、地方国有企业的公立医院改革合作，医疗机构已覆盖北京、上海、重庆、河南、湖北等12个省区市，数量达142家，形成了全国性医疗健康产业布局。国药集团始终坚持勇担央企责任与使命，依托生命医药健康全产业链，不断筑牢人民幸福生活健康之基，奋力打造央企办医的"国药样板"。

关键词： 国药集团　医疗服务　医疗机构　高质量发展

党的二十大报告指出，推进健康中国建设，把保障人民健康放在优先发展的战略位置，完善人民健康促进政策。健康是促进人的全面发展的必然要求，是经济社会发展的基础条件，是民族昌盛和国家富强的重要标志，也是广大人民群众的共同追求①。人民健康既是人民幸福生活的基础，更是现代化最重要的指标。国药集团作为以生命健康为主业的中央企业，坚决贯彻党中央、国务院决策部署，在国务院国资委直接领导下，坚

---

* 本文执笔人陈映龙：国药医疗健康产业有限公司党委书记、董事长。

① 《习近平关于健康中国论述摘编》，载中共中央党史和文化研究院编《在全国卫生与健康大会上的讲话》，2016年8月19日。

持以人民健康为中心，坚持基本医疗卫生事业公益性，主动融入深化医药卫生体制改革、国企办医疗机构改革改制工作，逐步建立起由各类医疗机构组成的、规模适当、层次分明、功能完善、富有效率的区域医疗健康服务网络，向特色专科、医养结合、健康管理、医院后勤、供应链管理、互联网医疗等新兴业态主动延伸，持续探索医疗机构可持续发展的良性机制，致力于打造央企办医高质量发展范本，为全面推进健康中国建设作出积极贡献。

一　我国医疗服务行业发展现状

健康产业是指以医疗卫生和生物技术、生命科学为基础，以维护、改善和促进人民群众健康为目的，为社会公众提供与健康直接或密切相关的医疗卫生服务、智慧健康技术服务、药品及其他健康产品流通服务、医药制造、医疗仪器设备及器械制造等产品（货物和服务）的生产活动集合①。其中，医疗服务行业位于健康产业下游终端，连接上游药械研发、中游药械制造的同时，直接面向患者提供预防、保健、诊疗、康复等各类型医疗健康服务，在健康产业中具有举足轻重的作用。医疗服务行业的高质量发展，直接关系人民群众生命安全和民生福祉提升，对于加快需求侧挖潜、推动供给侧结构性改革，促进健康产业整体转型升级，满足人民群众日益增长的多层次、多样化健康需求都具有重要意义。

中国医疗服务市场规模巨大且增长迅速。2016 年《"健康中国 2030"规划纲要》提出以来，我国卫生总费用规模从 2016 年的 4.6 万亿元增长至 2023 年的 9.1 万亿元，年复合增长率为 10.2%，政府、社会与个人的卫生支出也在此期间实现了大幅度增长，年复合增长率分别为 8.2%、11.8% 及 9.2%②。同时，截至 2023 年，我国医疗费用开支占 GDP 比重为 7.2%，相

① 国家统计局《健康产业统计分类（2019）》（国家统计局令第 27 号）。
② 资料来源：《我国卫生健康事业发展统计公报》（历年）。

较于发达国家普遍在 10% 以上水平而言仍有不少差距，医疗服务市场仍有较大的提升空间。

（一）国家出台多方面政策引导、支持、规范医疗服务行业发展

《中华人民共和国国民经济和社会发展第十四个五年规划和 2035 年远景目标纲要》明确提出坚持基本医疗卫生事业公益属性，以提高医疗质量和效率为导向，以公立医疗机构为主体、非公立医疗机构为补充，扩大医疗服务资源供给。中共中央办公厅、国务院办公厅印发《关于进一步完善医疗卫生服务体系的意见》，进一步明确推动医疗卫生发展方式转向更加注重内涵式发展、服务模式转向更加注重系统连续、管理手段转向更加注重科学化治理，促进优质医疗资源扩容和区域均衡布局，建设中国特色优质高效的医疗卫生服务体系，不断增强人民群众获得感、幸福感、安全感。在体制机制变革方面，加大力度推广三明医改经验，深化医疗、医保、医药联动改革，按照腾空间、调结构、保衔接的路径，规范诊疗行为，降低药品耗材等费用，合理调整医疗服务价格，进一步健全了维护公益性、调动积极性、保障可持续的医疗机构运行新机制。在资源体系调整方面，推进国家医学中心、临床医学研究中心、区域医疗中心、中医药传承创新中心等高水平医院布局，打造城市医疗集团、县域医共体等整合型医疗卫生体系，引导二级和基层医疗机构转型补齐妇幼健康、心理健康和精神卫生、康复医疗、老年长期照护、安宁疗护、中医药等重点领域健康服务短板，在促进优质医疗资源均衡布局的同时逐步打开医疗服务分工市场。

（二）医保体系减轻群众就医负担、增进民生福祉、维护社会和谐稳定的导向更加鲜明

DRG/DIP 支付方式改革作为国家医保制度改革的重点内容之一，推动支付方式从后付制转向预付制、从核定单个机构医保基金额度转向区域总额预算管理、从单一支付向复合支付方式转变，促进医保支付与医疗质量、绩效考核、医疗创新相挂钩，预计到 2025 年覆盖全国所有统筹地区、所有符

合条件的开展住院服务的医疗机构，基本实现病种、医保基金全覆盖，进一步推动医疗机构优化收入结构、规范诊疗行为。制度化、常态化开展的药品耗材集中采购不断向特殊疾病用药、罕见病用药、高值医用耗材延伸，目录内药品已达3088种，根据2023年开展的第八批、第九批国家组织药品集采，所涉药品平均降价57%，人工晶体及运动医学类耗材集采平均降价70%①。医保基金监管得到严密加强，飞行检查力度持续加大，2024年全年检查机构数量超过过去5年总和，1~9月仅各定点医疗机构自查自纠退回医保资金就约30亿元。在保障基本医保基金可持续的基础上，我国也正通过完善基本医疗保险的筹资机制、建立长护险制度、发展商业健康保险等举措健全"1+3+N"多层次医疗保障体系，有利于医疗服务行业与健康保险行业在产品、服务、资金层面尝试创新性合作，打开更多支付空间。

（三）数字化技术迅速发展推动医疗机构降本增效、优化管理

医疗服务行业与人工智能、互联网医疗、远程医疗、5G等可应用于疾病诊断、治疗、预防领域的创新技术融合发展，将推动医疗服务效率和质量提升，促进个性化医疗和精准诊疗发展。同时，医教研相融合的科技成果转化渠道仍有待畅通，大量科技创新和科研技术研究、临床专利、院内制剂和周边产品等技术沉淀有待开发，亟须医疗机构与国内外医学院校、科研机构、科技企业联合围绕新药、新试剂、新技术、新诊断、新设备等领域，进行疑难危重症诊疗技术攻关、前沿科研成果转化、医学科技创新等合作项目，培育发展新质生产力的新动能。

（四）患者群众需求由"以治病为中心"向"以健康为中心"转变

我国亚健康群体不断扩大，突发公共卫生事件敲响警钟，人口结构老龄化程度日益加剧，2023年末，我国60岁及以上人口超2.9亿人，占全国人口的21.1%，伴随我国老龄人口规模扩容、居民收入水平的提高以及健康

---

① 国家医保局：《2023年全国医疗保障事业发展统计公报》，2024年7月25日。

意识的增强，医疗健康服务需求持续释放并日益多样化。服务环节方面，由关注"院中"的诊断治疗阶段向"院前"的预防保健、健康管理、中医养生，"院后"的康复医疗、医养结合、老年护理、安宁疗护、心理关怀，以及"院外"的远程会诊、家庭病床等领域延伸，对完善接续性医疗服务体系、提供覆盖全生命周期的一站式医疗健康服务提出需求。服务内容方面，精准医疗、再生医疗、智慧医疗等技术创新，线上线下一体化诊疗、多学科诊疗、个性化诊疗等模式创新，以及绿色通道、优质护理、无障碍环境、便捷结算、诊后随访、满意度管理等质量创新，成为激发更高层次医疗健康服务需求的重要因素。

（五）医疗服务行业总体呈现政府主导、公益性主导、公立医院主导发展态势

近年来，尽管民营医院的机构数量已超过公立医院（不含基层医疗机构），但关键指标仍远落后于公立医院。2023 年，民营医院总数 2.6 万家，超过公立医院 1.5 万家，但公立医院拥有床位数、卫生技术人员数、诊疗人次数等指标分别是民营医院的 2.2 倍、3.3 倍、5.0 倍，公立医院病床使用率 86.0% 也领先于民营医院的 63.5%，二者在业务规模和质量方面的差距依旧较为悬殊[1]。2022 年，国务院国有资产监督管理委员会、国家卫生健康委员会、中央机构编制委员会办公室、国家发展和改革委员会等 13 个国家部委办局联合印发《支持国有企业办医疗机构高质量发展工作方案》，将国有企业办医疗机构纳入区域卫生规划和医疗机构设置规划，纳入分级诊疗和医疗急救体系，坚持国有企业办医疗机构公益性，充分发挥其在基本医疗服务提供、急危重症和疑难病症诊疗等方面的重要作用。经过前期国企办医疗机构改革改制和资源整合，以国药集团为先行代表的央企办医集团已经初具规模，作为我国医疗卫生服务体系的重要组成部分，正逐渐形成与政府办医等相互促进、共同发展的医疗卫生保障格局。

---

[1] 国家卫健委：《2023 年我国卫生健康事业发展统计公报》，2024 年 8 月 29 日。

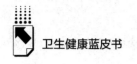
二 国药集团医疗服务领域发展主要举措及成效

2011 年，经国务院国资委批复同意，国药集团将医疗健康服务纳入整体战略规划，开始探索医疗服务行业。进入医疗服务行业是国药集团主动向产业链上下游延伸的重要举措，同时也是响应国家医改号召、提升医疗服务质量、探索国企办医的"国药模式"。2017 年 7 月，国务院国资委等六部门印发《关于国有企业办教育医疗机构深化改革的指导意见》（国资发改革〔2017〕134 号），鼓励支持开展资源整合工作。国药集团按照文件精神，开启了与央企、地方国企的医疗改革合作之路。2022 年，国药集团将旗下负责整体医疗机构改革和运营的子公司国药医疗健康产业有限公司提级管理，成为集团二级子公司，开启了医疗服务板块独立发展的新路径。同年，十三部委办局联合印发《关于印发〈支持国有企业办医疗机构高质量发展工作方案〉的通知》（国资发改革〔2022〕77 号），方案中明确提及"鼓励办医经验丰富、社会信誉良好、以医疗健康为主业的国有企业通过整体改制等多种方式参与政府办医疗机构改革"，充分肯定了国药集团与新乡市政府医疗改革合作模式。

2013~2023 年，国药集团医疗板块营业收入增长约 5.5 倍，年复合增长率为 20.52%；净利润年均增长率为 10.28%；总资产增长约 3.4 倍，年均增长率 16.04%，资产负债率保持在 57% 以下；较好地实现了国有资产保值增值。截至 2024 年 11 月，国药集团旗下医疗机构数量已达 142 家，其中三甲及三级医院 9 家，二级综合、专科医院 22 家，口腔、医美、血透、健康管理等营利性机构 21 家，医疗床位超 1.6 万张，医疗机构覆盖北京、上海、重庆、河南、湖北等 12 个省（区、市），初具全国性医疗健康产业布局。

国药集团自觉在党和国家事业发展大局中找准发展方位，在应对人口老龄化、医疗卫生资源优化布局、脱贫攻坚等方面勇担央企责任与使命，取得了一定的改革发展成果；始终秉承医疗机构秉持公益性、坚持高质量发展是第一要务的原则，通过深化国药特色的医疗机构运营管理体系建设，持续为医疗机构全方位、专业化赋能，总结下来，发展医疗服务领域主要有以下举措。

（一）全产业链助力医疗机构发展

国药集团是唯一一家以生命健康为主业的中央企业，拥有研发、生产、流通、医疗、养老等全产业链，是具备医药行业所有特征的行业公司。通过全产业链资源优势，借助强大的品牌影响力，推动集团内部医工、医科、医贸全方位协同支撑医疗发展，在前沿药品、先进医疗装备引入、应急物资保障、药物一致性评价、科研成果转化等方面为所属医疗机构注入了新动能。

（二）坚持医疗机构公益属性

国药集团始终牢记党和人民赋予的新使命新任务，始终坚持央企医疗机构公益性，在改革发展进程中，满怀豪情努力奋斗，不遗余力地展现央企医疗机构新担当。新冠疫情期间，国药集团所属医疗机构全体党员干部职工敢担当善作为，有效开展抗疫和医疗救治工作，实现自身零感染，救治零死亡。积极实施医疗健康帮扶行动，所属国药中原连续9年对口医疗帮扶青海省玉树州治多县，其中第十批医疗队12名队员短短10余天时间，为602名群众进行眼病筛查，实施高原白内障手术84例，其中最大患者87岁、最小的9岁，得到了当地群众的极大赞誉。派驻海外医疗队成员在完成任务中，奋力践行习近平总书记"构建人类卫生健康共同体"理念，累计向伊拉克、巴基斯坦、安哥拉、孟加拉国、柬埔寨、科特迪瓦、厄立特里亚等7个国家派出近百人次医护人员。

（三）持续强化学科能力建设

成立"双院士"领衔的、国内顶尖医学专家为主的外部专家委员会，构建"内部医生集团"，促进跨区域优质医疗资源整合与共享。不断加强与高校、研究院所合作，切实为所属医疗机构嫁接高质量有水平的优质资源。截至2024年11月，国药集团医疗机构已拥有136个省、市级重点学科（专科），其中省级54个，市级82个，授权专利625项，其中发明专利15项，获省部级科技成果奖14项。

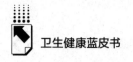

（四）大力加强人才队伍建设

国药集团加快培养具备医疗专业知识并擅长医院管理的复合型人才，引导促进公司全系统科学化、精细化、专业化管理水平提升。国药集团通过集团全系列高级职称自主评审渠道，三年来累计评审医、药、护、技、全五个专业技术系列高级职称 500 余人次。截至 2024 年 11 月，国药集团医疗板块拥有高级职称及以上人才近 3400 人，硕士及以上学历人才近 2000 人，医护队伍占比由 2022 年的 63.7% 提升至 2024 年的 65%；行政后勤人员占比由 15% 下降至 13%。医护队伍中高级专业技术职称人员增加 517 人，增长约 15%；研究生学历人员增加 326 人，增长超 20%；累计新增享受国务院政府特殊津贴专家 4人；为医疗机构进一步高质量发展奠定了坚实的人才基础。

（五）不断加强基础硬件投入

国药集团持续在医疗机构基础设施、医疗装备、信息化等方面进行投入，同时借助集团全产业链优势，实现低成本集采，产生放大效应。十年来，累计购建固定资产投资支出 41.38 亿元，其中：医疗设备投资约 24 亿元，设备更新弥补了原母体企业的投入不足，促进了医院的快速发展；基建投资约 16 亿元，其中投资 7.07 亿元建成了新乡市中心医院东院区、投资 4.2 亿元建成了新乡市中心医院门急诊楼、投资近 7000 万元建成国药东风总医院科教大楼等。基础设施的投入解决了原母体企业因辅业投资受限从而制约医院发展的困境，改善了百姓的就医环境，展现了国药集团的社会责任。积极推动管理数字化转型和业务数字化转型。近三年年均信息化投资支出约 1 亿元，总部层面搭建了国药医疗互联网医院平台、国药医疗运营管控平台、国药医疗财务一体化平台等信息管控平台；所属机构层面搭建了以电子病历为核心的信息系统。

（六）施行一院一策、精益管理

国药集团针对所属医疗机构采取一院一策管理举措。一是与政府办医疗机构合作，注重引入现代化企业管理机制，激发发展动能。与新乡市政府合作完成 5 家公立医疗机构改革，先后投入 10 亿元为新乡市政府新建一家三甲综合医院新院区，投资 5 亿元改建新乡市第二医院门诊大楼，投资 8 亿元建设豫北地区三级综合妇儿医院。截至目前，国药集团在新医疗机构的综合救治保障能力区域领先。二是与国资央企办医疗机构合作，注重引入精益化管理理念，加强区域整合协调，坚定不移地将改革落到实处，实现了成本结构优化，运营效率大幅提升。合作的医疗机构在保持公益性的前提下，基本实现 1 年稳定、2 年大幅减亏的经营成绩。其中与同煤集团合作的国药同煤项目，通过实施人事、绩效、运营等一系列改革措施，经营绩效逐年提升，学科建设成效突出，以往每年依靠母体企业 2.7 亿补贴生存，目前已完全摆脱补贴，实现健康可持续发展。

（七）发展"医院+"健康产业

基本医疗服务为国药集团医疗板块提供了最大的流量入口、最强的动力引擎、最广的资源积蓄。通过大力发展"医院+"创新模式，有效构建公益性医疗服务与创新性健康产业的循环联动和均衡发展体系。目前，国药集团已在消费性连锁专科、互联网医疗、专业化后勤保障服务等产业赛道进行了有益探索。

国药集团始终牢记习近平总书记对健康中国的重要指示批示精神，坚持医疗事业公益属性、锚定高质量发展目标。集团所属三甲和三级医疗机构主要布局在三线城市，医疗水平和综合实力在所在区域处于领先水平。以此为基础，构建了全国六大区域医疗中心，实施以各区域内龙头医院带动本区域其他医疗机构协同发展机制，积极打造区域紧密型三级医疗网络体系，深耕三级及以下城市和社区基层，不断提升整体医疗服务能力。截至 2024 年 11月，国药集团旗下医疗机构年服务人次近 1000 万，三四级手术比例达到70.6%，响应国家医保控费要求，门诊和住院次均费用持续降低，减轻了患者负担。

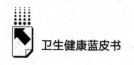
三 国药集团医疗服务领域改革发展案例

（一）国药集团与新乡市政府医疗改革合作

2013年，国药集团与新乡市人民政府携手合作，共同组建"国药中原医院管理有限公司"（以下简称"国药中原"）这一平台，对市属新乡市中心医院、新乡市第二人民医院、新乡市妇幼保健院暨新乡市儿童医院、新乡市中医院等实行集团化管理。通过"投入赋能、管理赋能、协同赋能、改革赋能、创新赋能"等，全方位支持医院高质量发展。经过十年的改革发展和辛勤耕耘，所属医院实现跨越式发展，取得丰硕成果，走出了一条央企参与地方政府办公立医院改革发展新路子，探索出医疗卫生体制改革的"新乡模式"。

唯改革者进、唯创新者强、唯改革创新者胜。改革在于突破、在于创新，国药集团和新乡市政府的合作，建立在改革创新之上，"新乡模式"的成功在于国药集团在坚持公立医院"公益性"这一根基上，所做出的一系列改革创新举措。

一是坚持医院公益性，积极探索"新乡模式"。国药集团确立了"六个不变"基本原则和"四有、四不、四个得到"的指导思想。"六个不变"即坚持公立医院社会职能不变；坚持公立医院非营利性不变；坚持所属医院享有的国家和地方政府优惠政策不变；坚持新乡市财政补贴不变；坚持公立医院原事业单位身份职工的事业身份不变；坚持各种医疗保险定点医院待遇不变。确立了"四有、四不、四个得到"的指导思想，"四有"就是有政策依据、有政府主导、有社会理解、有职工参与；"四不"是前提，就是政府投入不能取消、公益性不能改变、职工利益不能受损、医院发展不能停止，"四个得到"是目的，就是百姓得实惠、医院得发展、政府得民心、投资得回报。

二是明晰法人治理结构，全面建立现代医院管理制度。按照现代法人治理结构的要求，国药中原设置有董事会、监事会和经营管理层三级治理结构。董事会是公司的最高决策机构，拥有对高层管理人员的聘用、奖惩和解雇权；监事会负责监督检查医院管理公司和所属医院的财务状况及业务的执行情况；高层经理人员组成的执行机构在董事会的授权范围内管理公司和医院的日常经营活动。各医院仍是独立的事业单位法人，同时接受卫生健康行业管理。

三是改革干部人事制度，逐步形成"能进能出、能上能下"的用人新机制。用人制度改革方面，按照"老人老办法、新人新办法"的"双轨"制原则，合作之前的职工仍保留事业编制，新进人员不受编制影响，实行人事代理制和聘用合同制，由医院与新进人员签订聘用合同，其档案由人事代理机构管理；事业身份职工退休空下来的事业编制继续保留，用于引进高端人才入编。同时，建立灵活用人机制，从三甲医院选拔优秀专家管理人员，交流担任其他医院领导人员，既有丰富的领导经验，同时也实现了优势资源的协同共享。工资待遇方面，全部实行绩效工资制，职工积极性更加高涨。十年来，国药中原整体人均工资总额较 2013 年翻了三番，职工获得感、幸福感不断增强。

四是树立成本意识，创新带量采购的集采新模式。借助集团全产业链和内部资源协同优势，建立了一套完善的设备、耗材集中采购模式。相较于市场采购价格，十年来国药中原为所属医院节约了大量采购成本，并将节省下来的资金，用于医院的学科建设、人才培养、设施改善。同时也大大降低了廉政风险，为医院专注于医疗服务营造了风清气正的良好行业生态。

五是实施精细化管理，实现提质增效。紧扣国家公立医院高质量发展要求，积极探索和建立现代医院管理制度。坚持以"患者为中心"，以"提高服务水平和效率"为目标，全面提升运营效率和管理精细化水平，努力让群众享受到更好的医疗服务。国药中原所属医院率先根植精细化管理理念，健全运营管理体系，推动医院管理模式从粗放式向精细化转变。通过"开展精益化管理专项活动，成立运营管理中心，加快结构优化调整，实施提质增效专项活动"等一系列改革措施，促进所属医院管理更加科学、运行更

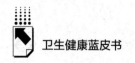

加高效。2020年、2021年新乡市中心医院连续两年在国家三级公立医院绩效考核中等级为A级，稳居全国、全省三级公立医院第一方阵。

（二）国药集团与东风汽车医疗改革合作

国药华中医疗健康有限公司（以下简称国药华中），是在国企辅业改革背景下，由东风汽车公司和汉江集团下属的医院划转至国药集团，于2017年1月在湖北十堰注册成立，担负着华中区域的医疗产业布局、资源整合、协同管理等任务。改革发展以来，国药华中以高度的政治站位，深入落实国企改革三年行动方案，对国有资本进入医疗健康领域进行了开拓性地探索实践，被国资委誉为"国企医院改革的标杆和样板"。

一是坚持战略思维的凝聚与创新。围绕"双轮驱动"，谋划发展格局。在成立之初，国药华中就明确了"公益性事业与经营性产业"循环联动的发展战略。一方面，毫不动摇地坚持以公益性医疗服务为主业，全心全意为人民群众提供高质量、高水平的基本医疗保障服务。另一方面，依托央企体制机制优势，紧跟时代步伐，针对人民群众日益增长的多元化、多层次的服务需求，向着特色专科、健康管理、医养结合、健康产品、互联网医疗等产业方向延伸，探索建立多元产业协同发展的新格局。坚持"三管两放"，激发管理活力。国药华中在规范法人治理体系的基础上，创新性地提出了"三管两放"的集团化管控模式，即公司管战略协同、管目标导向、管监督评价，在战略和经营目标达成前提下，向所属事业单位放资源配置权、放自主经营管理权。明确的目标、完善的评价、清晰的权责，较好地解决了"一管就死，一放就乱"的集团化管控难题。做好"三篇文章"，实现提质增效。

围绕服务做"增量文章"，聚焦医保依赖度小、民众需求大的健康服务，给予倾向支持，提升放大对经营效益的拉动作用；围绕成本做"减量文章"，聚焦一切成本费用支出重新检视和优化流程，挖潜宝贵的利润空间；围绕平台做"存量文章"，聚焦内部资源平台整合与共享，通过内部专家委员会、外部医生集团、区域医联体等形式，建立紧密型跨区域医疗服务网络，带动学科水平提升和医疗市场开拓。

二是国药华中坚持经营管理的探索与实践。"一张网"布好医疗体系。国药华中形成了以 1 家三甲综合医院（国药东风总医院）为核心，3 家二甲综合医院（国药华中茅箭医院、国药华中花果医院、国药汉江医院）为骨干、3 家专科医院（十堰市精神病医院、国药东风老年病医院、国药东风口腔医院）为品牌，以及遍布于十堰城区 19 家以社区医疗机构为触点的紧密型三级医疗网络体系，开放床位 2600 余张，拥有专业技术人员 2500 余名，整体医疗服务能力持续提升。通过构建内部"以大带小、以强带弱、以快带慢"的学科共建体系，先后成立了骨科、急救医学、儿科等多个学科联盟体系，多学科协同发展、优势资源下沉、业务提升均取得明显成效。近 5 年，共培育 14 个省级重点专科，器官移植、骨科、心血管、肾脏病等一大批优势学科和特色技术领跑区域医疗，行业影响力、专业辐射力、服务认可度与日俱增。"一条龙"搞活健康产业。国药华中通过全流程扫描健康产业价值链，先后探索孵化了营利性口腔医院、集采事业部、健康管理公司、医嘉安医院商业体等多个产业项目，是国药集团目前经营性产业样本最多、模式最全的区域公司。"一盘棋"搞好资源调配。国药华中持续给予所属医院流动资金弥补、医疗设备购置等各类资金支持，全力支持医院基础设施建设，康养大楼、肿瘤核医学血透大楼和国际科教中心投入使用，为医疗事业高质量发展打牢了硬件基础。这一特有发展模式的成功实践，为央资医疗集团可持续发展提供了有力借鉴。

四 未来展望

作为央企进入医疗服务领域的先行者，国药集团将始终坚持以人民健康为中心，以更好满足人民群众日益增长的医疗健康服务需求为目标，以价值创造为导向，依托医疗健康服务在生命健康产业链的流量入口优势、动力引擎优势、资源积蓄优势，充分发挥与集团医工、医科、医贸等产业领域的战略协同，通过精细化管理、数字化赋能、专业化运作、一体化推进，积极探

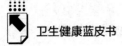

索公益性医疗服务与创新性健康产业协同发展新路径，致力于孵化打造出品质卓越、特色鲜明、创新驱动、管理精益，对标世界一流的科技型、集团化、综合性医疗健康产业平台，为国资央企办医提供可持续高质量发展的"国药样板"。

（一）聚焦安全支撑，坚持增强核心功能，持续优化公益性医疗服务网络布局

牢记"国之大者"，坚定服务和落实全面推进健康中国、积极应对人口老龄化等国家重大战略，同步提高战略支撑能力、民生保障能力、价值创造能力，在承担好经济责任的同时，更好地承担政治责任、社会责任。坚持以强化基本医疗服务公益性，满足人民群众日益增长的多层次、多样化医疗健康服务需求为主线，加强基本医疗、特色专科、健康管理、康复护理、医养结合有机衔接，致力于建立面向全人群、覆盖全生命周期、连续的医疗服务体系，实现优质医疗资源的有效扩容和区域均衡布局，增强公共服务供给功能。支持所属医疗机构积极牵头组织或参与属地城市医疗集团和分级诊疗体系建设，最大限度参与完善医疗卫生服务体系、应急医疗救治体系和重大疫情救治体系，切实承担基本医疗服务提供、急危重症和疑难病症诊疗、突发事件紧急医疗救援、国防卫生动员等关乎国计民生的重要任务，发挥央企办医疗机构在保障人民群众生命安全和身体健康中的安全支撑作用。

（二）聚焦产业控制，坚持提升核心竞争力，发挥医疗资源在产业链上价值创造作用

把支持国企办医疗机构高质量发展放在重要位置，搭建适合中国医疗行业环境的、匹配各类型医疗机构的、具有国药特色的医疗机构运营管理知识体系，全面推进医疗机构精益管理和高效运营，支持医疗机构核心竞争力持续增长。按照三级医院做强学科、二级医院做出特色、一级医院做优服务的基本方向，鼓励、支持和引导所属医疗机构"一院一策"，明确医院核心定位和发展方向，从持续提升学科建设水平、加快补齐科研创新短板、优化精

益运营机制、促进服务内涵提升、推进智慧医院建设、塑造医院品牌形象等医疗机构高质量发展多路径同步赋能，大力推进国药医疗标杆医院建设，打造一批医疗技术精尖、医疗质量过硬、医疗服务高效、医院管理卓越、人文关怀备至的高水平医疗机构。力争以更高品质、更广可及、更具效益的医疗服务，当好患者生命健康"守护人"，在整个健康产业变革升级、规范发展过程中，充分发挥医疗资源在产业链上价值创造的聚集器、控制器、放大器、转化器作用。

（三）聚焦科技创新，坚持发展新质生产力，加快推动产业创新孵化速度

大力推进医学领域科技创新，加强与高等院校及其附属医院、科研机构合作，探索多学科交叉融合，鼓励有条件的医疗机构开展医学前沿技术的临床转化应用研究，努力由单一临床型医院向医疗、教学、科研同步发展的"医教研型医院"转型，强化高质量科技供给。高效率推进健康产业融合，深化医疗服务与医科、医工、医商等产业上中下游各类科技企业合作发展，充分利用丰富的医疗临床业务应用场景和终端流量，培育生物医药和医疗器械临床实验原生土壤，加速生命健康领域科技成果向现实生产力转化。促进医疗服务业态布局向第三方医学诊断中心、远程医疗、互联网医疗、"医疗+AI"等战略性新兴产业和未来产业探索延伸，形成线上线下深度融合的全场景医疗健康产业生态体系，加快培育新质生产力，助力健康产业整体高端化、智能化、绿色化发展。

（四）聚焦质量效益，坚持改革深化提升，畅通高质量发展要素循环

主动适应人民群众新期待和市场需求新变化，加快经营理念、体制机制、组织形态、人才梯队变革，促进知识、技术、管理、资本和数据等各类先进生产要素向发展新质生产力顺畅流动。坚持"引才"积蓄新动能，破除人才引进、培养、使用、评价、流动、激励等方面的体制机

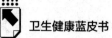

制障碍，充分发挥医疗服务人员多点执业的政策优势，大力引进医疗技术、学科建设、医院运营管理、互联网医疗、专科连锁经营等领域的杰出领军人才和市场经营适配型骨干人才，从薪酬激励、职业发展和文化聚人等方面打造具有吸引力的执业平台。坚持"引智"助力新优势，与国内外拥有先进水平的知名高校和科研机构畅通合作路径，搭建医疗专业型人才、经营管理型人才联合培养机制，探索产学研结合的"医师科学家"培育体系，实现医学基础研究、临床应用实践、商业价值转换的有机融合。坚持"引资"激活新引擎，充分利用国内市场和自身医疗资源网络优势，积极探索与国内外知名医疗集团、产业链企业间的合作与试点，聚集实践海内外优质资源、能力、技术、品牌、资本"引进来"新模式，同步开拓国际医疗合作、对外医疗援助、"健康央企"、线上医疗健康服务等医疗服务"走出去"新模式，进一步增强在更广范围内的生产要素配置和价值创造能力。

（五）聚焦治理管控，坚持防范化解重大风险，夯实可持续经营长效保障

坚持和加强党的全面领导，切实加强医院党的建设，压紧压实各医疗机构党委主体责任和党委书记第一责任人责任，强化医院基层党组织政治功能，把好政治关、医德医风关，加大对医药领域腐败问题集中整治工作，引领构建风清气正的行业氛围。把现代企业管理与现代医院管理紧密结合，完善公司治理体系、厘清管理层级定位、强化授权经营，全面提升组织人事、绩效考核、设备采购、资金管控、信息化建设等各方面管理水平，充分提高运营效率，降低管理成本，释放经营活力。加强安全生产和发展保障，推进医疗机构安全生产标准建设，开展医疗行业质量对标，夯实质量安全基础建设，促进内控体系、风险管理、合规管理体系有机融合、有效运行，将风险管理和合规管理要求嵌入业务流程，持续提升企业和医疗机构抗风险能力。

五　结语

　　医疗服务行业是我国当前以及未来很长时期内的战略性、高成长性、持续性、强吸附性行业，这一行业已经并将持续吸引众多的企业、资本、机构关注和投身参与。面向未来，国药集团将在"健康中国"国家战略指引下，以医药生命健康全产业链资源优势为依托，积极探索公益性医疗服务与创新性健康产业协同发展新路径，做强做大做优国有资本和国有企业，为国资央企办医提供可持续高质量发展的"国药样板"。

附 录
创新药十年巨变

医药魔方

一 新药上市数量位居全球第二

经过十年的快速增长，中国新药上市数量，已超过日本，仅次于美国，位居全球第二（见附图1）。

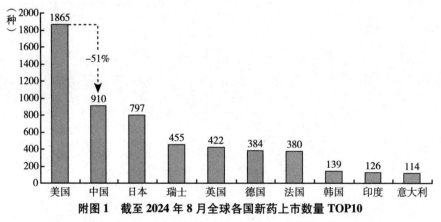

附图1 截至 2024 年 8 月全球各国新药上市数量 TOP10

注：新药系指新分子实体，不含中药、疫苗、血液制品及诊断药物。

资料来源：医药魔方。

二 在研新药数量位居第二，全球占比高达36%

截至 2024 年 8 月，中国在研新药管线数量（IND 至 NDA 阶段）高达

5380个，全球贡献率达36%，略微次于美国，已远超其他国家。未来全球创新药管线的主要来源国，是美国和中国（见附图2）。

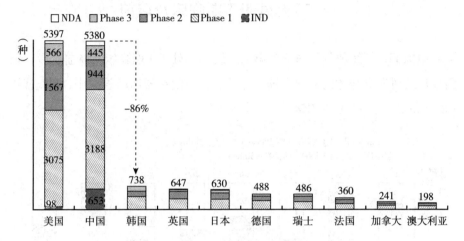

附图2　截至2024年8月全球各国新药研发数量TOP10

注：新药系指新分子实体，不含中药、疫苗、血液制品及诊断药物。
资料来源：医药魔方。

以新药IND为例，中国新药在CDE申请IND的受理号数量持续增长，2023年比2010年，增长高达2816%（见附图3）。

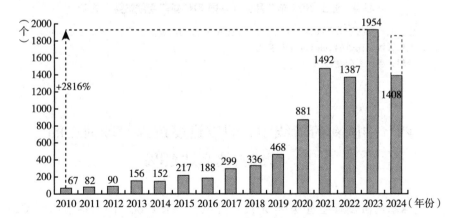

附图3　2010年至2024年9月中国新药IND受理号数量

注：新药系指新分子实体，仅统计化药、生物药，不含中药。
资料来源：医药魔方。

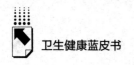
三　中国 FIC 新药管线位居全球第二，
77%处于 I 期临床及以前

中国 FIC 管线数量位居全球第二，约 77%处于 I 期临床及以前阶段，仍需要后续研发资金才能推向市场。此外，在中国在研新药管线中，FIC 管线（First in class）占比 17.2%。

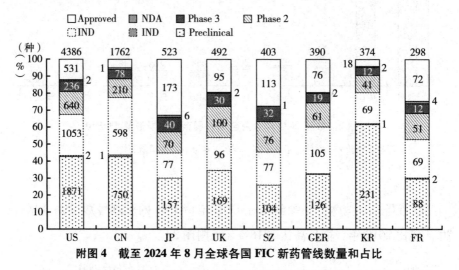

附图 4　截至 2024 年 8 月全球各国 FIC 新药管线数量和占比

注：新药系指新分子实体，不含中药、疫苗、血液制品及诊断药物；FIC 的定义包含已上市 FIC 管线、在研的 potential FIC 管线。

资料来源：医药魔方。

四　中国新药管线中，研发进度进入全球前三的
管线占比高达43%

全球新药研发有超过 6800 条技术赛道。一般来说，同一赛道内研发进度排名进入全球前三的管线，上市最快，具备领跑优势。

在中国的全量新药管线中，有 25%新药管线的研发进度排名，位于对

应赛道的全球前一；43%新药管线位居全球前三。其余管线的研发进度排名，则未进入全球前三，不具优势地位。

相比之下，美国的全量新药管线中，46%新药管线的研发进度排名，位居对应赛道的全球前一；66%新药管线位居全球前三（见附图5）。

整体上，美国优势管线的占比明显超过中国，中国管线的研发内卷情况更为严重。

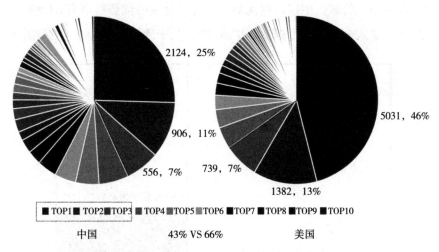

■ TOP1 ■ TOP2 ■ TOP3 ■ TOP4 ■ TOP5 ■ TOP6 ■ TOP7 ■ TOP8 ■ TOP9 ■ TOP10

中国　　　　　　　43% VS 66%　　　　　　美国

附图5　截至2024年9月中美新药管线的赛道排名分布

资料来源：医药魔方。

注释：

（1）赛道定义为，靶点+药理类型。示例，PD1单抗赛道，系指靶点为PD1、药理类型为单抗。

（2）赛道排名：除临床前管线，其他研发阶段的管线均按研发阶段、当前阶段的开始日期来排序，并赋予排名。临床前管线没有时间信息，无法判断各条管线的研发开始时间，在做研发排名统计时，均赋予相同的排名。假如某条赛道的全球管线均处于临床前阶段，那么，这些管线的赛道排名均为第一。

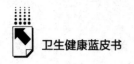
五　新药研发赛道中，中国在24.0%的赛道占优，
次于美国的60.8%

选取中美两国处于全球前三的新药管线所对应的赛道，在此范围内做中美管线优势赛道的研究。研究表明，中国在 24.0% 赛道上有管线进入前三，而美国尚无前三管线，中国占据优势。而美国对应的优势赛道有 60.8%。中美均有管线进入全球前三的赛道，占 15.2%，处于激烈竞争态势（见附图6）。

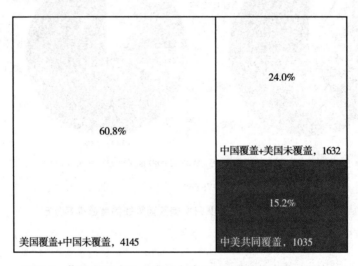

附图6　截至 2024 年 9 月中美全球 TOP3 管线的赛道对比情况

资料来源：医药魔方。

六　创新药产业投融资情况

2005 年至 2024 年 9 月，中国创新药产业一二级市场融资总额超过 10294 亿元人民币，融资事件 3988 件（见附图7）。

但是近年创新药产业持续进入资本寒冬，融资金额大体下滑到 2018 年水平，单年融资金额与高峰期相比，下滑了约 3/4。

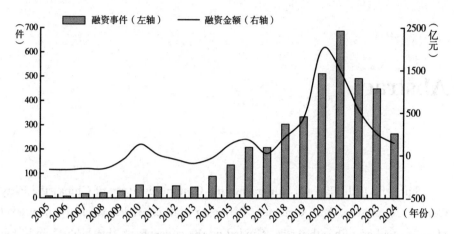

附图 7　2005 年至 2024 年 9 月中国创新药领域融资情况

资料来源：医药魔方。

Abstract

Since the 18th National Congress of the Communist Party of China, the Party Central Committee, with Comrade Xi Jinping at its core, has reached a new level of understanding of health work. Guided by the concepts of "big health" and "big health", it has continuously promoted the construction of a healthy China, deepened the reform of the medical and health system, and assisted in the high-quality development of the health industry. The report of the 19th National Congress of the Communist Party of China made comprehensive arrangements for implementing the Healthy China strategy. The 20th National Congress of the Communist Party of China proposed to prioritize the protection of people's health, implement the national strategy of actively responding to population aging, improve the public health system, strengthen the construction of major epidemic prevention and control treatment systems and emergency response capabilities; The strategic goal is to promote the coordinated development and governance of medical insurance, healthcare, and pharmaceuticals. In July 2024, the Third Plenary Session of the 20th Central Committee of the Communist Party of China put forward new requirements and made new arrangements for the development of the healthcare industry. The plenary session anchored the goal of building a healthy China by 2035, clarified the main tasks of current and future development and reform in the field of health, and put forward new requirements and deployments for deepening the reform of the medical and health system, improving the support and service system for population development.

Based on the framework of China's health development indicator system, this book systematically analyzes the health development level of China's national and key cities in 2024. Research shows that at the national level, China's overall health indicators have continued to improve, the allocation of health resources has been significantly optimized, the health environment has continued to improve, overall investment in health has increased, health management has made positive progress, and the level of health has steadily improved. From the analysis of the level of health development in 104 major cities, the comprehensive scores of Beijing, Shanghai, Shenzhen, Zhuhai, Hangzhou, Xiamen, Nanjing, Wuxi, Huzhou, and Suzhou are relatively high. This book also conducts special research on topics such as the construction of humanistic hospitals, pricing mechanisms for innovative drugs, market access mechanisms, circulation mechanisms, review and approval mechanisms, investment in the biopharmaceutical industry, application of medical artificial intelligence, and health tourism. Case studies are conducted on health management practices in cities such as Changzhou, Wuhan, Hong Kong, and Lyon, and a summary and outlook are given on the path of China National Pharmaceutical Group's progress in the medical and health field.

This book suggests that we should focus on promoting the following aspects: for example, comprehensively improving the treatment of grassroots medical and health service workers; Implement the "comprehensive cancellation of drug based medical care" and deepen the reform of medical service prices; Standardize the development of commercial medical insurance and promote the orderly connection of multi-level medical security; Optimize the pricing mechanism and market access mechanism for innovative drugs; Strengthen the construction of the public health system, improve disease monitoring and early warning capabilities, etc.

Keywords: Reform of Medical Pricing Mechanism; Grassroots Medical and Health Services; Medical Insurance Policies; Reform of Public Health System

Contents

I General Report

Abstract: Since 2023, China's healthcare industry has made many new breakthroughs in development. The total amount of medical and health resources in the country has steadily increased, the structure has gradually optimized, the reform of public hospitals led by public welfare has been deeply promoted, the reform of the medical insurance system has been continuously deepened, the public health disease control and epidemic prevention system has become more sound, the innovation and development of the bio-pharmaceutical industry has continuously improved in quality and efficiency, and significant breakthroughs have been made in the development of health and aging care. In 2024, the Third Plenary Session of the 20th Central Committee of the Communist Party of China once again clarified the implementation of the "health priority development strategy" and put forward new requirements and deployments for deepening the reform of the medical and health system. To achieve the overall goal of building a "Healthy China" by 2035, we should actively promote the expansion and balanced layout of high-quality medical resources, further improve the reasonable pricing system of medical services, perfect the multi-level medical security system, actively cultivate a market environment conducive to the high-quality development of the bio-pharmaceutical industry, construct an efficient and coordinated modern public health disease control system, and take multiple measures to promote the development of healthy aging.

Keywords: Medical Service Pricing; Medical Insurance Payment; Bio-pharmaceutical Industry; Public Health and Disease Prevention and Control; Healthy Aging

II Expert Perspective

B. 2   The Difficulties and Paths of Price Mechanism Reform
in the Pharmaceutical and Medical Industry

Bi Jingquan / 017

Abstract: Since the 18th National Congress of the Communist Party of China, the development of China's biopharmaceutical industry has made significant breakthroughs and significant progress. However, the current industry development is facing three major challenges: difficulty in financing, difficulty in negotiating prices, and difficulty in admission. Among them, the reform and innovation of drug pricing mechanism and medical service pricing mechanism are the "bull's nose" to solve the current difficulties in industrial development. Next, China should respect the intellectual property rights of innovative drugs, separate the reimbursement standards and pricing for developing innovative drugs, encourage hospitals to use innovative drugs, vigorously develop commercial medical insurance, and deepen the reform of the pricing mechanism for innovative drugs; Deepen the reform of the pricing mechanism for medical services by establishing a fee mechanism led by medical services, promoting the reform of separating medicine from medicine, and deepening the reform of medical insurance payment methods.

Keywords: Pricing of Medical Services; Innovative Pharmacutical Industry; Pricing Mechanism; Commercial Medical Insurance

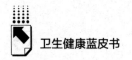
B.3　A New Engine for the Health Industry: The Development

of Wellness Tourism in the Context of Global Aging

Zhao Baige, Tan Kun / 025

Abstract: Against the backdrop of global aging, wellness tourism is rapidly emerging as a new engine for the health industry. As a crucial component of both wellness and tourism sectors, it offers a fresh pathway and injects new vitality into economic development under the current circumstances. However, the wellness tourism industry still faces challenges in its development, such as the lack of unified guiding standards and low industry integration. It is necessary to continue improvements in areas such as policy support, infrastructure construction, industry guidance, and talent cultivation.

Keywords: Wellness Tourism; Population Aging; Health and Wellness Industry; Healthy China

B.4　Current Situation, Problems and Suggestions

of Public Health Investment Guarantee in China

Gan Ge, Guo Feng / 035

Abstract: A stable and long-term public health investment guarantee mechanism is an important content and security for building a strong public health system. After long-term development, China has formed a public health work pattern of "government leadership, departmental cooperation, and engagement of the entire society". The government has continuously increased its investment in public health, promoting China's public health undertakings to achieve great progress and making significant contributions in safeguarding people's health, maintaining national stability, and promoting economic and social development. However, what we have seen is that at present, a stable and long-term mechanism for public health investment in China has not been effectively established. Under the new normal of economic development, the growth of public health financial investment still faces problems such as imperfect mechanisms and insufficient sustainability. In response, it is necessary to construct a financing strategy with the government as the mainstay, society as a supplement, and individuals bearing certain responsibilities, and further improve the growth mechanism of government public health investment, promote and establish a new operating mechanism for public health service providers.

Keywords: Public Health; Investment Mechanism; Financial Investment; Financing Strategy

B.5 Research and Practice on the Construction
of Humanistic Hospitals *Ren Longxi* / 052

Abstract: Humanistic hospitals are an important aspect of high-quality hospital development, and building humanistic hospitals is an important way to continuously meet people's aspirations for a better life. Therefore, this article constructs a system of humanistic hospitals from six dimensions: humanistic concepts, humanistic management, humanistic services, humanistic environment, humanistic systems, and humanistic performance, hoping to provide reference and inspiration for the construction and implementation of humanistic hospitals.

Keywords: Humanities Hospital; Doctor-Patient Relationship; High Quality Development; Humanistic Concern

Ⅲ Sub-Reports

B.6 Validation and Analysis of China's Health Indicator System
Data in 2024 *Zhang Huanbo* / 063

Abstract: According to the framework of China's health development

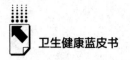

indicator system, this report provides a comprehensive and systematic evaluation and analysis of the national health development level in 2024. The study finds that: from a national perspective, China's overall health indicators continue to improve, the allocation of health resources has been significantly optimized, the health environment has continued to improve, overall investment in health has increased, health management has made positive progress, and the level of health has steadily improved. As a next step, it is necessary to continue to continue to strengthen the construction of ecological civilization and effectively ensure the physical health of the people; to vigorously develop cultural undertakings and industries to make individuals healthier, society more harmonious, and the country stronger; and to make up for shortcomings, ensure the guarantee of elderly care resources, and strengthen the construction of health supervision capacity.

Keywords: Health Development; Healthy China 2030; Health Supervision; Disease Prevention and Control

B.7 Evaluation report on hygiene and health development
of Chinese Cities in 2024 *Sun Pei, Zhang Huanbo* / 081

Abstract: This report assesses and analyzes the health development level of 104 major cities in China within the framework of "Indicators System for Health Development in China." The cities with higher level of overall health development are Beijing, Shanghai, Shenzhen, Zhuhai, Hangzhou, Xiamen, Nanjing, Wuxi, Huzhou, and Suzhou. Currently, the degree of economic and health development coordination in some major cities in China is increasing, but regional disparities in health development still exist. To promote urban health development, efforts should be made from five aspects, including health resources, health environment, health investment, health management, and health level, to effectively improve urban health level and promote the full implementation of the Healthy China Strategy at the urban level, thereby continuously improving people's health well-being.

Keywords: City; Health and Hygiene; Health Care; Development Evaluation

IV Innovative Medicine

B.8 Some contradictions and countermeasures

in the field of innovative drugs in China *Zhang Dalu* / 096

Abstract: The development of innovative pharmaceutical industry is of great significance, manifested in increasing public health and well-being, leading technological development, and closely related to national security. In the current development process of innovative drugs in China, there are some contradictions and problems, mainly including the contradiction between strict supervision and early use, the contradiction between high profits and patient affordability, the contradiction between patent environment and non patent environment for early use, and the contradiction between poor financing environment and the retention of local enterprises. It is recommended to continue to establish a more scientific, efficient, and transparent drug evaluation and regulatory system for innovative drugs, explore diverse payment models, maintain and enhance the ecological environment of innovative drugs, promote the application of big data and artificial intelligence technology in the field of innovative drugs, and comprehensively improve the efficiency of new drug research and approval.

Keywords: Innovative Drugs; Drug Evaluation; Investment and Financing

B.9 Problems and Suggestions Faced by Chinese Innovative

Drugs in Domestic Market Access *Wang Jing* / 104

Abstract: In recent years, the innovative drug industry in China has made significant breakthroughs and significant progress. As a typical representative of cutting-edge emerging industries, innovative drugs still face many obstacles and difficulties in the process of being approved for market and finally used by patients

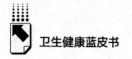
in China, becoming a major obstacle to the high-quality development of the innovative drug industry. This is mainly reflected in the low proportion of inclusion in the medical insurance fund, difficulty in reflecting innovative value premium, difficulty in being listed on the internet, difficulty in being admitted to the hospital, and a relatively single patient payment system; This article draws on the market access practices of innovative drugs in countries such as the UK, Japan, and Australia, and based on China's current national conditions, proposes policy recommendations on how to balance the sustainable and healthy development of medical insurance funds with the accessibility of innovative drugs, how to encourage hospitals to increase their purchasing power for innovative drugs, how to optimize the fee system dominated by medical services, and how to diversify the payment system for innovative drugs.

Keywords: Innovative Drug; Market Access Mechanism; Pricing Mechanism; Medical Insurance Payment Mechanism

B.10 Suggestions for Improving the Distribution Mechanism of Innovative Drugs

Yan Shaojun / 113

Abstract: The distribution of innovative drugs is a systematic engineering that is closely related to the medical system, medical insurance system, and supervision system of drugs, which has a significant impact on the accessibility, supply, and drug safety of new drugs. The hospital being the main sales channel, strong demand, significant information asymmetry, and higher technology are typical features of innovative drugs' market distribution. Currently, there are many problems in distribution System in China, such as the lack of a reasonable pricing mechanism, difficulty in medical insurance negotiation, difficulty in entering hospitals, obstacles in retail terminal sales, and low modern distribution level. Therefore, it is necessary to reform the pricing method, explore the path to enter hospitals, improve the dual-channel mechanism for medical insurance negotiation, and improve the modern distribution level of innovative drugs.

V Exploration

Abstract: In recent years, China has been deeply promoting the reform of the medical and health system, achieving a series of significant results and progress. However, deep-seated problems such as unbalanced and insufficient development of the medical and health system, and the weakening of the public welfare nature of public hospitals have gradually become prominent. In the new era and new journey, to further deepen the reform of the medical and health system, with a focus on the coordinated development of the three medical institutions and the reform of medical service prices. To accelerate the construction of a new era Chinese characteristic medical and health system that better integrates the government and the effective market. Sort out the policy priorities of China's medical and health system reform, analyze the difficulties and challenges faced by the reform, and propose ideas, paths, and suggestions for deepening the reform of the medical and health system.

Abstract: The biopharmaceutical industry is currently facing an urgent financing dilemma. The continuous cooling of investment activities is due to multiple factors, among which capital market policies, industry cycles, and the deterioration of external

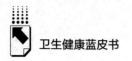

卫生健康蓝皮书

environments are the main reasons. It is necessary to take a variety of measures to work together. This includes promoting the capital market to serve the real economy, activating venture capital and equity investment activities, expanding the payment channels for biopharmaceutical products to block the deterioration of the industry cycle, and state-owned capital, especially local capital, should take on the responsibility of stabilizing the market and supporting local innovative enterprises.

Keywords: Biopharmaceutical Industry; Commercial Health Insurance; State-owned Capital

B.13 Establish a Pharmaceuticals regulatory system that is in line with international standards *Xu Changchun* / 163

Abstract: The regulatory system for Pharmaceuticals in China has been a drug certification and accreditation system since its inception, and is increasingly evolving towards internationalization. Benefit from the increased investment in quality supervision and standardization by the state as well as the increased emphasis on quality safety, china's pharmaceuticals certification and accreditation system has made considerable progress in recent years, building a unified national certification and accreditation system, on the basis of learning from the developed countries such as the European Union and US. However, the types and standards of certification and accreditation of this system need to be further improved, the supporting laws and regulations need to be further improved, the independence of certification bodies need to be further strengthened, the credibility of certification results is not high, the technical level and innovation ability are insufficient, and the depth and breadth of international mutual recognition and international cooperation are far from enough. Therefore, China should timely track the development of global certification and accreditation standards, promote certification and accreditation standards with the international advanced level, and consolidate the foundation of certification and accreditation; Guided by the safety and quality effect of products and services, improve the legal and regulatory system matching the effective implementation of pharmaceutical certification and accreditation standards; Promote the construction of certification and accreditation standards in special fields such as traditional Chinese medicine, and try to lead the development of certification and accreditation standards in this field; Take effective measures to strengthen the depth and breadth of international mutual recognition and international cooperation, build a certification and accreditation system that is in line with international standards, and expand the international market space of China's drug production and management.

Keywords: Pharmaceuticals Regulatory; Certification Accreditation; GMP

B. 14 Advancing the Applications of the Real-World Data

and Medical AI in Coordinated Development

and Governance of Medical Services,

Medical Insurance, and Medicine Supply   *Bi Chengliang* / 179

Abstract: Real-world data, as the cornerstone of medical artificial intelligence, has become a critical resource and productive element in the healthcare sector and across the broader economic and social landscape. Currently, real-world data is widely applied in five major areas: pharmaceuticals, pharmaceutical regulation, healthcare services, health insurance management, and medical research. However, in its practical application, real-world data still faces four core issues: digital security, data ownership, data standards, and data circulation. Strengthening the application of real-world data in the collaborative governance of of Medical Services, Medical Insurance, and Medicine Supply will not only promote innovation throughout the entire pharmaceutical industry chain in China but also contribute to advancing the construction of a modernized healthcare service system, health insurance system, and pharmaceutical regulation system with Chinese characteristics.

Keywords: Real World Data; Real World Research; Medical Artificial Intelligence

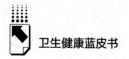

V Cases

B.15 ChangZhou: From "Always Having Health"
to International Benchmarking

Wang Nan, Zhu Kai and Hu Zhongdan / 198

Abstract: With the guidance of the "Healthy China" strategy, Changzhou City has promoted the construction of "Healthy Changzhou" at a higher level, and has achieved remarkable results in the construction of healthy cities by virtue of its unique location advantages and natural endowments as well as strong policy initiatives. For three consecutive years since 2019, Changzhou has been awarded the "China Healthy City Construction Model City", the health literacy of residents has increased to 42.8%, and the life expectancy per capita has reached 82.01 years. However, with the aging of the population becoming more and more prominent and the people's demand for health increasing, Changzhou is also facing problems such as uneven distribution of medical resources and the quality of the ecological environment needs to be further improved. How to build an international health city in line with Mainz, Germany and Basel, Switzerland, requires continuous efforts in cultivating an innovative environment, incentivising R&D and transformation, and supporting infrastructure to build a long-term and complete value chain and ecosystem.

Keywords: Healthy City; Changzhou Programme; International Benchmarking

B.16 Zhuhai: Creating a Model City for Health and Hygiene
in the Bay Area

Wang Nan, Hu Zhongdan / 210

Abstract: Before the Fifth Plenary Session of the 18th CPC Central Committee put forward the Healthy China Strategy for the first time, Wuhan announced that it would create an upgraded version of the sanitary city-a healthy city. The Healthy China Strategy has provided policy guidance and impetus for Wuhan to build a healthy city, and its first-mover advantage of "creating a healthy city" since 1990, coupled with the coordinated promotion model of local government-led planning, innovative investment by enterprises, active promotion by social organisations, and extensive participation by citizens, has effectively promoted the improvement of public health services, the development of health industry, and the spread of health culture. This has effectively promoted the improvement of public health services, the development of the health industry and the spread of health culture. Wuhan has been awarded the National Healthy City Construction Model City in 2021 and 2022 consecutively. However, with the accelerated aging of the population, changes in the disease spectrum, and the public's pursuit of better health, Wuhan's healthy city construction will have to keep pace with the times and develop to a higher level and higher quality.

Keywords: Healthy City Building; Wuhan Model; Synergistic Development Model

B.17 Hong Kong: A "People-oriented, Progressive" healthcare system and its development

Chow Ka Chun, Zhang Sijie / 221

Abstract: Upholding the principle of equity, the Hong Kong healthcare system provides comprehensive and high-quality services to citizens, with a multi-level service framework that fosters collaboration between public and private sectors. However, Hong Kong has been facing challenges such as an aging population, escalating mental health issues, and an over-reliance on public healthcare services, which contribute to rising healthcare expenditures. In response to these challenges, the Hong Kong Special Administrative Region (SAR) Government has implemented a series of measures, including strengthening primary

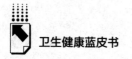

healthcare to enhance service accessibility, promoting cross-sector collaboration to improve the mental health of the population, and adopting strategic purchasing to diversify healthcare financing. Looking ahead, the Hong Kong SAR Government may explore the World Health Organization's concept of "health in all policies" and develop a more equitable and sustainable healthcare system.

Keywords: Hong Kong Healthcare System; Primary Healthcare; Mental Health; Healthcare Financing

B.18 Lyon: Building a Green and Healthy City of the Future with Biotech Leadership

Wang Aoge, Zhang Huanbo / 234

Abstract: In recent years, the accelerated urbanization process has led to a series of global environmental and social challenges, making healthy city development a key focus of urban planning worldwide. The WHO European Healthy Cities Network study highlights a greener and more just transition as a vital transformation goal. In the 2023 rankings, Lyon achieved an impressive fourth place among France's most environmentally friendly cities, while securing the top spot for its commitments to biodiversity and green initiatives. Lyon's urban biodiversity protection policies, energy conservation programs, and the construction of its biotechnology park have not only significantly enhanced the city's ecological quality and improved residents' health but also advanced the green economic transition, successfully integrating the concepts of health and green development into every aspect of urban life.

Keywords: Healthy City; Biodiversity; Green and Environmental Protection; Biotechnology Park; Vienna

Abstract: SINOPHARM is a Chinese central state-owned enterprise with people's life and health as its main mission, shouldering the important task of ensuring the national biomedical safety. SINOPHARM actively connects with national major strategies and closely integrates the company's development with the cause of the Party and the state. It has deeply involved in the national medical and health reform, as well as the reform and restructuring of Chinese state-owned medical institutions and the integration of resources, and has successfully completed the reform and cooperation of public hospitals in more than ten central and local state-owned enterprises, covering 12 provinces and municipalities, including Beijing, Shanghai, Chongqing, Henan, and Hubei, with a total of 142, forming a national medical health industrial layout. SINOPHARM has always adhered to its responsibility and mission as a central state-owned enterprise, relying on the full industrial chain of life and medical healthcare, constantly strengthening the foundation for people's happy and healthy life, and striving to create a Sinopharm's model for central state-owned enterprises to run hospitals.

Keywords: SINOPHARM; Medical Services; Central State-owned Enterprises Running Hospitals; High-Quality Development of Medical Institutions

皮 书

智库成果出版与传播平台

✦ 皮书定义 ✦

皮书是对中国与世界发展状况和热点问题进行年度监测，以专业的角度、专家的视野和实证研究方法，针对某一领域或区域现状与发展态势展开分析和预测，具备前沿性、原创性、实证性、连续性、时效性等特点的公开出版物，由一系列权威研究报告组成。

✦ 皮书作者 ✦

皮书系列报告作者以国内外一流研究机构、知名高校等重点智库的研究人员为主，多为相关领域一流专家学者，他们的观点代表了当下学界对中国与世界的现实和未来最高水平的解读与分析。

✦ 皮书荣誉 ✦

皮书作为中国社会科学院基础理论研究与应用对策研究融合发展的代表性成果，不仅是哲学社会科学工作者服务中国特色社会主义现代化建设的重要成果，更是助力中国特色新型智库建设、构建中国特色哲学社会科学"三大体系"的重要平台。皮书系列先后被列入"十二五""十三五""十四五"时期国家重点出版物出版专项规划项目；自 2013 年起，重点皮书被列入中国社会科学院国家哲学社会科学创新工程项目。

皮书网

（网址：www.pishu.cn）

发布皮书研创资讯，传播皮书精彩内容
引领皮书出版潮流，打造皮书服务平台

栏目设置

◆ **关于皮书**

何谓皮书、皮书分类、皮书大事记、
皮书荣誉、皮书出版第一人、皮书编辑部

◆ **最新资讯**

通知公告、新闻动态、媒体聚焦、
网站专题、视频直播、下载专区

◆ **皮书研创**

皮书规范、皮书出版、
皮书研究、研创团队

◆ **皮书评奖评价**

指标体系、皮书评价、皮书评奖

所获荣誉

◆ 2008 年、2011 年、2014 年，皮书网均
在全国新闻出版业网站荣誉评选中获得
"最具商业价值网站"称号；
◆ 2012 年，获得"出版业网站百强"称号。

网库合一

2014 年，皮书网与皮书数据库端口合
一，实现资源共享，搭建智库成果融合创
新平台。

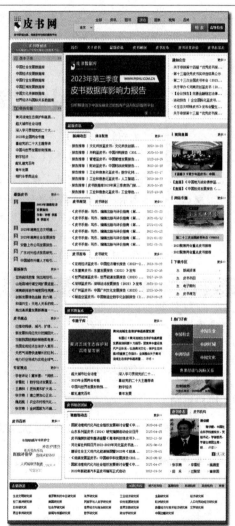

皮书网

"皮书说"
微信公众号

权威报告·连续出版·独家资源

皮书数据库
ANNUAL REPORT(YEARBOOK)
DATABASE

分析解读当下中国发展变迁的高端智库平台

所获荣誉

- 2022年，入选技术赋能"新闻+"推荐案例
- 2020年，入选全国新闻出版深度融合发展创新案例
- 2019年，入选国家新闻出版署数字出版精品遴选推荐计划
- 2016年，入选"十三五"国家重点电子出版物出版规划骨干工程
- 2013年，荣获"中国出版政府奖·网络出版物奖"提名奖

皮书数据库

"社科数托邦"
微信公众号

成为用户

　　登录网址www.pishu.com.cn访问皮书数据库网站或下载皮书数据库APP，通过手机号码验证或邮箱验证即可成为皮书数据库用户。

用户福利

- 已注册用户购书后可免费获赠100元皮书数据库充值卡。刮开充值卡涂层获取充值密码，登录并进入"会员中心"—"在线充值"—"充值卡充值"，充值成功即可购买和查看数据库内容。
- 用户福利最终解释权归社会科学文献出版社所有。

社会科学文献出版社 皮书系列
SOCIAL SCIENCES ACADEMIC PRESS (CHINA)

卡号：844821743783
密码：

数据库服务热线：010-59367265
数据库服务QQ：2475522410
数据库服务邮箱：database@ssap.cn
图书销售热线：010-59367070/7028
图书服务QQ：1265056568
图书服务邮箱：duzhe@ssap.cn

S 基本子库
SUB DATABASE

中国社会发展数据库（下设 12 个专题子库）

紧扣人口、政治、外交、法律、教育、医疗卫生、资源环境等 12 个社会发展领域的前沿和热点，全面整合专业著作、智库报告、学术资讯、调研数据等类型资源，帮助用户追踪中国社会发展动态、研究社会发展战略与政策、了解社会热点问题、分析社会发展趋势。

中国经济发展数据库（下设 12 专题子库）

内容涵盖宏观经济、产业经济、工业经济、农业经济、财政金融、房地产经济、城市经济、商业贸易等 12 个重点经济领域，为把握经济运行态势、洞察经济发展规律、研判经济发展趋势、进行经济调控决策提供参考和依据。

中国行业发展数据库（下设 17 个专题子库）

以中国国民经济行业分类为依据，覆盖金融业、旅游业、交通运输业、能源矿产业、制造业等 100 多个行业，跟踪分析国民经济相关行业市场运行状况和政策导向，汇集行业发展前沿资讯，为投资、从业及各种经济决策提供理论支撑和实践指导。

中国区域发展数据库（下设 4 个专题子库）

对中国特定区域内的经济、社会、文化等领域现状与发展情况进行深度分析和预测，涉及省级行政区、城市群、城市、农村等不同维度，研究层级至县及县以下行政区，为学者研究地方经济社会宏观态势、经验模式、发展案例提供支撑，为地方政府决策提供参考。

中国文化传媒数据库（下设 18 个专题子库）

内容覆盖文化产业、新闻传播、电影娱乐、文学艺术、群众文化、图书情报等 18 个重点研究领域，聚焦文化传媒领域发展前沿、热点话题、行业实践，服务用户的教学科研、文化投资、企业规划等需要。

世界经济与国际关系数据库（下设 6 个专题子库）

整合世界经济、国际政治、世界文化与科技、全球性问题、国际组织与国际法、区域研究 6 大领域研究成果，对世界经济形势、国际形势进行连续性深度分析，对年度热点问题进行专题解读，为研判全球发展趋势提供事实和数据支持。

法律声明

"皮书系列"（含蓝皮书、绿皮书、黄皮书）之品牌由社会科学文献出版社最早使用并持续至今，现已被中国图书行业所熟知。"皮书系列"的相关商标已在国家商标管理部门商标局注册，包括但不限于LOGO（▓）、皮书、Pishu、经济蓝皮书、社会蓝皮书等。"皮书系列"图书的注册商标专用权及封面设计、版式设计的著作权均为社会科学文献出版社所有。未经社会科学文献出版社书面授权许可，任何使用与"皮书系列"图书注册商标、封面设计、版式设计相同或者近似的文字、图形或其组合的行为均系侵权行为。

经作者授权，本书的专有出版权及信息网络传播权等为社会科学文献出版社享有。未经社会科学文献出版社书面授权许可，任何就本书内容的复制、发行或以数字形式进行网络传播的行为均系侵权行为。

社会科学文献出版社将通过法律途径追究上述侵权行为的法律责任，维护自身合法权益。

欢迎社会各界人士对侵犯社会科学文献出版社上述权利的侵权行为进行举报。电话：010-59367121，电子邮箱：fawubu@ssap.cn。

社会科学文献出版社